经方抗癌

王三虎　著

中医在线课程组　整理

全国百佳图书出版单位

中国中医药出版社

·北　京·

图书在版编目（CIP）数据

经方抗癌 / 王三虎著；中医在线课程组整理 . —北京：
中国中医药出版社，2021.2（2023.12重印）
ISBN 978-7-5132-6537-9

Ⅰ . ①经… Ⅱ . ①王… ②中… Ⅲ . ①癌—经方
Ⅳ . ① R289.2

中国版本图书馆 CIP 数据核字（2020）第 229761 号

中国中医药出版社出版

北京经济技术开发区科创十三街 31 号院二区 8 号楼
邮政编码　100176
传真　010-64405721
山东润声印务有限公司印刷
各地新华书店经销

开本 710×1000　1/16　印张 16.5　字数 250 千字
2021 年 2 月第 1 版　2023 年 12 月第 3 次印刷
书号　ISBN 978 – 7 – 5132 – 6537 – 9

定价　66.00 元
网址　www.cptcm.com

服 务 热 线　**010-64405510**
购 书 热 线　**010-89535836**
维 权 打 假　**010-64405753**

微信服务号　**zgzyycbs**
微商城网址　**https://kdt.im/LIdUGr**
官 方 微 博　**http://e.weibo.com/cptcm**
天猫旗舰店网址　**https://zgzyycbs.tmall.com**

如有印装质量问题请与本社出版部联系（010-64405510）

作者简介

王三虎，医学博士，陕西省名中医、广西壮族自治区区名中医。曾任第四军医大学教授，现为深圳市宝安区中医院特聘专家、西安市中医医院首席中医肿瘤专家、淄博市特聘中医肿瘤专家、渭南市中心医院中医专家。兼任世界中医药学会联合会肿瘤经方治疗专业委员会副会长、欧洲经方学会顾问、瑞士华人中医学会顾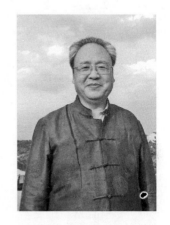问、美国加州中医药大学博士生导师等。先后招收、培养国内外研究生、师承弟子200多人。多年来坚持理论与实践结合，继承与创新并重的治学观，提出"燥湿相混致癌论""寒热胶结致癌论""人参抗癌论""把根留住抗癌论""肺癌可从肺痿论治""风邪入里成瘤说"等新论点。年诊国内外患者两万人次。共发表论文230余篇，主编、参编书籍30余部，其中5本专著畅销。近年多次在国内外成功举办经方抗癌学习班。2017年获"最具影响力中医人奖"，2018年获陕西杰出名中医奖。"中医抗癌系列讲座"2019年被北京中医学会评为"第五批中医药传承精品课程"。已在北京、西安、渭南、深圳、淄博、台州、佳木斯等地设立经方抗癌工作站（室）。

朱　序

　　光阴荏苒，岁月如梭，转眼我与王三虎老师相识相交已有十年。2009年我在黑龙江省佳木斯市肿瘤医院任党委书记和院长，同时也是一名中医大夫。当时医院的中医力量薄弱，培养中医医生、传承中医学术、提高中医治疗水平、让来医院就诊的肿瘤病人得到更有效的中医治疗，成为医院业务发展的主要方向之一。寻求一位德尚技高的中医专家来医院传教施术成了我的心事。千古一时，失无再来。经同道推荐，有幸拜读了王老师写的《中医抗癌临证新识》一书。书中王老师经方治疗肿瘤的独特创新思维，经方临床应用令人叹为观止的疗效，使我的敬佩之感油然而生。尽快与王老师相识成了我心中的夙愿。2010年4月份我专程去柳州市中医医院拜访王老师（当时王老师在柳州市中医医院带教出诊）。见到王老师时他正在出诊。王老师把一个个病人诊治完后，热情地接见了我们。他笑容可掬，平易近人，一口地道的陕西口音，谈笑风生，让我从原先的敬仰之心，又添了一见如故之感，相见恨晚之情。通过与王老师的谈医论道，发现他对应用经方治疗肿瘤情有独钟。应我们的真诚邀请，他在繁忙的教学临床工作中向我们伸出了援助之手。几年中，医院乘时乘势，收获颇多。王老师多次来医院传经讲学，出诊带教，累计诊治肿瘤病人千余人次，以运用经方为主辨证施治，每每奏奇效，深受患者的信赖和好评，深受医者的赞许和推崇。王老师的到来，使医者树立了应用经方治疗肿瘤的理念，坚定了医者应用经方治疗肿瘤的信心。王老师是佳木斯应用中医经方治疗肿瘤的先行者和领路人，他开辟了佳木斯经方治疗肿瘤的先河，把佳木斯中西医结合治疗肿瘤的医疗技术提高到了一个新的水平。2017 年因工作需要，我被调到佳木斯市中医院工作，用中药、学经典、懂经方是中医院的业务主流。我再次以求贤若渴的迫切心情邀请王老师，王老师也再次向我伸出了援助之手。王老师每两个月来一次中医院讲学、出诊、查房，并开通了网上会诊，建立了"医学博士王三虎教授中医传承工作室"。每次王老师的经方应用讲座，都座无虚席。每次出诊查房，都学生满堂。他在带教和诊治病人时引用经方原文滔滔不绝，如数家珍，辨证思路清晰易懂，选方加减严谨精良，医患沟通诙谐可亲，疗效卓著，实乃中医大家之风范！王老师诲人不倦、扶掖后学的精神也是医者楷模。全院医生铭记王老师所说的"熟诵经典，勤于临证"是弘扬中医的必由之路的教诲。大家对经方的应用产生了浓厚的兴趣，形成了茶余饭后议经方、辨证论治想经方、挤出时间背经方的良好氛围。

王老师应用经方辨证治疗肿瘤疗效甚佳，在应用经方辨证治疗其他疑难杂症方面，也常效如桴鼓。王老师在佳木斯治病救人的实情实景实效，我耳濡目染，感悟良多，受益匪浅，可谓弘扬仲景活人之大道，真辨之审，方无不用，投无不中。我的老母亲89 岁，2019 年 9 月面部、脚踝及下肢浮肿，指压平复较慢。上半身经常出汗发黏，下肢凉，口干，大便次数多但量少，舌红少苔，脉沉细。西医检查：血压 120/60mmHg，肾功能、生化、甲状腺、心脏和下肢血管均未发现明显异常，分析原因是年龄大、血液循环不好所致。网上求诊于王老师，王老师用健脾利水、滋阴清热之法，选防己黄芪汤加减：黄芪 30g，防己 15g，茯苓 30g，知母12g，麦冬 15g。服 7 剂药后诸症减轻。效不更方再进 7 剂，治愈收兵。给我母亲看病的西医朋友得知病愈，赞叹中医的神奇。我好友的母亲也在网上求诊。王某，72岁。既往肺心病病史十余年。2019年10月因慢性支气管炎，肺心病，肺内感染，电解质紊乱，心衰Ⅱ度入院治疗。经过20天的西医治疗，患者电解质正常，心衰Ⅰ度。仍咳嗽，黄白痰相兼，喉中痰鸣。夜间失眠、胸闷、心慌，小便正常，大便不成形，口不渴不欲饮，饮食尚可，舌质红少苔，脉滑数。胸部CT检查：双肺炎症改变，两肋角有少量积液。王老师用射干麻黄汤加减：石膏30g，射干12g，麻黄10g，细辛3g，五味子12g，姜半夏12g，生姜12g，紫菀12g，款冬花12g，大枣30g，葶苈子20g，苏子12g，当归15g，熟地黄30g，枳实12g。患者服汤剂14剂后，心慌减轻，夜间能平卧，睡眠有改善。大便成形。喉中仍有痰鸣，不易咳出，咳嗽气喘。饭后有时胃胀，舌红少苔，舌尖疼痛，脉滑数。王老师在上方基础上加白芍20g，甘草12g，玄参15g，黄连6g，7剂。第三诊：患者服药后仍有咳嗽，口干，舌脉同前，上方加天冬30g，7剂。第四诊：诸症均有好转。偶尔咳嗽，痰少，舌红苔薄白，脉沉滑。胸部CT检查：肺部炎症已吸收。王老师说上方加川贝6g，陈皮10g，7剂。第五诊：胃中嘈杂，心中懊恼上方加淡豆豉10g，7剂。第六诊：患者除活动稍有气短，余无明显不适。心衰纠正，复查胸片显示炎症积液吸收，停止服药。

王老师德医双馨，时常有患者为药方的药味少、价格便宜而担心疗效，王老师总是面带微笑，诙谐地说："咋了嘛，治病一定要药多钱多才管用？"又对学生说："经方治病本来就精炼。"王老师在中医院育人济世，桃李芬芳，技高德厚，慕名求医者无数。

佳木斯市中医院肿瘤科主任有感而发：一年一度冰雪寒，医者仁心胜春天。三虎大师临佳城，悬壶济世授经典。恩泽四海民受益，杏林春暖世人赞。大医精诚扬国粹，筑巢引凤中医院。

"落其实者思其树，饮其流者怀其源"，王老师对我本人及佳木斯中医事业的鼎力相助，我没齿不忘。王老师的学术成就令人瞩目，王老师的"寒热胶结致癌论""风邪入里成瘤说"等理论观点独树一帜，令我赞叹不已。王老师是我的良师益友，学习的典范，让我终身受益。《经方抗癌》一书的出版，是中医界的一大幸事。书中真实记录了王老师推崇仲景经方，应用经方治疗31种肿瘤疾病的丰富经验，内容翔实，条理清晰，引经据典，临症多有创新，实乃中医药宝库中的又一丰硕果实，必将启迪医林后生，造福人类病者。能为《经方抗癌》一书作序，荣幸之至，学疏才浅，挂一漏万，敬请诸位略迹原情！

朱广媛写于庚子年

李 序

花甲硕果丰，大业正启程

为三虎教授的书写序，这是一件令我很高兴的事。因为我从他的学术思想和医疗实践的切身了解中深深地感到他是中国当代极少数几位著名中医肿瘤专家之一，并且海外的影响在不断扩大，能为这样一位在国际国内有重要影响的专家的著作作序，能不让人感到荣幸和自豪吗？

我对三虎教授总的印象是：底蕴深、胸襟广、硕果丰。

一、底蕴深

人常说，十年树木，百年树人。我讲的底蕴深是有深刻含义的。首先，从出身来讲，他出生在陕西省合阳县百良镇陌西村，这个以商代汤药发明者伊尹走过的小路命名的村庄，其先祖做药材生意，这无疑奠定了家庭医药文化的传统。这种传统以实物和大人们的口传影响了他幼小的心灵，使他从小对医药的学习有先天的向往。这种向往，使他在学习《毛主席语录》的笔记本上写满了阿司匹林等药物的功效。这种向往，使他在卫生院的药房工作时，经过老师的稍加提醒，通过几年的刻苦努力，就能把《伤寒论》熟悉到倒背如流的程度。从他的学习经历来说，底蕴深表现在他在中专读书时就公开发表论文，一时传遍全校；表现在他在读伤寒研究生时，不惜重金买下两千张卡片，做成笔记，奠定了一生的经方基础。更要特别提到的是，底蕴深体现在他的肿瘤治疗研究上，更体现在他勤求古训、博览古今医学资料，在《黄帝内经》《备急千金要方》《诸病源候论》《丹溪心法》《景岳全书》《外科正宗》等中医著作中寻找到了大量古代先贤对于肿瘤产生机理和治疗的著作和论断，形成了自己的一家之说，成就了自己在中医肿瘤治疗中的大家地位。

二、胸襟广

"重德好文，克己敬业"，是王三虎教授家族几百年来形成的家风。这种家风在王三虎教授身上体现得更加充分，表现在他一反传统行业某些经验秘不传人，以符号代替药名等不良习气上，不但把自己的研究成果以文章和论文的形式发表传播，还表现在他办学习班，向数以千计的中医工作者传授他治疗肿瘤的绝技。更重要的是他在出名以后，对想临床跟师学习的学生、同行几乎来者不拒，热心传带。在他看病的诊室里，不但坐满了前来看病的患者，他的旁边还总坐着几位跟师学习的同行。他一有空闲，或遇到疑难杂病，就耐心地向大家讲述治疗中的辨证用药等。我自己就长期跟他学习，正是跟随他才走进了中医抗癌之门。因为他的这种广阔胸襟，众多学子、同行拜他为师，向他学习，得到了他针对性的指导。其中不少人因此提高了对肿瘤的诊疗水平而挽救了大量患者的性命，如陕西省中医医院的蔡绪明、西安交通大学第一附属医院的王萌大夫等。现在这本书就是对这种传承的具体反映。

三、硕果丰

"硕果丰"用于概括三虎教授在肿瘤方面的学术成就最为合适，而这也有着讲不完的道理与故事。从理论方面来讲，他提出了燥湿相混致癌论、风邪入里成瘤说、寒热胶结致癌论、肺癌从肺痿论治等新理论。

许多人对中医治疗肿瘤的良好效果是有质疑和疑虑的，这主要源于人们的不了解，也因为现在能够胜任肿瘤治疗的中医大夫寥寥无几。我对于中医治疗肿瘤的推崇和信任源于对王三虎教授的了解，也源于自己过去治病的一些经历。

1982年9月，我刚从学校毕业不久，在武功县基层医疗单位从事中医临床工作。有一天回到家里，70多岁的毛先生来找我看病，说他最近一直在尿血，让我给他治疗。毛先生幼时读书识字，当时是村里的文化人，大家都比较尊重他。我从他的舌苔、脉象诊断为脾肾阳虚的血淋，即用真武汤加白茅根、小蓟等汤药治疗。之后我在镇上见到毛先生的侄儿，我谈到前天回家给他大伯看病的情况。他说，他大伯在西安被确诊为膀胱癌，癌肿占据了膀胱的大部分，西安的医院认为活不过两个月，让患者回家准备后事，说我不该为他大伯看病，怕坏了我的手艺，影响我的名声。过了半年，我回到家里，就问这位让我看病的毛先生是否还在世，周围的邻里都说我治好了毛先生的癌症，他现在在地里干活呢。天快黑时毛先生从地里回来，说吃了我的药后不尿血了，腰不疼了，人精神了，现在病好了。我对真武汤的神奇疗效感到惊讶，就继续用真武汤加减开方治疗。因为毛先生家里经济困难，用我的药方间断治疗，只要尿血就吃这个方子，一吃就好，一直活到第四个年头，后来因为其他病而去世，去世时已年近八旬。这个病例让我感到了中医治疗的效果。虽然后来长时间不专门从事中医临床工作，但在几十年时间里，我总是因这个病例思索中医治疗癌症的问题。后来看到三虎教授治疗癌症的资料，我是既信任又崇敬，非常愿意当他的学生。而三虎教授从他的实践和理论研究中很早就发现了中医治疗肿瘤的潜力，便一头扎了进去，潜心钻研，不断实践，终于成就了一番功绩，建立了自己治疗肿瘤的理论体系和实践体系。

在中医治疗癌症的临床研究方面，他的经方抗癌独树一帜。不说他用许多经方治疗癌症取得的卓越成果，单就他自己创立治疗癌症的有效方剂就举不胜举。如治疗肺癌的海白冬合汤，治疗食道癌的全通汤，治疗乳腺癌的二贝母汤，治疗肝癌、胆囊癌的软肝利胆汤等。他用经方和自拟的这些方剂共治疗了 20 余万患者，这几乎是一个天文数字。其中延长了多少人的寿命，治愈了多少癌症，难计其数，真正地树立了中医治疗肿瘤的一座高山。

在本书即将出版之际，我祝愿王教授在经方抗癌的大业中行稳致远、再立新功。此时忽然想出几句诗，送给王三虎教授：

花甲硕果丰，人生再出征。
蕴厚胸襟广，大业正启程。

李恩昌
2020 年 7 月 15 日于西安

贺　序

王三虎这人不按常理出牌，正如出书不找名人作序以抬高身价，反而找我这位名不见经传的医生一样。

我和王三虎教授是渭南中医学校的同学，上大堂课时偶尔也坐同桌。毕业前一起在合阳县中医院实习半年。我们是同学、同桌、同行、乡党，后来我又成为他的患者，多重身份使我向他请教学习、分享病案、远程会诊时有着得天独厚的条件。由于近水楼台先得月，我常可在第一时间阅读到他的获奖论文以及每次出版的新书。

1998年暑期，合阳裕顺东药店在广场悬挂"欢迎王三虎教授回家乡义诊"的横幅足足有三四十米长，气势磅礴，前所未有。药店两排连椅挤满候诊的患者，部分已经站到街道上。后来同学聚会时我形容当时情景为"超过了克林顿访华"。从此以后，王三虎在家乡的名气更大，几乎人人皆知。

2012年4月，坊镇和阳村雷女士，45岁，因子宫肌瘤继发贫血行子宫全切除术，手术经过顺利，术后恢复良好，如期出院。一个多月后，患者感觉下腹部不适来诊，妇科检查，发现盆腔有一个大包块，拒按压痛。良性肿瘤切除术后才历经一月，患者突然发现包块，作为主刀医生，我顿时惊出冷汗，之后的B超提示为液实混合性包块。好在病人反复强调，手术很好，是她下地太早，栽种红薯下蹲时间过长等原因引起，后续治疗由我安排。有了病人的信任，我便抱着试试看的侥幸心理，介绍她去找王教授。服中药后包块终于消失，既避免了病人"二进宫"的痛苦，也消除了我的难堪，真是喜出望外。

同年6月，教师苏女士，38岁，剖宫产术后半年，在街道诊所放环后半月出现全身发冷，下腹疼痛，西安某三甲医院B超提示右附件区130mm×120mm×80mm包块，实验室检查提示白细胞和中性粒细胞百分比高出正常许多，考虑附件区脓肿，建议立即住院手术。病人入住我科，要求保守治疗。但是抗感染治疗3天后不但血象不降，而且体温由入院时的38.5℃上升至38.8℃，患者仍坚决拒绝手术。由于担心患者继发腹膜炎，引起败血症等，便让其出院去上级医院诊治，同时向她讲述了王教授治疗雷女士的大概情况，建议她去西安接受西医治疗，也可配合中药治疗。她去西安后径直去找王教授服用中药。第一次用药如下：大黄12g，黄连10g，栝楼30g，半夏15g，天花粉30g，败酱草60g，鱼腥草60g，蒲公英30g，连翘30g，穿山甲10g，黄芩12g，甘草10g，冬瓜子30g，牡丹皮15g，桃仁12g，薏苡仁40g，忍冬藤30g，白芷12g，当归12g，陈皮6g，土贝母15g，皂角刺15g。5剂后体温正常，10剂后腹痛消失，病人来院找我反馈消息，再次带回二诊处方：大黄12g，桃仁12g，冬瓜子30g，薏苡仁30g，牡丹皮12g，败酱草60g，红藤30g，白芷12g，当归12g，莪术12g，三棱12g，夏枯草30g，蒲公英10g，连翘15g，升麻6g，柴胡6g，木香10g，枳实12g，甘草10g，鱼腥草30g，党参12g。前后治疗两三个月，B超检查盆腔未见异常。2016年12月13日17时我电话回访，她说现在偶感右下腹不适，西京医院诊断为免疫力低下，患者计划再去找王教授。说那次发热腹痛正是王教授用药精准使她免除了手术痛苦，感激之情溢于言表。

合阳城关中学崔老师，也是因子宫肌瘤在省人民医院行经腹子宫肌瘤剔除术，术后4个月，因下腹部疼痛，B超提示大小约

130mm×40mm×40mm 条索状低回声包块，而去医院找到我。有了前几例治疗成功的案例，我参照王教授的方法进行治疗。20天过后，症状虽有所减轻，但患者B超检查总感觉变化不大，于是我建议她直接去找王教授。这个病人前后治疗3个月左右，半年后核磁共振检查盆腔未见异常。

我的好朋友邓女士，是我的邻居，夫妻双方都是陕西医疗界名人。2013年患胆汁反流性胃炎，每到晚上，胃脘部疼痛导致彻夜难眠，面黄肌瘦，尤其体重下降迅速，大家都建议她去西京医院住院治疗。她是王教授多年的粉丝，也只信任他。遂选择服用王教授所开的中药：百合12g，乌药10g，半夏15g，陈皮10g，茯苓10g，炙甘草6g，枳实15g，竹茹12g，乌梅10g，生姜6g，川楝子10g，延胡索10g，白芍20g，栀子12g，大黄12g，代赭石12g，海螵蛸12g，浙贝母10g，黄连10g，大枣4枚，连翘15g，蒲公英30g，当归10g。坚持服药40剂后，不仅体重恢复，而且皮肤红润，神清气爽，看起来比以前更加年轻漂亮了。之后她的女儿，因孕期食用太多海鲜，产后脓疱性痤疮，多处流脓，部分组织瘢痕形成。于是通过视频望诊、问诊用药，大约1个月后，痤疮全部消退，貌美如初，没有留下任何痕迹。

女儿同学原某，妊娠36周，患妊娠瘙痒性荨麻疹性丘疹，剧烈皮肤瘙痒使产妇痛苦万分，多处求医无果。当时我在西安参加"三王开泰学习班"，直接领去找王教授开方，之后就与患者失去联系。时间过去一年，2016年11月26日，女儿突然要找王叔叔，说她的另一位同学也妊娠期瘙痒，是原某介绍的，原某说自己当时服药5剂就彻底好了。

我本人也是王教授的长期患者，十几年来，一旦劳累后就会出现乏力气短等症，身边一些有类似症状的同事或朋友都选择去打点滴，而我则服用王教授的中药，常有事半功倍之效。

多年来，每次遇到西医解决不了、自己用中药治疗不理想的患者，我常以短信形式请教王教授，次次都有求必应，常常出奇制胜，使我每每大喜过望，深感王教授真乃仁心仁术。

王三虎所著的《经方人生》，第194页记录了他远程指导我用白虎加人参汤、大承气汤加味、加减温胆汤等治愈剖宫产术后发热病人医案，确能说明经方的无穷魅力。

退休后，我受聘于合阳县妇幼保健院，参与手术和行政事务减少了许多，大部分时间在门诊，更便于我观察病人用药疗效。

合阳县坊镇贺家庄王女士，43岁，患Ⅲ度子宫脱垂。从以往的治疗经验来看，Ⅲ度子宫脱垂药物保守治疗临床效果很不满意。于是，我还是建议手术治疗。但是病人坚持服用中药。由于本人用中药治疗此病几乎没有成功案例，心里没底。加之病人又是本村乡党，于是我微信请教王教授指导用药。王教授立即回复：补中益气汤重用黄芪100g，土茯苓30g，枳实30g，首次5剂。病人每天微信反馈用药后情况。2剂服完后，用手还纳子宫后再也没有脱出阴道。10剂服完后，我对患者进行妇科检查，屏气下可见宫颈外口距处女膜缘在4cm以上。偶有小腹下坠，腰骶不适，服原方20剂后所有症状消失。观察病人3个月，月经如期来潮，再无不适。如此好的临床疗效，应该是王教授重用黄芪和土茯苓的临床巧用结果，真是艺高人胆大。

办公室护士小党，坐在我的对面，几乎每天都能听到她频繁的咳嗽声。我曾询问过她的发病和治疗情况，她说2014年腊月劳累受寒后次日出现咳嗽症状，严重时半夜咳醒。先后去过西安3家三甲医院检查并且进行中西医治疗，效果都不满意。我开玩笑地说，你这是小病顽疾。2017年7月12日，合阳县妇幼保健院邀请王三虎教授来院讲课，课后请王教授给小党诊治，开方如下：射干12g，麻黄6g，细辛3g，五味子10g，姜半夏10g，干姜6g，紫菀12g，柴胡12g，黄芩12g，木蝴蝶12g，3剂。从此后，小党再也没有咳嗽。这个病例我曾经也发到"王三虎教授经方抗癌学习群"，大家对王教授的神奇用药都惊叹不已。

一年多来，最令我欣慰的是，我利用王教授所教的当归芍药散合四妙散加减治疗附件区囊肿，在临床中取得了非常满意的治疗效果：10 例患者 8 例服药后囊肿消失。当归 12g，白芍 12g，川芎 12g，泽泻 12g，白术 12g，茯苓 30g，苍术 12g，黄柏 12g，薏苡仁 30g，牛膝 12g，瞿麦 12g，蒲公英 30g，连翘 15g，败酱草 30g，白芷 10g，香附 12g，泽兰 12g，皂角刺 10g，穿山甲 2g。我基本守用他的原方，临证稍有增减。大部分病人服药 14 剂复查囊肿基本消失，最多没有超过 21 剂。值得一提的是，8 例患者囊肿大小都在 5cm 以上，还有几位患者的囊肿大小都在 7cm 左右。我先后 3 次在朋友圈晒出，引来了许多要求中药治疗的患者。受王教授的治疗思路启发，最近我尝试用此方治疗多囊卵巢综合征，个别病人月经已有所改善。如果疗效可靠，对解决妇科内分泌的难题也算一大贡献。

我是学中医出身，毕业后进修西医，一直从事妇产科临床工作，虽然从未丢掉过中医，但真正再次唤起我对中医热爱的是看到王三虎教授的中医临床疗效，而提高我中医水平并鼓励、支持我和许多同学坚持不忘走中医道路的也是王三虎同学。他不仅是中医肿瘤专家，而且在治疗内、外、妇、儿、产、皮肤、精神等各科疑难杂病方面，同样思路新颖，方法独特，疗效神奇，称他为临床大家实属实至名归。

贺玉芳

2020 年 8 月 8 日于陕西合阳

目 录

经方诊疗脑瘤传承实录

· 分类

脑瘤是临床上常见的肿瘤，分为原发性肿瘤和转移性肿瘤两种。原发性的脑肿瘤，约占到 2/3；转移性的脑肿瘤，占到 1/3。在原发性脑肿瘤中，胶质瘤、脑膜瘤分别占 50% 和 20%。脑转移的肿瘤中，以肺癌最多见，其次是乳腺癌、肾癌、黑色素瘤。

· 恶性程度

脑为元神之府，脑肿瘤几乎就是恶性的，即使有个别良性的，它的治疗难度往往也是和恶性大致相同。至于转移性脑肿瘤肯定就是恶性肿瘤的晚期阶段。所以，脑肿瘤就是恶性肿瘤中的最后堡垒，是比较难以攻克的。

· 病因病机

首先，脑居人体的最高位，它的病因与风有直接关系。风邪伤人，从上部开始。脑肿瘤，不管是内风还是外风，都是贯穿始终的基本矛盾。用中医的术语来讲，风为百病之长，善行而数变，易袭阳位，而头为诸阳之会，众邪入脑多以风为先导。所以，《灵枢·九针》就明确提出"四时八风之客于经络之中，为瘤病者也"，强调了风邪与肿瘤的密切关系。实际上，风邪与脑瘤的关系更为密切。

其次，就是寒邪。寒主收引，寒邪入中，则令血脉凝涩，气机不通。寒邪造成的疾病主要是疼痛。脑肿瘤的疼痛是剧烈的，是很难缓解的。所以，《素问·奇病论》也说"人有病头痛，以数岁不已""当有所犯大寒，内至骨髓，髓者以脑为主，脑逆，故令头痛"。

可见，风寒缺一不可。当然，无风则寒邪难以深入脑，无寒则津液难以凝聚成块。外邪是要在内邪的基础上发挥作用的。从内因来看，痰浊和髓海空虚，是造成脑瘤矛盾的两个方面。

从实来看，痰浊上犯；从虚来看，髓海不足。中医讲最虚之处便是留邪之体。没有髓海空虚，痰浊就无以上犯，风寒就无以进入；没有风寒痰浊的阻滞、凝聚，也仅有髓海不足，那就是内科病，就是常见的头晕、头痛等。只有外邪的风寒、内邪的痰浊上犯、内因的髓海不足，这几个条件共同作用的结果，天长日久，寒邪化热，影响到脑主神明，影响到了全身，这是脑瘤形成的基本病机。

为什么髓海不足呢？有先天的因素，先天不足或者胎中热毒，都是小儿脑瘤的常见病因。成年人、老年人多见于后天失养，既有传统病因的房事不节、劳脑过度、大病久病、久病及肾，均可造成髓海不足。饮食不节，喜食膏粱厚味，痰浊内生，或者是劳倦太过，脾虚生痰，都是痰浊上犯的一个重要原因。从另一个方面来看，情绪压抑，精神压力过大，所愿不遂，肝气郁结，气郁化火，肝阳化风，风火相煽，加上痰浊上冲于脑，导致了清阳不升、浊阴不降，也是一个重要原因。

·病程

从病程上来看，早期的脑肿瘤，风寒势猛，虽然有疼痛，但是外风明显，寒邪明显。中期，则见有化热的趋势，形成寒热胶结、痰热交固，影响气血津液的运行。一方面，脑髓得不到气血津液的足够润养；另一方面，气血津液不能正常敷布，又变成了新的痰浊，形成了恶性循环。到了晚期，这一燥湿相混的矛盾就难以解决了，或者说逐渐影响到五脏六腑，颇难着手，以致神机化灭、阴阳离决。

·基本方剂

1. 泽泻汤

治疗脑瘤最具有代表性的方剂是张仲景所写的《金匮要略》中的泽泻汤。张仲景讲"心下有支饮，其人苦冒眩，泽泻汤主之"，泽泻30g，白术12g。

非常简单的两味药，泽泻升清降浊，白术健脾燥湿，配伍非常合理。对于脑瘤的基本病机，丝丝入扣，对于脑瘤引起的眩晕，效果明显。它的指征就是舌体胖大、舌上水滑。

2. 温胆汤

第二个方剂是温胆汤。温胆汤是最常用的治疗神经系统疾病的方剂，具有健脾燥湿、化痰作用。这个方子作用平和，效果虽然缓慢，但是效果可靠。它是治疗以痰浊为主的脑瘤的基本方。温胆汤的使用指征，主要是舌苔偏厚、脉滑。

3. 半夏天麻白术汤

还有和温胆汤并列的治疗痰浊上犯、头疼头晕、恶心呕吐的主方，叫半夏天麻白术汤。半夏天麻白术汤，健脾化痰、升阳燥湿，具有多种作用，也是治疗脑瘤的主方。一般多从舌质上辨证，舌体胖大、舌苔厚腻，恶心呕吐，头晕目眩，昏昏欲倒。半夏白术天麻汤，相对来说，应用的患者多是症状重，但见效快。

4. 天麻钩藤饮

还有一个方子，是用于肝风内动、风火相冲的，这个多见于伴有高血压、面赤、头疼头晕、舌红少苔、脉弦数的病人，我们用的是天麻钩藤饮。

这几个主方，有时候用到一起，分开用的时候也有。除这几个主方，还有重要的药物。代表性的药物首先是天麻。天麻本来就是祛头风的妙药，在此不必赘述。

· 特色单药

1. 菊花

菊花是我们在抗肿瘤时容易忽略的药。菊花在张仲景《金匮要略》"侯氏黑散"中，表现得尤为突出。在侯氏黑散的14味药中，菊花的用量特别突出。它是这个方子的君药，占到14味药量总量的4/10。所以，在某种意义上讲，我们对菊花的抗肿瘤作用其实是忽略了，我们似乎觉得菊花是一个非常平淡、非常轻清的药，没有想到它其实就是治疗脑肿瘤最好的药。

其实，《神农本草经》就有关于菊花的详细记载，"菊花，主诸风头眩肿痛，目欲脱，皮肤死肌，恶风湿痹"。在《药性论》中也提到菊花"能治热头风旋倒地，脑骨疼痛"，这个似乎已经和脑肿瘤非常接近了。因为菊花香而不燥，能疏散风热，清肝明目，清热平肝，祛风止痛。《神农本草经百种录》中说："凡芳香之物，皆能治头目肌表之疾。但香则无不辛燥者，惟菊不甚燥烈，故于头目风火之疾，尤宜焉。"

所以，我用菊花治疗脑瘤也是近几年不断学习的结果。自从我重视了菊花这一味药以后，我治疗脑肿瘤的效果上升了一个台阶。这就是"木桶理论"，你就缺那么一点点，效果就差一大截。搞中医肿瘤，没有现成的，我们要不断地发掘完善，不断地提高自己的医疗水平。

其实早在 2005 年，新加坡国立大学就发现，菊花有助于消除癌细胞。菊花中含有的木犀草素，经过研究对治疗肠部、颈部、胸部的癌细胞，有满意的效果，这就为菊花治疗脑瘤以及其他肿瘤提供了实验的依据。

2. 祛风药、虫类药

除菊花以外，防风、藁本、蔓荆子也是非常常用的。对于比较顽固的肿瘤，全蝎、蜈蚣、露蜂房是第二梯队，加上后效果更加明显。早期，可以用羌活、防风、荆芥。到中晚期，再考虑用全蝎、蜈蚣。全蝎用量分别为 3g、6g、9g、12g，量可以由小到大。蜈蚣，一般是用两条。还有白僵蚕、白蒺藜，都非常好用。

3. 川芎、石膏、茶

作为引经药，川芎下行血海、上达头颅，作为治疗脑瘤的引经药，希望引起大家的重视。

石膏是治疗脑瘤的主药，这一点可能出乎大家意料。《圣济总录》第 16 卷诸风门，凸显了石膏治疗风头疼的作用。石膏本身不一定止痛，但当风热上冲于头，风火相煽，火退则风息。所以，在这一节的方剂中，有石膏散以及两个石膏汤、三个石膏丸均以石膏为君药，在 41 个方剂中占有无与伦比的地位。比如说治疗头疼的神朱石膏丸，是以石膏二两、川芎一两、龙脑少许、丹砂为衣，就是代表。我一般用石膏治疗头疼 30g 起步，不会超过 60g。

还有一个茶叶的问题，经常有关于"喝中药的时候能不能喝茶"的问题，我的观点——茶就是药。一般情况下，当你不是用茶来治病的时候，不建议和药一起喝，这是第一个观点。第二个观点，茶本身就能抗癌，尤其是绿茶。所以，肿瘤的患者，我坚决抵制喝酒，但可以喝茶。对于脑瘤的患者来说，茶就是好药。大家学中医最熟悉的川芎茶调散，就是治疗头疼的。当然可以说治疗脑瘤的头疼，在某种意义上讲就包括了川芎茶调散治疗头疼的一些问题。当然，如果痛无定处，在初期，我想用川芎茶调散也是可以的，而且在脑瘤头疼头晕的不同阶段，我都觉得可以鼓励患者喝茶，因为茶就能升清降浊、清头目、祛头风、解毒。对于治疗肿瘤的多种有毒药物，去毒不一定能去药性。

· 特色对药

就这个配伍来讲，如果对于以肝肾亏虚为主的患者，那我建议以枸杞子、菊花相配，取杞菊地黄丸之意。如果从升清降浊考虑，我有一个对药，柴胡和前胡。柴胡的升清功能大家熟悉，前胡的降浊大家不熟悉。其实，在《神农本草经》中，有三个药提到了推陈致新，其中就有柴胡。到了《名医别录》中，有五个药具有推陈致新作用，增加了前胡和芒硝。也就是说，柴胡和前胡是具有推陈致新作用的药。推陈致新跟肿瘤有什么关系呢？推陈致新就是恢复人体的新陈代谢。肿瘤，在某种意义上讲就是新陈代谢出问题了。用西医的观点讲，细胞凋亡不正常了，该衰老及凋亡的细胞不衰老了，就生成肿块了。《名医别录》对前胡提出了"风头痛"的明确论述，这就为我在治疗脑瘤中用柴胡和前胡对药升清降浊提供了理论依据。

还有，对于痰浊上犯，土贝母、山慈菇就是治疗痰浊上犯脑肿瘤的一组对药。

· 医案

1. 脑胶质瘤（一）

我们先讲胶质瘤的医案。

胶质瘤是脑恶性肿瘤中发病率最高的癌症。大家可以意会，因为它是胶质瘤，所以手术割不尽、复发快，它占到恶性脑肿瘤的35%～60%。我最早用中药治疗的脑肿瘤，就是胶质瘤，或者说治疗效果最好的脑肿瘤，胶质瘤占了很大部分。

早在2004年3期《中医杂志》上，就有我的研究生写的用《千金方》治疗恶性肿瘤的经验，其中就有关于温胆汤治疗脑肿瘤的报道。2015年2月1日，河北邯郸的王女士，在丈夫和儿子的陪同下到西安来找我。他们来的时候，就拿着当年《中医杂志》这一篇文章，说已经用我文中记述的温胆汤治疗了一年多，病情稳定。这个真是不容易，也可见我们写的文章还是有一定的读者群，有一定社会效益的。

不过，由于她近 3 个月来，症状有所加重，反复头疼、头晕、恶心、呕吐，并发生抽搐，打甘露醇，只能缓解症状于一时。当时我看了她的情况，形体衰弱，声低气怯，搀扶而行，口中浓痰，昼夜不宁，小便短少，大便不利，舌红，苔花剥，脉沉。

注意，苔花剥是我发现恶性肿瘤中的一个有代表性的舌象。以前我们讲，舌苔花剥的时候只看到了阴虚，没有舌苔，说明是阴虚，但是就忘了它有苔的部分，不是整个没有苔了，而是一部分有苔，一部分剥脱了，所以就是花剥舌。花剥苔，就是恶性肿瘤燥湿相兼的典型舌象。尽管地图舌、花剥苔有先天的，有不是恶性肿瘤的，但是作为恶性肿瘤的患者出现了花剥苔，它就是燥湿相兼的最基本征象。

现在的辨证应该属于痰浊上犯、清阳不升、浊阴不降，瘀血仍在阴液以上。大家看看我这个实际的辨证，已经超脱了我们平时的四个字、两个字这种简单的辨证。因为对于恶性肿瘤来说，对于脑瘤来说，简单的四个字的辨证不足以概括它的基本病机，我们不能以简单对复杂，只能以复杂对复杂。

在治法上，我应用升清降浊、活血养阴的泽泻汤加味。泽泻 30g、白术 12g，天麻 15g，蒺藜 30g，葛根 30g，川芎 20g，蜈蚣 2 条，王不留行 30g，水红花子 30g，红参 12g，栝楼 30g，瞿麦 12g，白芍 30g，灵芝 6g，石斛 15g，天花粉 30g，姜半夏 15g，炒苏子 30g，25 剂。

大家可以看出 2015 年的方子和早年的简单的温胆汤，二者相比有了明显的不一样。一方面是证变了，一方面是我自己的水平提高了。虽然升清降浊的泽泻汤没变，蒺藜、天麻祛风；葛根、川芎引药上行；蜈蚣治久病之痰，瘀阻清窍；王不留行、水红花子通经活络、活血利水；石斛、天花粉养阴利水；栝楼、瞿麦，或者说天花粉、瞿麦，这已经学到了《金匮要略》"栝楼瞿麦丸"，就是针对阴虚水停燥湿相兼的方子。尤其是最后用的炒苏子 30g，我想我如果不说出来大家可能不太清楚吧。这是山西刘绍武老先生所创，老先生有一个治疗肿瘤的方子，四味药，其中就有炒苏子 30g，而且他在小柴胡汤的应用中用苏子代替半夏。他认为苏子既能化痰，又能下气，还能润燥，避免了半夏之燥。我学习了老先生的经验，用苏子来代替半夏，不仅有老先生说的这一种理由，更重要的，苏子能化痰滋阴，非常符合燥湿相兼的病机。这个方子就用了炒苏子30g。

患者用了5剂以后，抽搐减少，问还要用甘露醇吗？我说逐步减少吧，也不能减得太猛。一个月以后，她说10剂以后症状大减，抽搐就再没有发作，就没有再注射甘露醇了，舌脉同前，那我就是效不更方了。这是我讲的第一个脑胶质瘤的案例。

2. 脑胶质瘤（二）

第二个脑胶质瘤的案例是在柳州，侯女士34岁的时候开始找我看病。初诊是2006年3月31号，她是脑瘤术后一周开始找我看的，在2006年3月24日做的顶叶脑肿瘤切除术。一周以后头疼，乏力，左侧肢体麻木，活动不便。

我当时辨证是气虚水枯、痰蒙清窍，治法是补气强精、化痰开窍。当时的治法也比较简单，因为刚做完手术，药也开得不多，这个方子是这样的：红参10g，黄芪30g，天麻10g，当归10g，熟地20g，山茱萸15g，蔓荆子12g，菊花10g，白芍10g，半夏10g，白术10g。

服用一段时间以后，气虚得到了好转，手足已不麻木，但是肝肾阴虚还是有。现象已经显示出来了，癌毒痰毒根深蒂固，此时应该重点考虑。所以我就加了蜈蚣2条，全蝎3g，玄参15g，石斛12g，麦冬12g，五味子10g，石菖蒲10g。

秉持这个思路，直到2007年7月22号第67诊，也就是经我治疗了一年多的时候，患者出现了腹胀痛、大便稀、舌淡红、苔薄白、脉细，脾虚气滞，遂采用厚朴生姜半夏甘草人参汤加味。

第69诊的时候，我又采用了补肝肾、益气血、化痰开窍，以毒攻毒的思路。到了2008年12月31日第121诊的时候，仍然以上方加减，别无不适。

3. 恶性室管膜瘤

恶性室管膜瘤也是脑瘤的一种。

本病例非常特殊，是一个姓罗的小伙子。当时找我的时候是20岁，他是在做了四脑室恶性室管膜瘤术后，放疗了 37 次，出院 3 天以后，于 2006 年 10 月 20 日找我看病的。当时他的症状为行动迟缓，反应欠捷，视物成双，体位性眩晕，右半身无力，面黄食可，大便可，记忆力下降，白细胞是 $2.6 \times 10^9/L$，舌红，苔薄，脉弱。

辨证为痰浊上蒙、髓海空虚，治法是升清降浊、补肾强精，用的是泽泻汤和定志丸。泽泻汤是我治疗脑瘤的基本方。定志丸是《千金方》中治疗记忆力下降及健忘症的，它是人参、茯苓、菖蒲、远志四味药。定志丸对治疗健忘症效果很好，我是有多个非常好的应用经验。当然，也不只有这几味药，还加了补肾强精的药。

这个方子基本上是这样的：泽泻 20g，白术 10g，半夏 12g，天麻 12g，土贝母 15g，山慈菇 10g，石菖蒲 10g，远志 6g，红参 10g，茯苓 10g，龟板 20g，鹿角胶 10g，熟地黄 30g，山茱萸 15g，牡丹皮 10g，山药 20g，川芎 20g，防风 10g，夏枯草 20g，蔓荆子 12g，鳖甲 30g。

大家看我这个方子，怎么这么多药呢？没有办法，病情复杂。当然，它虽然复杂，但不是那么急。急的话，那我们可能还真需要单刀直入，由于病情缓慢，我们可以做到面面俱到。第 18 诊的时候，患者步态不稳、视物成双、头晕等症状好转，但他说服药欲呕、痰多，舌淡脉弱，我就辨证为痰浊上蒙、脾虚胆郁，给予温胆汤加味。

到了第 33 诊的时候，鼻衄，就是流鼻血，咽喉异物感，口干，大便通畅，舌淡红，脉细，辨证为余毒未尽、虚火灼络，当凉血止血、养阴清热，方用犀角地黄汤加味。

到了 2008 年第 35 诊的时候，虽然不流鼻血了，当时咽喉症状也好了，就是坐久腰疼，我的辨证是病程日久，肝肾亏虚明显，久病及肾，当补肝肾、强腰脊，填精生髓，以独活寄生汤加味。

2008 年第 65 诊的时候，生活质量很好，但是他还坚持吃药。可以告慰大家的是，一年前，小伙子已经上班了，现在，偶尔还到门诊找我开药，但是已经正常地成为社会的一员，我很欣慰。

4. 脑膜瘤

最早看脑膜瘤的时候，是 2004 年 7 月 5 日，陕西安康汉阴县的吴女士，她当时是 2004 年 6 月做的 CT，诊断为左颞脑膜瘤，核磁共振基本上也是这个诊断。我根据她当时的症状，眼胀痛、眼睑肿、迎风流泪，头晕、闭目可缓解，心悸，食可，睡眠、二便可，舌体瘦小，舌红，苔薄黄，脉细弦，用的是平肝潜阳息风的天麻钩藤饮，在此基础上稍做加减，以后她也没来过，都是她的亲戚代取药的，大约经过了半年，感觉良好。经过复查，颅内肿瘤由 2cm 缩小到 1cm，这是早期治疗比较成功的一个案例。

这个脑膜瘤生长缓慢，多半是由于风邪直入骨髓，向里发展或者向外发展。你说它是良性的，西医还没有好方法，也不主张手术，所以发展虽然缓慢，但是它有一个风寒入里、寒热胶结、癌毒蚀骨、不断扩大的过程，所以表现是多种多样的。

其中我印象最深的是，福建长乐的蒋先生，已经 54 岁了。他出生就有脑膜瘤，逐步长大，他在 20 岁、30 岁时，先后经历了两次手术，但是反复复发。到 2015 年 9 月 22 号的时候，他姐姐和姐夫就到柳州市中医院找到我。（蒋先生）他当时是头部肿块溃疡，肿块成了溃疡都一年多了，而且是大量出血，已经一周了，当地医院的医生没有办法治疗，他姐姐才抱着试试看的态度问我怎么办。我看他（蒋先生）的照片，头部肿块如拳头大，肿块溃烂，颜色黑红相间，渗出不断，似脓非脓，似血非血。她告诉我患者一点力气没有，吃不下饭，不能站立，还失眠。

我当时认为是血中热毒、热毒变质，当时用的方子是泽泻汤，泽泻30g，白术 12g，天麻 15g，白芍 20g，白花蛇舌草 60g，牛膝 30g，代赭石30g，猪苓 30g，石菖蒲 10g，蜈蚣 6g，蔓荆子 15g，藁本 12g。用的是颗粒剂，冲服的。

这个方子，既有泽泻汤，也用了白花蛇舌草。白花蛇舌草、半枝莲抗肿瘤，全国人民都知道。我用得比较少，当然如有恶疮、疮疡、热毒的时候，我想白花蛇舌草当之无愧，我用了 60g 的主药。蜈蚣我用至 6g 的原因，是想要以毒攻毒，大约 6g，超过两条的范围了。牛膝就是使热毒下行，代赭石也有这个意思。猪苓，利水排毒的意思。

更重要的是，我用颗粒剂，给他开了外撒的药。因为他本身以头部的溃烂、出血为主，血止不住，内服药效缓不救急，我用的外用药是，大黄 30g，青黛 10g，地榆 30g，黄连 30g，混匀外撒患处。大黄就是止血的好药，止血活血、清热解毒。青黛，清热凉血、止血燥湿。地榆，就是治疗诸疮疼痛收敛效果非常好的外用药。还有"诸痛痒疮皆属于心"，黄连清热解毒、止血。大黄黄连泻心汤就是治头部出血、衄血的，实际上它外用也能起到非常良好的凉血止血敛疮的作用。

用了27剂以后，主症大减，乏力明显，正气亏虚，外用药因为还没有用完，她认为非常有效，我就换了个思路以扶正为主了。红参12g，蒺藜30g，白芷12g（消疮排脓），白花蛇舌草30g，当归12g，川芎12g，防风10g，半枝莲30g，生姜12g，再给她开了17剂。

到了2016年3月22号，距患者初诊已经半年了，他姐姐和姐夫前来是感谢再三，说疮面已经愈合，生活已经恢复正常。让他们非常感兴趣的是，因为疾病治好了，虽然头还没有完全恢复正常的形状，但是疮面已经愈合了，（蒋先生）参加了他儿子的婚礼，他非常高兴。最近这一年，他偶尔还会来取药。这个病就是脑膜瘤的一个特殊情况。

无独有偶，和这个病类似的还有湖南的一个老太太，也是脑膜瘤，向外长，大约找我的时候就是一个拳头大小，溃烂流血，我基本上也是用外用药加内服药治好的。

所以说，有方有法就好办。

5. 转移性脑肿瘤

关于转移性脑肿瘤，我们遇到的太多了，怎么治呢？

基本不外乎我上述讲的几种方法。在辨病前提下辨证论治，但是要考虑到肿瘤来自哪里。

如果是肺转移，我们就在海白冬合汤的基础上，或者就在治疗肺癌的基本方的前提下和治疗脑肿瘤的方子结合起来。

如果是肝癌的脑转移，我们在小柴胡汤的基础上，结合治疗脑肿瘤的方剂。

如果是治疗乳腺癌的脑转移呢，我一般是在二贝母汤的基础上加味。

肾癌的脑转移我一般是在独活寄生汤的基础上加味。

那么，说到肺癌的脑转移，我们有许多例子，我还是在肺癌的情况下讲的，大家可以参考我的有关书籍。那么，最有代表性的有两个。一个是西安的，他是肺癌脑转移，十几年前找我看病吃药，现在还上班。还有一个是柳州的一个老太太，70来岁，当过3000多人的纺织厂的厂长，非常精明能干。当她查出肺癌脑转移以后，没有做任何的西医治疗，就要求中医治疗。我用纯中医治疗了一年，她自己拿上之前的检查，到医院做了新的检查以作对比，用她的话说，不仅临床效果非常好，症状消除得很快，更主要的是肿瘤的数量减少了 50%，体积缩小了 70%。这个我都是有详细病案记载的。

·语音课评论问答：

学　员： 请问王老师，脑瘤占位很大且有积液，言语不清走路需扶此类病人如何辨证用药？谢谢！

王三虎： 这就是泽泻汤的应用指征。

学　员： 请问王老师，第一，在李东垣《兰室秘藏》一书头痛门所载，半夏白术天麻汤中，黄柏二分酒洗，那么在脑癌患者中，能不能用黄酒？第二，东垣言煮散水煎，食前服。如头属上焦，到底应该食前服还是食后服呢？第三，在半夏白术天麻汤的具体使用中，依王老师经验，是用原剂量，水煎服？还是小量煮散呢？对王老师孜孜育人，先表示由衷之感谢。

王三虎： 可用黄酒少量载药上浮，饭后较妥，我用水煎服，剂量没按原书的量。我依经验而用。

学　员： 王老师好！感谢您的无私教导！请问脑瘤并发癫痫用什么方好？脑出血的病因和肿瘤的病因也很类似吗？

王三虎： 脑瘤并发癫痫我用石菖蒲 15g，严重者加蜈蚣 2 条，全蝎 6～10g。

学　员： 老师，脑瘤比较难治，经您治疗的患者中，有多少痊愈的？术后生存超过 5 年期或更多的患者有多少？

王三虎： 在我的脑瘤包括脑转移瘤患者中，超过 5 年者十余人。

学　员： 请问老师，病因病机中的寒邪，在方药上并未体现。我个人的不成熟意见：麻黄和吴茱萸，是不是可以酌用？麻黄附子细辛汤和吴茱萸汤，一外一内，对一新一久的寒邪似乎理论上是讲得通的。

王三虎： 你说得对。除了祛风散寒的防风、葛根、羌活、细辛等，可用麻黄和吴茱萸。

学　员： 老师您好，请问肺部线状肿瘤，现在扩散到大脑、小脑、颞叶、胸骨和坐骨。请问有什么方法控制吗?

王三虎: 还是用肺癌脑转移的方法,大体上是海白冬合汤合泽泻汤。骨转移加龟甲、骨碎补、土鳖虫。

学 员: 前两年有看过王老师的书,有幸可以听到王老师专题讲座。也对一些方多了认识。谢谢王老师。

学 员: 经方是指教授经常使用之方吧,如果是《伤寒杂病论》之经方,那我觉得越来越远了,恕我浅见。

王三虎: 在经方治疗的前提下,补充一些时方和自拟方是实事求是的表现。我的观点是:不轻时方重经方!

学 员: 王老师好,文章中说刘绍武老先生治肿瘤四味药,请问除了炒苏子还有哪三个及用量? 谢谢!

王三虎: 王不留行 100g,夏枯草 30g,苏子 30g,牡蛎 30g。

学 员: 王教授您好! 菊花用什么菊花? 野菊花、杭白菊还是黄山贡菊好呢?

王三虎: 杭菊。

学 员: 王老师您好,我有一亲戚,脑听神经瘤,可以参考您讲的脑瘤经方治疗吗?

王三虎: 可以。

学 员: 老师你好! 原发性脑肿瘤不手术能控制或治愈吗?

王三虎: 控制可以,治愈较少。

学 员: 老师,您好! 脑胶质瘤占位,并出现脑疝,出现昏迷,记忆不清,走路不稳,要人扶持,头痛严重,舌苔薄白,质淡。辨证为风邪寒邪,用老师的泽泻汤加味加全蝎、蜈蚣,头痛仍不解,请问老师还可加什么吗?

王三虎: 合小续命汤。

学 员: 王老师您好,您文中提到的外用药治疗脑膜瘤疮疡的方法,中药颗粒是直接撒在创面上不需要其他处理吗,这种方法可用于治疗糖尿病坏疽或压疮感染等情况吗?

王三虎: 是直接撒在疮面上。

经方诊疗鼻腔及鼻窦恶性肿瘤传承实录

· 鼻腔及鼻窦恶性肿瘤与阳明经关系密切

虽然张仲景在《伤寒论》中力图将外感的衄血与杂病的衄血分辨清楚，但实际上这是很难分得清楚的。中医上讲的肺开窍于鼻，风温上扰，侵犯鼻腔，与现代医学认为鼻腔及鼻窦恶性肿瘤的发生与接触镍、砷、铬等化合物，以及鼻烟、木屑、氯酚等长期吸入有密切关系，其机理也是不谋而合的。同样的外因环境，为什么只有一部分人发病呢？我认为嗜食辛辣，阳明经火热内盛，上熏肺脏，不仅引起发病，而且发展转移快，预后差，正如张仲景所谓："两阳相熏灼，其身发黄。"足阳明胃经是经鼻翼旁的迎香穴，挟鼻上行，左右侧交会于鼻根部，手阳明大肠经"左右交叉于人中，至对侧鼻翼旁，经气于迎香穴处与足阳明胃经相接"，所以鼻腔及鼻窦恶性肿瘤与阳明经关系密切，也是阳明经热毒的集中表现。而临床实际上，这种肿瘤常常是与阳明经热毒、肺热、心火、肝火相互交织，甚嚣尘上而造成的。

· 鼻渊不仅仅是慢性鼻炎

从辨病来看，鼻渊与鼻腔及鼻窦恶性肿瘤有相似之处。尽管鼻渊我们认为是慢性鼻炎，实际上我们看看古人对它的重要性以及预后的描述，鼻渊就不仅仅是慢性鼻炎了，清代高秉钧的《疡科心得集》是这样说的："鼻渊者，鼻流浊涕不止，或黄或白，或带血如脓状，久而不愈。然究其原，必肾阴虚而不能纳气归元，故火无所畏，上迫肺金，由是津液之气不得降下，并于空窍，转为浊涕，津液为之逆流矣。于是肾阴愈虚，有升无降，有阳无阴，阴虚则病，阴绝则死。"你看这哪里是像一个慢性鼻炎的病，这纯粹就是鼻腔的恶性肿瘤，这事实上也是提出了肾阴虚，是这个疾病的重要的内因，我们说"伤寒偏打下虚人"，这个下虚就是指肾阴虚，伤寒也不仅是伤于寒，伤寒有五，是多种外感疾病的总称，是多种杂病的最初的原因。我们说，有了肾阴虚这个内因以后，火不归原，津液不降，并于空窍，炼津成痰，阻血成块，阻气动血，灼肉成疮，是名恶疮。

· 病因病机看这里

总而言之，鼻腔及鼻窦恶性肿瘤的病因病机可以归纳为：肾阴素亏，火不归原，津液不降；嗜食辛辣厚味，阳明经火热内盛，上熏肺脏；加之情绪不畅，心高气傲，所愿不遂，郁火中生，上扰空窍；又冒风温邪气入侵，诸多因素导致夹杂混淆于鼻，炼津成痰，阻血成块，阻气动血，灼肉成疮，成为恶疮。

· 后世医家，方法众多

听了这个病因病机，我们看看对于鼻腔及鼻窦恶性肿瘤的治疗，清代高秉钧的《疡科心得集》提出："初期用苍耳散，久则六味地黄汤、补中益气汤、麦味地黄汤、加味逍遥散，酌而用之。"而诸多伤寒注家将伤寒鼻衄作为重要的病症来研究，已经超脱了张仲景所说简单的鉴别诊断范围，不像我们现在把伤寒研究变成了《伤寒论》研究，特别局限。"伤寒有五"《内经》早有明训，尤其在是宋代的《圣济总录》中治疗"伤寒衄血不止"的茅花汤、竹茹汤、黄芩汤、金黄散（郁金、甘草、黄药子、黄柏），《太平圣惠方》治疗"伤寒心肺热毒，鼻衄不止，或兼唾血"的黄连散，治疗"伤寒鼻衄，可及一斗已来不止方"的黄药散（黄药一味），还有《普济方》"治少阴病气厥发衄者"的血溢汤（黄药、炙甘草、牡蛎、石膏），少阴病的厥逆，张仲景就是认为是个死证，后世《普济方》中，已经补充出了药方，这些对我的启发都是很大的。说明后世医家不局限于《伤寒论》中的鉴别诊断及禁汗等，已扩大研究范围，涉及治疗层面，经验丰富，方法众多。

· 主方叫作五白五黄饮

我在前人的经验基础上，结合多年的临床观察，自拟了五白五黄饮作为鼻腔及鼻窦恶性肿瘤的主方。它的组成：

白芷12g，桑白皮12g，白花蛇舌草30g，白茅根60g，生石膏60g，知母12g，甘草15g，粳米30g，黄连9g，黄芩12g，黄柏12g，黄药子6g，生地黄60g。

1日1剂，水煎成800mL，分4次饮用。取其清肺胃心肝之火而凉血养阴止血解毒作用。

除了学习张仲景用粳米护胃以外，这个方中均是不可或缺之品，所以没有提到什么是君药，什么是臣药，什么是佐药，而是群龙无首，团队力量。

论其加减，鼻衄为主的时候，加水牛角30g，必要时还可以加用羚羊角3g；鼻塞为主，加苍耳子12g，辛夷12g，薄荷15g，鹅不食草12g；疼痛为主，加乳香3g，没药3g，冲服；咳嗽痰黄，加栝楼30g，清半夏12g；大便不通加大黄12g，栀子12g；病程日久，体力不支，加人参12g。舌光红无苔，加五味子12g，天花粉30g，沙参15g，麦冬30g，白芍20g。食欲不振，加生姜15g，陈皮6g。

· 药物是关键，调养也是关键

清代高秉钧的《疡科心得集》提出："至于药物之外的调养，此宜戒怒以养阳，绝欲以养阴，断炙煿，远酒面，以防作热。然后假之良医，滋肾清肺为君，开郁顺气为臣，补阴养血为佐，俾火息金清，降令胥行，气畅郁舒，清窍无壅，阳开阴阖，相依相附，脏腑各司乃职，自慎以培其根，药饵以治其病，间有可愈者。苟或骄恣不慎，或误投凉药，虽仓扁不能使之长生矣。"语重心长，深得我心。

· 医圣仲景在肿瘤方面的经验并不足，但他作了原则性的提示

鼻腔及鼻窦恶性肿瘤较为常见，占全身恶性肿瘤的2.05%～3.66%，占头颈部肿瘤的11.9%。高发于40～60岁，好发于北方地区。鼻腔及鼻窦恶性肿瘤的发病、病理、病机、临床表现及治疗等方面，存在很多相似之处，在中、晚期的患者也很难区别，所以一起讨论。

鼻腔及鼻窦恶性肿瘤以鼻塞、脓血鼻涕、疼痛与麻木、流泪、张口受阻、恶病质及淋巴与远处转移为主要临床表现。这样发病率不算低的病症，

在中医文献中的记载不像肺痿和肺癌一样高度相似，这也是现代中医肿瘤专著很少提及这个疾病的主要原因。从主症上看，鼻塞与鼻鼾接近、脓血鼻涕和鼻衄接近。中医是抓主症的，这样说来，眼界就大开了。

我们所说风为百病之长，风邪入里是形成肿瘤的重要原因。这个张仲景曾说过，所以在《伤寒论》第6条只做了原则性的提示就避而不谈了，因为这不是他要讨论的重点，同时他在治疗肿瘤方面的经验也不太足。尽管如此，他对这种病的脉证、严重程度和预后还是给了相当的篇幅，原文是这样说的："太阳病，发热而渴，不恶寒者，为温病。若发汗已，身灼热者，名曰风温。风温为病，脉阴阳俱浮，自汗出，身重，多眠睡，鼻息必鼾，语言难出。若被下者，小便不利，直视，失溲；若被火者，微发黄色，剧则如惊痫，时瘛疭；若火熏之，一逆尚引日，再逆促命期。"风温，显然不是我们理解的风热感冒，它的程度要多重，病因上是明确的，症状上"鼻息必鼾"是严重的鼻塞，这里有和第12条桂枝汤证"鼻鸣"相鉴别的意思，也有和之后提到的"鼻衄"相鉴别的意思。

正如成无己《伤寒明理论》所谓："杂病衄者，责热在里；伤寒衄者，责热在表。"《伤寒论》46条："其人发烦目瞑。剧者必衄，衄乃解，所以然者，阳气重故也。"47条："太阳病，脉浮紧，发热身无汗，自衄者愈。"55条："伤寒脉浮紧，不发汗，因致衄者，麻黄汤主之。"56条："若头痛者，必衄。"而86条的"衄家不可发汗，发汗则额上陷，脉急紧，直视不能眴，不得眠"中的"衄家"，显然已经包括了鼻腔及鼻窦恶性肿瘤的患者。这里，我说它有鉴别诊断的意义，就在这里。

110条："太阳病中风，以火劫发汗，邪风被火热，血气流溢，失其常度，两阳相熏灼，其身发黄。阳盛则欲衄，阴虚则小便难，阴阳俱虚竭，身体则枯燥。但头汗出，剂颈而还，腹满微喘，口干咽烂，或不大便，久则谵语，甚者至哕，手足躁扰，捻衣摸床。小便利者，其人可治。"这条几乎就提示了以"衄"为主要症状的鼻腔及鼻窦恶性肿瘤的一些病因——如风温，加之误用火热疗法，以及到了中晚期的一些临床表现。甚至到了294条："少阴病，但厥无汗，而强发之，必动其血。未知从何道出，或从口鼻，或从目出，是名下厥上竭，为难治。"也未尝不是多种恶性肿瘤晚期的一种表现。

·语音课评论问答：

学　员："苟或骄恣不慎，或误投凉药，虽仓扁不能使之长生矣。"这处是不赞成用"凉药"的，为什么王老师却用"寒凉药"做主药？谢谢！

王三虎：苟或骄恣不慎，或误投凉药，是不辨证的结果。我们现在是根据病人的实际总结的。兼听则明，偏听则暗。

学　员：想请教王老师五白五黄饮药量或组方需要调整么？若鼻血或分泌物减少的话，还是守方要到 1～2 个月才能开始调？谢谢老师。

王三虎：调整是当然的。

学　员：请问阴虚、阳虚、痰湿、湿热、气虚的鼻窦恶性肿瘤都可以用五白五黄饮么？

王三虎：恶性肿瘤往往是多种病机的交织混杂，所以我们只能以复杂对复杂。

学　员：老师，黄药子安全范围是多少啊？

王三虎：不超过 10g。

经方诊疗鼻咽癌传承实录

·鼻咽癌，古称鼻渊、控脑砂、失荣、上石疽

鼻咽部，中医称为颃颡，是咽的上部，和鼻腔相通的部分，为人体与外界进行气体交换的必经之路，鼻咽部既与肺息息相关，也与肝胆密切相关。

足厥阴肝经"上贯膈，布胁肋，循喉咙之后，上入颃颡"。《素问·奇病论》也提到"夫肝者中之将也，取决于胆，咽为之使"。

鼻咽癌，古称鼻渊、控脑砂、失荣或上石疽，这主要是从症状上来说的。

浓鼻涕、鼻塞不通的时候，它叫鼻渊；大量脓涕，甚至是清稀的，它叫控脑砂；颈部转移了，面容改变了，它叫失荣；肿块长久不消，叫上石疽。

对鼻咽癌已经有不少的治疗方法，应该说，早期或者中期的鼻咽癌，放疗效果是不错的，中晚期的鼻咽癌，放化疗结合，也有一定的效果。

中医在鼻咽癌的治疗上，主要是配合放化疗以及治疗放疗后的并发症，恢复身体健康，防止复发转移。

·病因：外因内因等多种因素长期作用

从病因病机上来看，据我多年观察，鼻咽癌的产生是外因和内因等多种因素长期作用的结果。

究其病因，内因首推肝郁化火、所愿不遂，猝失富贵、情绪不畅，或者犹豫不决，胆失决断，以致肝胆之气郁而化火、炼津成痰，凝聚颃颡，日久成毒成块。

其次，鼻为肺之窍，咽为胃之门户，肺失宣发、胃失和降常常是导致鼻咽癌综合因素的组成部分。

从外因来看，风寒湿热，均对本病有一定影响。风为百病之长，轻扬开泄、易袭阳位，风寒外束，则肺窍不利，辛苦劳碌之人难免会受影响。

湿性黏滞，阻遏气机，气不行则湿不化，风湿相合，壅塞鼻窍，则鼻塞不通。其实，许多病毒都与湿有密切的关系，比如说，乙肝病毒就与肝经湿热有密切的关系。鼻咽癌好发的两广及闽南地区，气候潮湿，居民多汗，汗多则易于伤阴。环境潮湿，加之阴液已伤，造成了阴虚兼湿热的体质，这为癌症的形成，也就是燥湿相兼致癌的产生，形成了体质学的基础。

·EB 病毒

西医学认为，鼻咽癌的发病与 EB 病毒关系密切，而 EB 病毒在毒的共性下，兼加了湿的特征，子宫颈癌就与人乳头状瘤病毒的感染密切相关。甚至淋巴瘤，好多肿瘤都与 EB 病毒有关系，这也是我提出燥湿相兼致癌论的一个现代的证据。

鼻咽癌患者就是在感染了 EB 病毒的基础上，比常人更易感受六淫之邪，风湿热毒，胶着难解，消灼津液，在内外因等多种因素长期作用下出现了寒热胶结、燥湿相兼，难分难解的局面。病久及肾，损血伤骨，泛滥颈肩，气衰形削，阴阳离决，终至莫救。

其病机是寒热胶结、燥湿相兼，由实致虚的过程。一句话总结，外因风寒湿热，内因郁火加毒。

·早中晚三期症状各不相同

从鼻咽癌的病症特点来看，鼻咽癌以鼻衄、鼻塞、耳聋、耳鸣、头疼、复视、颈部淋巴结肿大为常见症状。

从辨病的观点来看，本病早期多为风寒外束，肺经郁热，以鼻衄、鼻塞、浊涕腥臭为主要表现。

中期肝胆相火妄动，痰毒凝结，每致肝气犯胃，胃失和降，以耳聋、耳鸣、头疼、复视、面麻、颈部淋巴结肿大为主要表现，或胃脘痞满、食之无味，嗳气、呃逆，咽喉不舒，所谓胃不和，则九窍不利。

晚期脏腑功能失调，阴损及阳，阴阳俱损，常见失眠、眩晕、消瘦、乏力、腰膝酸软、筋骨疼痛、夜尿频数、短气畏寒等，有这样一个发展过程。

·初期就用小柴胡汤

鼻咽癌的病位势必以咽的上部为主，它的初期表现往往是颈部淋巴结两侧的肿大，非常符合少阳经热毒的特点，所以小柴胡汤就成为适合之方，非常值得应用。

当然在实际过程中，我们也不是说纯粹用小柴胡汤，是以小柴胡汤为基础，根据我自己的临床经验和体会，自拟了木棉花汤，实际上就是在小柴胡汤基础上拟的新配方。

自然往往就是这么奥妙，它在某一个地方有什么毒，在某一地方就有解这个毒的东西。那么EB病毒感染多在两广地区，恰恰两广地区就有木棉花，是高大的树木，木棉花的花也很大、很红，在早春，非常明显。

·自拟方：木棉花汤

木棉花，味甘淡性凉，有清肝肺之热，利湿热，化痰止血之功。

所以我以木棉花12g作为君药，玄参12g，海浮石15g，滋阴化痰，润燥相对，有利无弊，为臣药，也就是玄参和海浮石相配，辛夷10g，牛蒡子12g，利鼻咽，两味药，再加上柴胡10g，黄芩10g，甘草10g，这就是小柴胡汤的基本药了，它具有疏利少阳气机，清肝泻火，利胆解毒，寒热并用，补泻兼施，通调三焦等功效。

方剂配伍来看，辛夷、牛蒡子、柴胡、黄芩、甘草，它就是一个佐药。再用芳香通窍的藿香10g，作为使药，引药上行，直达病所，共奏清热解毒、滋阴化痰之功。

如果淋巴结肿大者，加连翘、夏枯草；痰涕腥臭者，加金银花、鱼腥草、白芷、白花蛇舌草。

如果初期以浊涕腥臭为主要症状且鼻塞不通，我们还是可以选苍耳子散的，一般是苍耳子12g，辛夷12g，薄荷12g，白芷12g，当然在这个时候如果有颈淋巴结肿大，我们就和小柴胡汤并用了。

如果以鼻中出血为主要症状的话，辨证应该还是血中热毒，用犀角地黄汤配小柴胡汤。犀角现在不能用，我们用水牛角30g代替，生地30g，牡丹皮12g，赤芍12g。

如果以咽喉肿痛为主，用玄麦甘桔汤为主方，玄参15g，麦冬20g，甘草12g，桔梗12g。

在临床上，鼻咽癌大多数是放疗以后出现的副作用，舌干口燥、咽喉疼痛、咳嗽胸痛、舌红少津等阴虚热毒症状，我自拟的方子是青天葵汤，青天葵、沙参、麦冬、石斛、白芍、炙紫菀、杏仁各12g，黄芩、当归各10g，甘草10g。

·自拟方：青天葵汤

本方以青天葵润肺止咳、清热解毒、散瘀止疼为君药；沙参、麦冬、石斛、白芍养阴润肺为臣药；炙紫菀、杏仁止咳化痰，黄芩清热解毒，当归润燥止疼，为佐药；甘草调和诸药，为使药。诸药共奏清热解毒、润肺利咽、止咳化痰之功。

为了加强止咳作用，我常用瑶药矮地茶30g，矮地茶是瑶族治疗咳嗽的好药，不管什么咳嗽，矮地茶都能起到一定的作用，我常常用30g，当然经济许可的话，我们也常开川贝母6～10g。

临床实际中患者往往出现胃脘胀闷、嗳气不思饮食、便溏等不适症状，这是脾胃气机升降失调、寒热胶结之证，首先应该选用半夏泻心汤。在某种意义上讲就叫胃不和则九窍不利。鼻咽也是九窍的一个部分，所以九窍不利，和胃有密切的关系，在临床上我们经常使用半夏泻心汤来调理。

还有一个症状比较常见，视物不清，耳鸣耳聋，手足麻木，腰膝酸软，夜尿频数，短气畏寒，这个我们一般以肾气丸加减、金匮肾气丸加减、杞菊地黄丸、麦味地黄丸、金樱子散等。

鼻咽癌的骨转移非常常见，我以独活寄生汤补肝肾、壮筋骨、祛风湿、止鼻痛，重点就是要加上土鳖虫、骨碎补和自然铜。

我自己擅长用的是石楠藤，有些地方叫石楠叶，总的来说，石楠这味药，我在"风邪入里成瘤说"的时候已经讲过了，是古代治风之良品，当时就非常感叹，石楠、茵芋、莽草皆古方治风之良品，迄今未用也，而石楠本来就是南方常见的一种藤木，藤本植物，李时珍也很熟悉。

石楠这味药本身就具有独活寄生汤的作用，确实是一个价廉物美、疗效实在的药，我一般是用 30g，药效平稳，没有副作用。

下面举几个实际的案例，因为对我而言，我们对于鼻咽癌的认识，也有一个过程，所以在不同时期，还是不太一样，但是我想，共同的地方更多。

·案例一

第一个病案，鼻咽癌放疗后，王先生，32 岁，是西安市临潼区的人，2004 年 9 月 6 日第一次找我看病，他在两个月以前确诊鼻咽癌，放疗 3 次，白细胞下降到 2.2×10^9/L，出现了头闷胀痛、胸闷乏力、口燥咽干，颈疼色赤，食欲、睡眠、大小便等正常，舌红、苔少而有黏液，脉沉弦。

我辨证属于肺肾阴伤，邪在少阳，法当滋养肺肾、疏泄少阳，方用沙参麦冬汤和小柴胡汤加味。

到 2005 年 1 月 3 日第 7 诊的时候，他已经完成放疗了，口燥咽干也减轻了，颈疼色赤消失了，而头疼头晕成为主要不适症状，虽然还能上班，但是白细胞 2.9×10^9/L，舌红苔黏腻，脉弦，这就是一个湿热阴伤的舌象。

我辨证该患者属于肝肾阴伤、虚风内动，兼气虚湿停，法当平肝息风、滋肾益气，佐以燥湿，方用杞菊地黄丸化裁。

2006 年 6 月 2 日已经第 25 诊了，用上方服用了 400 余剂，病情平顺，症状减轻，白细胞已经达到 5.9×10^9/L，恢复正常，但是咽中痰黏不适，舌上少津，脉细弦，我说这是病去大半，肺阴未复，脾阴当虑，应减小剂量，与沙参麦冬汤化裁，每个月 20 剂。

到了 2007 年 7 月 2 日第 34 诊的时候，上个方子吃了 150 余剂，症状基本消失，已经停了四个月的药，几如常人，而近一周鼻塞、流涕、头疼，舌红少津，脉弦，我辨证是阴虚之体，感受外邪，热在上焦，肺窍不利，用苍耳子散加味，苍耳子、辛夷、薄荷、白芷、鱼腥草、黄芩、藿香、石菖蒲、荆芥、细辛、桑叶、野菊花、白花蛇舌草、甘草，4 剂。吃了 4 剂以后鼻通痛止，表证消失。

到 2008 年 7 月 4 日，他自己说又服用我 2006 年 6 月 2 日的方 80 余剂，病去十之八九。

·稳扎稳打，不轻言放弃

这个病例是一个比较早期的病例，也基本反映了鼻咽癌放疗后的临床实际。在肿瘤临床上我们经常遇到像王先生这样的患者，服药就有效，停药就反复，所以只能长期服用，不厌其烦。我们一定要稳扎稳打，不能丧失信心，轻言放弃，也不能急于求成，胸无定见，只能客观地考虑，从容地应对。

·案例二

第二个病例是赵先生，他是我在第四军医大学肿瘤研究所的一个病例。2003年2月26日初诊，鼻咽癌颈部淋巴结转移3个月，他没有用什么西医进行治疗。

根据他的面黄，左侧颈部肿大如鹅卵，坚硬如石，右侧小于左侧，局部麻木，乏力，食可，睡眠一般，舌淡苔厚，脉弱。中医病属失荣，我辨证为正虚邪实，顽痰凝聚。当以补气化痰，软坚散结为法。

可以看出这个时候我对鼻咽癌的治疗经验还是很少的，还没有形成自己的辨病辨证的思路，所以基本上是辨证的，也没有专有方药。

当时我用的是人参10g，炙黄芪30g，半夏20g，陈皮12g，茯苓12g，猫爪草12g，白僵蚕10g，藤梨根30g，海浮石30g，土贝母15g，山慈菇15g，生牡蛎30g，夏枯草20g，昆布15g，海藻15g，薏苡仁30g，露蜂房12g，莪术12g，三棱12g，穿山甲10g，生姜6g。

患者吃了12剂药以后病情平稳，没有明显不适，那就仍以上方，每2周1次，在上方基础上加减，长期服用。考虑到肿块变化不大的时候我也加白芥子12g，蛤蚧5g，或者是给予鸦胆子乳注射液。

2个月以后肿块有所缩小，患者精神状况良好，无明显不适，稳扎稳打，随症加减。阴毒痰聚、脾肾阳虚征象出现的时候我也用鹿角胶、肉桂、补骨脂、砂仁；感冒夹湿的话加藿香、佩兰。

8个月过去了，10月8日第19诊，前次还有所增大，所以我就加重了以毒攻毒的药，处方是这样的：

土鳖虫10g，蜈蚣3条，全蝎5g，昆布15g，海藻15g，穿山甲10g，生牡蛎 30g，夏枯草 15g，牡丹皮 10g，半夏 30g，土贝母 20g，山慈菇 15g，胆南星 10g，白芥子 12g，玄参 10g，天竺黄 10g，并且用"瘤痛康贴"贴于患处，复诊的时候加了人参 10g，茯苓 20g，患者精神较好，同时这个时候也用了 5-Fu 的口服液，胃脘疼的时候我也加了九节茶和栀子。这样就治疗了 10 来个月，肿块虽然没有完全消退，但生活质量较好。

2004 年 4 月 21 日，第 29 诊，这个时候我已经离开第四军医大学，到西安市中医院，他找到我门诊部，根据他颈部肿块缩小至颌下，质硬，表面光滑，推之不移，四肢乏力，饮食二便正常，舌体胖，舌苔稍厚，脉弦滑。我认为化痰散结已久，当从"寒热胶结"着眼，用的是阳和汤加味，你看这个时候"寒热胶结"才提出来，和我以后的"寒热胶结致癌论"相比，这个时候显得非常青涩。

这个方子是这样的：白芥子 12g，鹿角霜 10g，桂枝 10g，干姜 5g，麻黄 3g，石上柏 20g，地锦草 15g，水红花子 30g，蜈蚣 2 条，穿山甲 10g，红参 10g，白术 10g，茯苓 10g，炙甘草 6g。

2004 年 10 月 6 日，第 38 诊，这时候我已经到了柳州，所以每个月只能在 7 号以前找我看病。看到他的肿块缩小了，但是胃疼，胃脘及胁疼，B 超也提示慢性胆囊炎，在这个时候，我就改弦易辙，以疏肝利胆佐以软坚散结的方法，用党参 12g，白术 10g，茯苓 10g，薏苡仁 30g，佩兰 12g，半夏 20g，丹参 30g，檀香 10g，砂仁 10g，延胡索 20g，川楝子 10g，金钱草 30g，生姜 6g，昆布 12g，海藻 12g，每个月吃 20 剂。

到了 2005 年 3 月 2 日第 44 诊的时候，舌红苔黄厚，脉滑，痰热之象已显，当以清化痰热为要，此时重开处方：胆南星 10g，土贝母 12g，山慈姑 12g，浙贝母 12g，夏枯草 15g，玄参 12g，石斛 12g，菊花 12g，鳖甲 20g，生牡蛎 30g，穿山甲 10g，党参 15g，白芍 15g，甘草 6g。

总之，这个老先生一直找我看病跟到了现在，我在西安市中医院国医馆出诊的时候，每个月老先生都要来一次，更需要说明的是，他家老太太每一次都陪同他治疗冠心病，这个确实是我在西安治疗的患者中长期坚持的一个病例。

·不能简单地抗癌，要打持久战

这说明什么问题？说明我们在抗癌面前要有持久战的思想，也要有持久战的本领。年老体弱，诸病缠身，我们不能简单地抗癌，我们不能只见树木不见森林，要在恢复健康的前提下用药。

·案例三

第三个病案是一个柳州的刘先生，48 岁，2005 年 6 月 11 日初诊，主诉是 2001 年 10 月行鼻咽癌放疗术后，现在的症状主要是头疼，眼睑肿胀近一个月，两肩酸疼连及项背、胁痛、乏困、气短、鼻涕中带血丝，舌暗红苔薄，脉弦数，辨证为肝气郁结、瘀血阻滞、痰浊上犯，这个病例是以小柴胡汤为主的。

到 2006 年 2 月 24 日第 9 诊的时候，他又说胃脘胀满、嗳气，吃鸡肉则发，吃鸭肉和鱼却很舒服，寒热、饱食均非所宜。患者鼻塞，流浓涕，咽喉不舒，有异物感，辨证为胃失和降、寒热胶结，半夏泻心汤加味。

半夏泻心汤、小柴胡汤，这些方剂都是我在实践中逐步完善，从而形成自己的理论。患者一直坚持就诊，可正常工作，期间几次行 CT 检查，均无转移病灶。

2010 年 10 月 28 日，患者已经是第 68 次复诊，精神面貌如常人无异，正常上班，仅诉左侧头疼，口干，舌红苔薄，脉数，予以对症治疗。

2015 年 8 月 24 日患者告知目前在深圳工作，三年没有吃我的药，现在头晕、耳鸣，记忆力减退，鼻塞、流浓涕，牙疼。我看他舌红苔花剥，脉细，诊断为鼻渊，辨证为肝肾阴虚、燥湿相兼、寒热胶结，治疗予以滋补肝肾、养阴渗湿、清热通窍，杞菊地黄汤加减。

·语音课评论问答：

学　员：老师，鼻咽癌化疗后肺转移适合用海白冬合汤吗？

王三虎：基本适合。

学　员：请问王老师，鼻咽癌瘤已阻塞鼻腔，有的医家方中加用斑蝥、蜈蚣、硇砂等药可否？乞教！

王三虎：可以。

学　员：感谢王教授无私传授，我在 2017 年曾经治疗一例鼻咽癌患者，女性，30 岁，在北京某医院治疗 3 年，手术 3 次，肿块反复发作，我按肺气阴虚，风毒侵袭，痰火热毒胶结的病机治疗，给予黄芪加生脉饮、苍耳子散、鱼腥草、白花蛇舌草、全蝎、蜈蚣、僵蚕、蝉蜕等，治疗 3 个多月，肿瘤消失，于医院复查，一切正常，后又怀孕生一个女孩，现在生活正常。学习了王教授的治疗经验，给我以后治疗癌症指出了方向性指导。再次感恩王教授！

王三虎：谢谢，前途无量！

经方诊疗牙龈癌传承实录

· 牙龈癌是仅次于舌癌的口腔癌

牙龈癌是仅次于舌癌的口腔癌，占口腔癌的 20% ～ 30%，以下牙龈癌多见。男性多于女性。起源于牙齿间乳头或牙龈边缘的溃疡或外生肿块，渐至牙齿松动、脱落，牙龈出血、肿痛、坏死，可向颌下及颈淋巴转移。

牙龈癌在中医文献中被称为"牙岩"，指牙龈赘生肿块。因其质硬如石而名之。还伴见牙龈出血、溃烂等证候。已成为《GB/T16751.1—1997 中医临床诊疗术语——疾病部分》的标准病名。清代高秉钧《疡科心得集》中记载得比较详细："若失于调治，以致焮肿，突如泛莲，或状如鸡冠，舌本短缩，不能伸舒言语，时漏臭涎，再因怒气上冲，忽然崩裂，血出不止，久久烂延牙龈，即名牙岩。甚则颔肿结核，坚硬时痛，皮色如常，顶软，色暗不红，破溃后时流臭水，腐如软绵，其证虽破，坚硬仍不退，此为绵溃，甚至透舌穿腮，汤水漏出，是以又名翻花岩也。"牙龈癌还称为"牙菌""牙蕈"等。

· 治疗牙龈癌的代表方剂是白虎加人参汤

从牙龈癌的病因病机来说，牙龈属胃，牙齿属肾，一切辛辣炙煿，肥甘厚味，睡眠过少，饮水不足等都可引起胃火，但是只有在肾虚、正气亏虚的情况下，在严重的精神刺激，所愿不遂，肝郁化火，天长日久的情况下逐渐变生成癌症。所以，治疗牙龈癌的代表方剂是白虎加人参汤。

石膏泻胃火，量要大，一般用到 60g 以上，可以用到 100g。知母滋阴降火中有补肾坚阴之意，一般用到 12g。粳米护胃，按照张锡纯的经验，可用山药代替，一般用到 20g。甘草泻火解毒、补中气中寓抗癌之意，可用至 12g 以上。生晒参 3g 起步，渐次增加，可用到 15g。

石膏在本方中的作用值得深思，不能简单地以清胃热了事。《金匮要略·

痰饮咳嗽病脉证并治第十二》曰："膈间支饮，其人喘满，心下痞坚，面色黧黑等，木防己汤证。"石膏在方中用量最大，实际上是针对本证的水饮痰热瘀毒的热而设。在这里主要起到分散邪热解凝结的作用。

清代张秉成《成方便读》在解释仙方活命饮时说："肿坚之处，必有伏阳，痰血交凝，定多蕴毒。"伏阳就是内热郁久的意思，即《素问·本病论》："民病伏阳而内生烦热。"石膏解凝透热清热，非常难得，也是胃经的靶向药。

· 甘草对诱导性或移植性肿瘤均有不同程度的抑制作用

如果说甘草能治肿瘤似乎失于宽泛，好像什么样的药都能治肿瘤了。但甘草中的有效成分甘草酸、甘草次酸及一系列衍生物对诱导性或移植性肿瘤均有不同程度的抑制作用，这个结论是《现代中药大辞典》综合了6篇现代药理研究结果得出的。事实上，我在临床上治疗肿瘤，60%以上的处方用甘草。

这首先是因为甘草主治"五脏六腑寒热邪气（《神农本草经》）"，与我提出的"寒热胶结致癌论"相合。其二，肿瘤患者久服多种药物所蓄的药毒无疑是需要甘草"解百药毒"这种解药的。其三，肿瘤患者病情复杂多变，需服用的药多而杂，往往群龙无首，更需要甘草这样的"国老"从中斡旋。

这一点在《本经疏证》中说得太好了，我总是不厌其烦地引用一段话，《本经疏证》是这样说的："《伤寒论》《金匮要略》两书中，凡为方二百，用甘草者，至百。"这句话的意思是，这两本书有200个方剂，用甘草的方剂就有100个。非甘草之主病多，乃诸方必合甘草，始能曲当病情也。凡药之散者，外而不内（如麻黄汤、桂枝汤、青龙、柴胡、葛根等汤）；攻者，下而不上（如调胃承气汤、桃核承气汤、大黄甘草等）；温者，燥而不濡（四逆汤、吴茱萸汤等）；清者，冽而不和（白虎汤、竹叶石膏汤等）；杂者，众而不群（诸泻心汤、乌梅丸等）；毒者，暴而无制（乌梅汤、大黄䗪虫丸等），若无甘草调剂其间，遂其往而不返，以为行险侥幸之计，不异于破釜沉舟，可胜而不可不胜，讵诚决胜之道耶？"

疲乏是肿瘤患者的第一症状，意思是说，只有通过甘草调和诸药，才能齐心合力，才能有取胜的把握。其四，肿瘤总体上不外本虚标实，疲乏是肿瘤患者的第一症状，出现率是百分之百，而且还相当严重。究其原因，正气亏虚在先，正气虚才是肿瘤产生的内因。而甘草就是《神农本草经》中明言"倍力"的4个药物之一（这4个药物中还有葡萄、远志、蓬藟）。

可以说，甘草就是张仲景拿手的补药，《金匮要略·血痹虚劳病》篇，治虚劳八方中，甘草居其六可知，比如说小建中汤、桂枝加龙骨牡蛎汤、薯蓣丸等，当然甘草的炙与不炙，我认为无关紧要。现在我们说炙甘草补，我看不炙也补。为什么，因为甘草本身就有补性啊！而炙不一定就是蜂蜜炙，至少张仲景的炙甘草不是蜂蜜炙。

陈修园《长沙方歌括》曰："至于金匮一百四十三方，大旨是调以甘药。后世之四君子汤、补中益气汤及四物、八珍、十全、归脾、逍遥等剂。颇得甘调之意。而偏驳不驯。板实不灵。又不可不知。"确得要领。而甘草就是甘药的杰出代表，那也就是说甘草之补和人参、黄芪、白术、茯苓、熟地、枸杞、龙眼肉等是不一样的，是特殊的。

· 人参既能扶正又能祛邪，是集补虚抗癌于一身的好药

人参才是既能扶正又能祛邪，集补虚抗癌于一身的好药。张仲景不仅在《伤寒论》白虎加人参汤中树立了发热用人参的榜样，也在《金匮要略》中，开人参抗癌之先河。即"胃反呕吐者，大半夏汤主之"。用半夏、人参、白蜜治疗胃癌、幽门癌一类疾病所致之呕吐。

《名医别录》对人参的抗肿瘤已有较多认识，它说："主治肠胃中冷，心腹鼓痛，胸胁逆满，霍乱吐逆，调中，止消渴，通血脉，破坚积，令人不忘。"继之，南朝陶弘景在《本草经集注》中就有人参"除邪气，心腹鼓痛，通血脉，破坚积"的记载。唐代军医李绛的《兵部手集方》则以其过人胆识，用大剂人参治疗胃癌、幽门癌一类疾病所致呕吐的危重症。明代医家张璐首倡人参治疗乳癌。李时珍的《本草纲目》已将人参列入癥瘕积聚的主治药物之一。

我国自行开发的第一个一类中药抗癌药——参一胶囊。也是继20世纪80年代我国研制出第一个一类新药青蒿素以来，我国独立开发、完全拥有自主知识产权的第一个中药一类新药。该药有效单体纯度高达95%，具有

较好的抗肿瘤和抗转移作用。有关研究表明，该药对多种高转移恶性肿瘤浸润生长的直接抑制率达 90% 以上，对肺转移、肝转移的抑制率达到 70% ～80%。所以，虽有热毒，人参不在禁忌之列。人参败毒散也可以作为旁证。

· 实际应用要适当加味

当然，在实际应用过程中，可以适当加味。我们不能为应用经方而用经方，而要为有效地治疗疾病而用经方。这个时候，我们是可以适当加味的。烦躁失眠加黄连 12g，栀子 12g；大便干燥加大黄 12g，当归 12g，玄参 12g；牙龈出血加犀角地黄汤（水牛角 30g，生地黄 30g，牡丹皮 12g，赤芍 12g）；牙龈肿痛加升麻 15g，白花蛇舌草 30g，白芷 12g，连翘 18g，细辛 3g，防风 12g；颌下肿痛加瓦楞子 30g，海蛤壳 30g，土贝母 15g；颈部淋巴结肿大加夏枯草 30g，浙贝母 12g，猫爪草 15g，山慈菇 10g；急躁易怒，口苦头晕，加青黛 3g 冲服，郁金 12g，柴胡 12g，黄芩 12g；牙齿松动，腰酸腿软，加龟甲 30g，骨碎补 30g，生地 30g。

此外，可参考《外证医案汇编》余听鸿的医案，内服外用。

这个医案是这样写的："牙薹形似核桃，坚硬如石，由心胃之火煎熬而成，不可针破，失血难痊。宜耐性调理，可免性命之忧。鲜荷叶、远志炭、牡丹皮、白芍、中生地、茜草根、丹参、川石斛。还附有外用的药：研末外撒的：珍珠一钱，牛黄一分，黄连五分，茧灰五分，蒲黄灰五分，橄榄核灰三分。"

· 语音课评论问答：

学　员：老师，有时石膏用上会拉肚子？怎么办？

王三虎：加生姜 4 ～ 6 片同煎。

学　员：以前遇到过一个病人，运用白虎汤加减疗效一般，听了您的讲课，以后再用就更好了。

学　员：王老师您好！白虎加人参汤中"人参"用党参好还是用生晒参？《伤寒杂病论》方中的"人参"现代用党参、太子参还是生晒参好？

王三虎：人参，饮片就是生晒参或红参，不能代替。

学　员：王老师您好！烦躁失眠，大便干燥，如果将大黄和当归换成

火麻仁，火麻仁捣碎用 30g 以上。我觉得这样对肿瘤病人来说比较安全，

王三虎： 哈哈，安全倒是安全。安全未必治病。大黄、当归不安全？大黄、当归仅仅是通便吗？这是小视大黄、当归了。

经方诊疗舌癌传承实录

·抗癌我有责，何日君再来

在一次门诊中来了一位患者，2012 年 4 月舌癌术后，开始找我看病，坚持吃药两年多，然后停药。患者停药已经一年半了，今天突然来，我感到很惊讶。患者的治疗效果非常好，神态也还好，没有复发转移，能正常生活。这也激起了我对中医治疗舌癌的思考，甚至说是感慨万千，因为我们陕西两大著名作家都因为重病而亡，与我是擦肩而过。其中一位名人在我们医院传染病科住院的时候，到了危重阶段，他的助手认识我，想让我给这位名人看病。但是他可能考虑到情面，因为传染科是西医的，加之在那个时候，他自己也不一定说话算数，所以我与之失之交臂。更主要的是，去年逝世的另一位名人，他就是因为舌癌去世的。如果说当时第一位名人是肝硬化腹水，我还不是专家的话，现在治疗舌癌，我有足够的理论基础和临床依据，在西医手术的基础上，我的治疗能够起到防癌抗癌，防止复发转移，甚至带瘤生存、延年益寿的效果。可是真应了古人一句话，"墙里开花墙外香，本地人不认本地神"。所以我很遗憾，没有能为以上两位大家做出我应有的贡献。

·舌癌四大因，抽烟、假牙、烧烤、负面情绪

说起舌癌呢，它实际上就是口腔肿瘤的一部分。舌癌是口腔中最常见的恶性肿瘤，占口腔癌的 20% ～ 40%，而且呈逐年上升的趋势。究其原因，我想有四大原因：①抽烟。②质量差的假牙，或者是反复对牙齿的刺激。③烧烤。④情绪压抑，心火成毒。经我诊治的某位患者，他就是因为吸烟过度，这是直接原因。当然，我们说了，肿瘤是一个正虚邪实的疾病，是一个全身疾病，与老先生的劳累，或者说病后没有得到充分的休息，也是有关联的。

·证属寒痰凝结型，主方半夏散及汤

2015 年 5 月 12 号，马来西亚的郑女士，当时 56 岁，舌癌 4 个月，化疗 3 次，效果不佳，从马来西亚来到柳州找我治疗。当时我看她面黄无华，左舌肿块已消，舌紫黯，疼痛连齿及左耳、左侧头部，颌下肿块如枣大。舌癌已处于中晚期，而且预后不良。舌淡苔白，舌难以伸出口，脉细弱，吃饭差，睡眠差，大便硬，尿频，咽喉没有红肿。我辨证她属于寒痰凝结、肺胃不和，用《伤寒论》的著名方剂半夏散及汤。半夏散及汤属于张仲景《伤寒论》中的"少阴病咽中痛，半夏散及汤主之"，它只有半夏、桂枝、甘草三味药。

·三毛钱治好咽喉痛

我当年十几岁，学《伤寒论》的时候就用过半夏散及汤治疗咽喉疼痛。我这人不按常理出牌，因为在那个时候，农村土霉素、红霉素、四环素大量使用，磺胺药大量使用。效果不好，我一看，那个时候叫抗菌素，我说用抗菌素效果不行啊。患者咽喉也不那么红，简单地用消炎这一类清热解毒利咽的药物效果不好，这就是张仲景说的半夏散及汤证。结果，用上之后效果非常好，一毛钱左右一剂药，用了 3 剂，好了。而且，我这个同学说，以后再犯了，吃这个方子还能行。也可能是这个原因，经治疗后，我这个用半夏散及汤治疗痊愈的同学，以后对中医很感兴趣，把我的《120 首千金方研究》拿上，自学成医，现在也给人看病。因为我有这个经验，所以我给这个老太太就用的是，法半夏 20g，桂枝 12g，炙甘草 12g，甘草 12g。有的人可能就说，你怎么炙甘草也有，甘草也有。炙甘草补中益气，甘草清热利咽解毒，我觉得是可以的。

·"三贝"同用效各异

曾给郑女士开过土贝母 15g，山慈菇 15g，栝楼根 30g，白芥子 12g，知母 15g，川贝母 12g，这都是化痰散结解毒的。有人可能对我这种方法会有疑问，你怎么土贝母、浙贝母、川贝母三个都用？土贝母化痰解毒强，浙贝母化痰散结强，川贝母宣肺止咳，它们各有不同作用。同属一类药，

就像我母亲经常说的"一娘生九种，九种不一般"，各有各的长处啊。不能简单地说叫贝母都只有一个作用，当然还用了我最拿手的红参，因为患者一般正气虚弱明显，红参用了12g。还加了牛蒡子12g，山豆根6g，桔梗10g，木蝴蝶12g，瓦楞子20g，猫爪草15g，这就是既有利咽解毒的，也有散结的，瓦楞子、猫爪草就是散结的。我还加了3g细辛和30g徐长卿，属于祛风止痛的药物，因为患者痛得厉害，还有肿节风30g。我们虽然辨证患者是是寒痰凝结、肺卫不和，我们并不能否认她风寒入里的存在，我就是用的这一种方法。大家要记住的就是，山豆根用量不要大，在6g左右，细辛我也是用了3g。用这个方子的同时，该患者在我们科进行放疗30次。

· 寒热多少须辨证

2015年7月15日郑女士回国的时候，肿块缩小不明显，疼痛还存在，咳嗽、乏力。但是经过放疗以后，舌偏红，脉数。这个寒证，得到了一定程度地减缓，而热邪又出现了。本来就是寒热胶结，当时以寒为主，所以我们用的温药多，比如说桂枝、白芥子、红参、细辛、徐长卿。但是，也不排除冰中有火，所以加了牛蒡子、山豆根。那么再加上放疗以后，患者这种寒热胶结的，寒多少热多少的证候有了变化。热邪有了，气阴两虚有了，寒痰还未去除。在这个时候，我就用了我治疗肺癌的基本方，海白冬合汤加味。因为郑女士要出国，我用的是农本方颗粒。

部位相连用药近，海浮石30g，白花蛇舌草30g，麦冬12g，百合12g，杏仁12g，栝楼根15g，这基本上还是海白冬合汤，还有党参12g，桔梗10g，甘草10g，款冬花12g，熟地黄20g，黄连10g。在这个时候，热毒炽盛我们已经考虑到了，肉桂6g，因为患者有心肾不交、睡眠不好，所以用交泰丸，黄连、肉桂交通心肾。那么，红参12g，浙贝母12g，木蝴蝶12g，第一个方子里边有，加了藏青果6g，射干12g，马勃6g，加强了利咽消肿的作用。虽然病在舌头上，但是舌和咽离得非常近，我们考虑到了部位上的相连、用药上的相近。但是时间长了以后，我们已经考虑到她有脾肾虚的倾向，所以加了菟丝子12g，益智仁12g，炙甘草12g，白芍30g。我给她带药60剂。

·服药有效不更方，随症加减补心肾

到了 2016 年 3 月 28 日，她又来了，面色偏黄。复查的结果是舌上及颌下肿块消失。效果非常明显，偶尔出现舌体的肿和麻，疼痛不明显了，睡眠偶尔还是差，食欲可，二便可，舌体瘦小，脉寸浮尺弱。我诊断就是心肾不交、气血两虚、痰浊未尽，还是在上方的基础上加减，变化不大，因为我们还有守方再进的意思。之后，患者曾经委托柳州的朋友照上方找我再取了两次 60 剂寄回。2017 年 4 月中旬，她又到柳州来了，病去八九，我也就在上方的基础上缩小剂量，再给他 60 剂。那也就是说舌癌虽然西医可以放疗，可以手术，但是因为舌头天天吃饭、说话，经常受刺激，复发率高，症状明显，中医有它不可取代的优势。也就是说在中医看来，我刚才讲的这个老太太，她就属于寒热胶结型，一开始是以寒为主的。这个证型在舌癌里占到 20%，并不是很常见。

·心经热毒痰瘀型，导赤犀黄合用之

常见的证型是心经热毒，痰瘀互结。因为心开窍于舌，心经的热毒集中表现在舌的部位，再加之不良的刺激，气血瘀滞形成肿块，痰瘀互结，疼痛难忍。在这种状况下，多半导致失眠、烦躁、舌红、大便干、小便黄、脉数、睡不好觉。我是以清热凉血解毒、活血化痰为治则，用的是导赤散、犀角地黄汤为基本方。因为导赤散是引心经热下行的，生地黄、木通、竹叶、甘草引心经之火下行。那么治疗血中的热毒，用犀角地黄汤。犀角虽然不用了，但是我们用水牛角 30g 代替。水牛角 30g，牡丹皮 12g，生地 30g，赤芍 30g，我一般是这两个方子合用，再加上土贝母、山慈菇、黄连、连翘、金银花、白芷、白花蛇舌草、半枝莲、甘草。当然导赤散中就有甘草了。不管是否进行舌癌手术，是否放化疗，这个证型大约占到舌癌整体类型的 50% 以上，非常常见。中医的效果也比较明显，只不过是，即使我们费了很大的劲，但是要彻底使他的心火平息，还是比较难的。这个原因就是病人很难摆脱他当时所处的环境，很难心平气和，或者说体质的改善太不容易了，青山易改，本性难移。即使心里也想，我要心平气和，但实际上，知易而行难，要做到很不容易。即使我们已经发现他舌不红了，不

太烦躁了，我们还要防止，炉烟虽熄，灰中有火，还要继续清除隐藏的热毒。

· 戒烟戒酒不进补，饮食清淡要遵守

我个人认为舌癌的特点比较明显，灵芝及所谓的补品，我建议不要用。饮食清淡，喝绿茶。顺便要说，我不是非常讲究饮食禁忌的，但是这种病人，我认为羊肉、狗肉、虾，不要吃，因为它上火。那么蔬菜、水果（梨、苹果、猕猴桃）当然就可以吃了，更主要的是戒烟、戒酒，虽然酒能促进血液循环，酒能促进新生血管的形成，但是酒直接刺激口腔、食道以及胃肠道。所以，98% 的肿瘤病人，我都是劝其戒酒，这是我个人的理解。

· 房事不节会肾虚，传统观念遭质疑

当这个热毒清了以后，也不能一清到底。思路不变，不是的！中医讲久病必及于肾，因为心肾同属少阴，关系密切。在生理情况下，心火下交于肾，肾水上济于心，水火既济，维护着人体正常的生理功能。而舌癌在某种意义上讲，当我们看到心经热毒的时候，其实也不能排除患者肾水不能上济于心的一个基本病机，这就引出了肾虚、肾阴虚的概念。肾阴虚，或者说肾虚，是中医的一个特殊的名词，关于此点可说是家喻户晓，人人皆知。但我要说的是，我们传统上对于肾虚病因的理解是狭隘的。因为中医讲肾虚，谁不知道肾虚怎么造成的，房事过度、房事不节，按现在的话说就是性生活过度。我通过几十年的临床实践，我几乎没有看到病人说自己是因房事过度造成肾虚的。我们看到的肾虚病人不少，而能落实到是房事过度的微乎其微，或者说可以忽略不计。可见，我们教材过多地强调肾虚是由房事不节造成说法并不全面。

· 恐惧与久病乃肾虚之内因

那么，什么才是造成肾虚的重要原因呢？恐惧是原因之一。《内经》就明确提出，恐伤肾。恐为什么能伤肾呢？惊与恐，我们经常将二者相提并论。惊，是突然受刺激；恐，是长期的担忧。恐是慢性的压力，这符合很多肿瘤病人的实际。举例子来说吧，若一个人贪污受贿，贪污的钱、腐败

的钱倒是不少，不敢用，整天惴惴不安，惶惶不可终日，总害怕东窗事发，这就是恐惧，这就是造成肾虚的主要原因。为什么最终就能造成肾虚呢？你想，当整天纠结，整天想的就是东窗事发怎么办，整天想着那个事的时候，血液集中在中枢神经、脑部，生殖系统自然就得不到应有的血液供应，才是造成肾虚的最常见的原因。当然久病也可以肾虚，久病必及于肾，久立久行，负载的重物，久立伤骨，也是造成肾虚的原因。就像我提出"风邪入里成瘤说"的时候曾提问，风邪为什么能入里呢？心神不安，就是造成风邪入里的主要原因。舌癌病人有肾虚的情况，患者他有心理压力，风寒之邪从口腔直接影响到舌头。又由于思虑过多，烦热及肾，心经有火，这样才造成了寒热胶结于舌，影响气血运行。寒热胶结为什么能导致舌癌呢？这就是说他的病因是内因外因共同起作用，当舌癌经过治疗或者迁延日久，或者这个病人久病体虚。

· 十味肾气值千金，口腔溃疡舌癌愈

还有一种非常常见的原因、证型，也就是我今天要讲舌癌的第三个证型，就是肾阳虚、痰浊凝滞。这一证型的病人的表现就是年老体弱，舌头上的肿块，长得也比较慢，症状也有，舌红得不明显，多涎唾。患者有耳鸣头晕，腰膝酸软，小便频数，大便干燥，睡眠不好，脉弱，甚至耳聋耳鸣，还感到怕冷，喜欢喝热水，但是又喝不多。对于这种情况，我们就不能简单地清热解毒。这个证型占到舌癌的25%左右，那么用什么方子呢？我用的是十味肾气丸加减。

说到十味肾气丸，还真有故事。1981年，我在渭南中医学校留校以后，我们学校办了个中医进修班，教医古文的杜老师口腔溃疡。口腔溃疡就包括了口舌的溃疡，反复多发。用了多种方法效果都不明显，正好陕西中医学院著名的医家王正宇老先生的儿子在这个班上，杜老师请王正宇老先生的儿子让其父亲给开个方子。结果用了老先生的这个方子以后，效果非常明显，杜老师说这就是八味肾气丸加了白芍、玄参。因为熬起来麻烦，他就用金匮肾气丸，再把这个白芍和玄参打成粉冲服，结果，这样的用法又不行。我知道了以后，我就把这个事写到文章中去，发表在陕西中医学院学报1984年那一期，题目就是《仲景药量索引》（发表时间1983-05-01）。

我认为，这就是药量变了，效果便不好了。也以此来纪念王正宇老先生，尽管我没见过他，但是他是一位非常有学问的且对经方的研究非常深的人。但是到了1998年，我研究《千金方》的时候，也就是我在出版《120首千金方研究》这一本书的时候，我发现王正宇老先生开的这个方子纯粹就是直接用的孙思邈《千金方》中的十味肾气丸，对我来说也是学问见长。以前只知道八味肾气丸，现在才知道，孙思邈时期就已经有了十味肾气丸，它就是治疗肾阳虚以及虚火上炎导致的口腔溃疡、口舌生疮。我要补充一点，就是这一种舌癌，多半是长期的口腔溃疡难以愈合、反复刺激形成的。自从学了这个十味肾气丸以后，对于老年性的口腔溃疡，口舌生疮，用这个方子，常常是出奇制胜。

·有证用方无专药，太过平常莫相忘

我们说抗癌没有绝奇方，不要遇见癌症就说什么能抗癌，什么药能抗癌。要用我的话说，战争期间什么武器能打敌人，砖头瓦块也能打敌人，水也能淹七军，火也能烧死敌人，全民皆兵。不要再问什么中药能抗癌。什么中药都能抗癌！在这个意义上讲，我们要找出治疗癌症的有效方药。首先，我们要熟悉中医的家底，要熟知我们中医的特色有效的方剂。我就是用十味肾气丸作为这一个证型的基本方剂。此方在临床上大家好像觉得都习以为常了，所以在我写的病案中，以及我的学生所写的病案中，好像这一证型我还没有举出一个典型的病例。因为太平常了，这就像我们熟视无睹的东西，我就在西安，但是西线的法门寺、东线的华山，我没去过，反而从外地来的，一般都要去。这就是说，我们太熟悉的反而没记住，但效果是可以为同道坦言的。

·语音课评论问答：

学　员：王教授好！我学您治癌的讲座时，看到您用药灵活，攻补兼施，但对老师用药体会不深，想应用在临床是不可能的。我想老师能否在讲座中，针对我们中医爱好者，多加一些类似于在什么情况下不能补肾、补中，在什么情况下一定要补肾、补中的问题？

王三虎：看来你是深入学习了，这些问题是线下班讲的。

学　员：王教授您好，在第二证型中用木通，现在医学研究，木通久用伤肾，致肾衰竭，能长时间用吗？有替代品吗？

王三虎：对证应用，短期应用可以。

学　员：谢谢王老师的分享，如果病人的体质是湿热类型，老师有什么好的方子，谢谢。

王三虎：泻黄散加黄连。

学　员：王老师，谢谢讲解，如果金匮肾气丸加白芍和玄参，如何加？用量多少？可以告知吗？

王三虎：白芍12g，玄参12g。

学　员：请问，第一个案例辨证寒痰凝结还可以理解，但辨证出肺胃不和可以解释一下吗？

王三虎：你很有眼光。此人虽是舌癌，但病位涉及咽。咽为肺胃之门户，加之食欲差，故辨为肺胃不和。

学　员：请问王老师，导赤散用于口舌溃疡尿赤涩，舌癌有何症状可以用？

王三虎：有是证用是药。

经方诊疗喉癌传承实录

·现状：喉癌缺乏深入研究

讲喉癌以前，我先揭示一个现象：人类对于疾病的认识与疾病的发病率有关系。比如说伤寒病，太阳、阳明、少阳，太阴、少阴、厥阴。太阳病发病率高，它几乎占到了《伤寒论》的五分之二。到了疾病的危重阶段，厥阴病，发病率低。

为什么呢？

因为发病率低，经验少啊，所以在《伤寒论》中的篇幅就很少。甚至像陆渊雷等伤寒注家，认为厥阴病是千古疑案，认为有好多厥阴病其实不是张仲景所述的，张仲景的这个方子怎么这么杂乱呢，以麻黄升麻汤为代表，这是一种现象。另一种现象以癌症为例。

喉癌，在所有癌症中所占的比例不到百分之二，发病率偏低。所以，有关中医肿瘤的著作讲喉癌的非常少，系统讲喉癌的病因病机、理法方药、自成体系的几乎没有。为什么？因为发病率比较低，我们的经验不充分，认识不到位。

庆幸的是，我从 16 岁开始背《伤寒》，到 20 岁左右上中专学《伤寒》，到了二十八九岁考上伤寒专业的研究生，多少年来学伤寒、用伤寒、发扬伤寒，几十年如一日，我有这个基础。而且我有近 20 年的中医肿瘤临床经验，在肿瘤专科的第一线磨炼，在临床的爬摸滚打的过程中，我经常能看到喉癌，但是对喉癌的理法方药，几乎没有得心应手的经验记载。带着这种临床的困惑，我深厚的经方功底得到了有效的发挥。

·理论：传统观点与我之见解

几年前，我突然发现张仲景《伤寒论》厥阴篇的麻黄升麻汤证就是治疗喉癌的有效方证。自从我发现了喉癌就是张仲景的麻黄升麻汤证以后，我几乎是原原本本地用经方，用麻黄升麻汤治疗喉癌患者。尽管这些患者大部分是经过手术治疗，也有复发的，经过放疗效果不好的，但是在二十多个应用麻黄升麻汤治疗喉癌的患者中，大家都反映药性平稳，止疼开声效果明显，病情得到缓解。这在临床中是非常难得的一种表现。因为我们找到了有效的方药。也就是说，对于把麻黄升麻汤用于治疗喉癌这一点上，我感到十分自豪，这是继承创新的表现。

　　大家看《伤寒论》357 条。这一条是《伤寒论》中最难解的条文，可以说是众说纷纭，莫衷一是，可谓千古疑案。

　　虽然有些注家在某种程度上提出本方证之所以难治的一些见解，但仍然是隔靴搔痒。比如说，尤在泾的《伤寒贯珠集》强调了本方证阴阳寒热相混，他说："阴阳上下并受其病，而虚实冷热，亦复混淆不清矣；是以欲治其阴，必伤其阳，欲补其虚，必碍其实。"尤在泾已经认识到了阴阳相混，虚实夹杂，非常难治。曹颖甫《伤寒发微》这本书，强调了上热下寒的尖锐矛盾，所以他说："欲清上热，则增下寒，欲温下寒，则增上热。故曰难治。"伤寒注家只是解释了一些难治的原因，没有搞清究竟是什么病，对方药的分析更是谈不上什么奥妙。到了现代的伤寒大家、中医临床家也都不明白，这一条究竟论述的相当于现在的什么病。

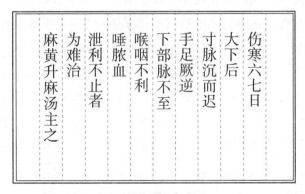

麻黄升麻汤主之　为难治　泄利不止者　唾脓血　喉咽不利　下部脉不至　手足厥逆　寸脉沉而迟　大下后　伤寒六七日

图 1 《伤寒论》条文

　　我说这一条论述的是喉癌，主要着眼点是"咽喉不利、唾脓血"，它在病位、病证上是相符的。它出自厥阴病篇，是疾病发展到后期的一种必然性，也和肿瘤的实际相符合。它也是伤寒众多难治病之一，也说明它和我们现在认为的癌症是有接近之处的。更主要的是，在这二十多年肿瘤临床的探索中，我提出了"寒热胶结致癌论""燥湿相混致癌论"的创新理论。

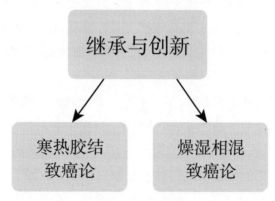

图 2　继承与创新

"寒热胶结致癌论"，我提出的比较早。因为我是从经方出身，当我研究生毕业用经方在临床上治病的时候，张仲景寒热并用的方剂，比如说乌梅丸、半夏泻心汤、黄连汤等，其临床疗效往往使我喜出望外，常常取得出其不意的效果。寒热并用这一方面，我在临床中积累了很重要的经验。等我到临床治疗肿瘤以后，因为受现代肿瘤学科知识影响比较少，或者说权威的西医知识对我影响比较小，我是用中医基本功来看病的。我看到的患者是寒热都有，在内科病中我们叫作寒热错杂。在肿瘤临床上，我发现寒热不仅错杂，而且难分难解，远不像内科杂病那样（我认识到了寒热错杂、寒热并用，往往取效较快，医患双方都满意），肿瘤在临床上不是这样，我看到了寒热并见的一方面，但是在用药过程中，并不一定都尽如人意。这就存在寒有多少、热多少的问题，我们用温药的量、寒药的量，选药未必准确，即使是准确的，也存在病情变化多端、难分难解的情况，所以我就提出了"寒热胶结致癌论"。也就是说，寒热胶结才是形成癌症非常重要的一个病因。没有寒热胶结，就没有这么复杂的病症。

同时，我还提出了"燥湿相混致癌论"。燥、湿同出现于一个人身上，在张仲景的经方中早就已经揭示了，比如说猪苓汤、麦门冬汤。猪苓汤的阿胶与猪苓、麦门冬汤的麦冬与半夏都是针对阴虚和湿热并见的病机。这个病机在内科杂病中容易治，肿瘤临床中往往不仅是阴虚和湿浊并见，而是相互混淆、难分难解，没有一定的功力，不用一定的特殊方药，是分解不开的。这就是我所谓的"燥湿相混致癌"。这两个肿瘤理论的提出，为我认识喉癌打下了基础。理论的重要性就在于它能有效地指导临床实践。

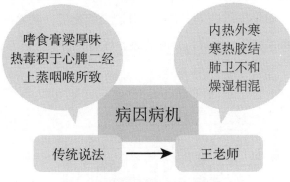

图3　燥湿相混致癌论的病因病机

喉癌，相当于中医的"喉菌"。这个病名首先见于清代医家沈金鳌《杂病源流犀烛》这本书。他说"喉菌状如浮萍，色紫生喉旁"。喉癌的形状、部位，以及他对这个疾病的认识，说明在清代我们已经真真切切地认识到了喉癌。其后的《秘传喉科十八证》中提到，"软如猪肺，或微痛，或不痛，硬塞咽喉间，饮食有碍"，也说明我们中医可不仅仅是理论的推导，而是实实在在地看到了喉癌的局部表现。

从传统的病因病机上讲，不能说我们的医家都没提到。传统的说法是，嗜食膏粱厚味，热毒积于心脾二经，上蒸咽喉所致。95%以上的患者有吸烟、喝酒的习惯，这样的病因病机显然是泛泛而谈，嗜食膏粱厚味，吸烟喝酒的人数众多，而喉癌的发病率并不高。抽烟的人没得病，不抽烟的人却得病，为什么？我认为它忽视了另一个因素。我们只看到了内热成毒、上壅咽喉的方面，忽略了寒邪外束、日久而寒热胶结，导致肺胃不和的另一方面。疾病进一步发展，因为寒热胶结、气机不利，肺气不宣、卫气不和，津液不循常道，夹痰、夹瘀血的同时咽喉得不到应有的津液滋润。也就是说，有痰，但是这个痰不润喉咙，咽喉干燥。这就是我认为的内热外寒、寒热胶结、肺卫不和、燥湿相混，这才是喉癌的基本病机。

·选方用药：麻黄升麻汤

有了基本病机，我们就可以看，麻黄升麻汤恰恰是符合这种寒热胶结、燥湿相混病机的有效方剂。从症状上来分析，麻黄升麻汤就是治疗喉癌的，基本可以成立。如果我们进一步看麻黄升麻汤的配伍，就觉得更有道理了。本方用麻黄散寒、宣肺、开解，升麻清热、解毒、利咽，共为君药。

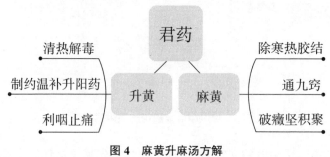

图 4 麻黄升麻汤方解

麻黄，我们早就学过，麻黄是我们学中药的第一味药。发汗、平喘、利水，谁都知道，可是这么好的药，其发汗作用，我们常常不敢用。因为老师说麻黄的发汗力强，这样大家就不敢用，甚至有人说南方无真伤寒，麻黄不敢用。这是真正置良药于无用武之地。更主要的是，就因为教材的编写，很大程度上限制了我们对这味良药的理解和运用。我们看看《神农本草经》怎么用药。

我们有一句话叫作：中医科研向后看，问问古人怎么办；西医科研向前看，看看有啥新进展。当我们碰到疑难的时候，当我们解决不了问题的时候，我们大家一定要清楚，大学教材仅仅是基本技能的训练，我们需要进一步挖掘经典，深入学习。

《神农本草经》是这样解释麻黄的："主中风伤寒头痛温疟，发表出汗，去邪热气，止咳逆上气，除寒热，破癥坚积聚。"我觉得后八个字更重要，因为它是被我们忽略了的。除寒热，是什么意思？我看就是麻黄的发散作用，不仅仅是它辛温能发汗，发散风寒，更主要的是，它能直接解除寒热胶结。所以后边还有一句话，破癥坚积聚。难道这不是治疗恶性肿瘤的一种很直白的语言吗？在其后的《日华子本草》中，麻黄的第一个作用就是通九窍。九窍，难道不包括喉吗？还有调血脉，开毛孔皮肤，逐风，破癥坚积聚，走五脏邪热，退热。

升麻，清热解毒、利咽止痛，是治疗口疮的首选药，可惜被中医轻视了太久。因为升麻的名字太容易让人想起它的升提作用，而大家对于补中益气汤中的升麻，均误以为是升提作用，可谓一叶障目。事实上，升麻性微寒，在补中益气汤中，依我看，它不是升提中气，而是对补药、温补升阳药的一种制约，相当于张锡纯升陷汤中大量用黄芪的时候用知母来制约它，中医叫"方成知约"。不能因为它名字中间有"升"字，我们就理解它是升提，升提中气的根据不充分。中医讲究孤证不立，不能凭这一条就认定它有升提作用。还有其他证据吗？据我看，没有。事实上，升麻性微寒，是治疗咽喉病的首选药。

《太平圣惠方》35卷，治疗咽喉闭塞不通、喉痹等咽喉病症的171个方中，用升麻者48方，位居第二；用射干者，35方，屈居第三；而升麻、射干同见于一方者，27方，过半也。升麻、射干的药对，值得我们记住。当然，最多的还是甘草，57方。在麻黄升麻汤中，甘草是治疗咽喉病的特效药。可以说升麻仅次于甘草，超过射干，这是大家没想到的吧！升麻和玄参，有21个方子用，升麻和牛蒡子，有15个方子用，桔梗和半夏分别8个方子和7个方子用，也值得我们另眼相看。在这本书的代表方中，有治咽喉风热不利、疼痛、咽干舌涩的射干煎；有治疗咽喉热毒上攻、干燥疼痛的含化升麻散；有治疗咽喉肿如有物噎塞的射干散，均以升麻和射干为对药。即使是治疗眩晕肿痛、不下饮食的玄参散，也用射干和升麻，只不过是外加大黄和甘草而已。另外，治疗咽喉闭塞、胸膈热毒所致疼痛的方剂，也用这两味药，全方仅仅有三味药，还有朴硝，说明升麻和射干配伍是清热利咽止疼的药。《金匮要略》中治疗阴阳毒的升麻鳖甲汤，有咽喉不利、唾脓血；《伤寒论》的麻黄升麻汤中，有咽喉不利、唾脓血，均说明升麻的清热利咽作用是不容忽视的。而我们大家更熟悉的清胃散用升麻，纯粹就是清热解毒。这个时候还要升提阳气吗？所以《神农本草经》讲升麻主解百毒，是有深刻含义的。火热炽盛谓之毒，在这里得到了证明。

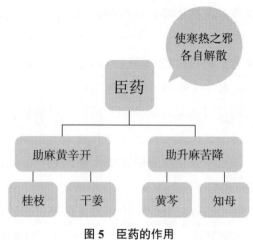

图5　臣药的作用

君药搞清楚了以后，我们再看看臣药。本方中用桂枝、干姜助麻黄辛开，黄芩、知母助升麻苦降，使寒热之邪各自解散，共为臣药。我们平时有一句话，"桂枝下咽，阳盛则毙"，那是指桂枝汤，是针对阳盛的，是针对单独用温药而言的。对于咽喉疾病来说，热毒者有之，寒毒者也有之。比如说半夏散及汤，张仲景《伤寒论》中讲，"少阴病，咽中痛，半夏散及汤主之"。我从16岁开始用，经常是别人治疗咽喉不行的，用清热解毒不行的，我一看咽喉不那么红肿，那就用半夏散及汤。半夏散及汤，半夏、桂枝、甘草，可见桂枝和咽喉关系密切。本方中用桂枝、干姜助麻黄辛开，干姜有护胃的意思，因为这种病时间长，用药寒热并用容易伤胃，所以用干姜护胃。不管怎么说，桂枝、干姜助麻黄辛开，黄芩、知母助升麻苦降。黄芩清肺热、解毒，这不用说了。知母如我刚才讲的，张锡纯的升陷汤就用知母，它助升麻苦降，不是平时我们简单的理解。这四味药，寒热之邪各自解散，共为臣药。

麻黄本来就可同时清解寒热之邪。当然，麻黄作为君药直接使寒热之邪消散的情况下，寒热并用有助于君药达到作用。更主要的是，本方中用当归、玉竹、芍药、天冬养肺胃之阴，照顾到了病程日久、阴液耗伤的特点，这就是我所谓的"燥湿相混致癌论"的"燥"。与此相反，白术、茯苓燥湿化痰。滋阴而不致腻、化痰而不伤阴，主次分明，恰到好处，为佐药。如果说君药麻黄、升麻是辨病论治的，那么臣药就是辨证论治了，针对寒热胶结，佐药就是针对燥湿相混。甘草，解毒利咽，非此莫属，为使药。

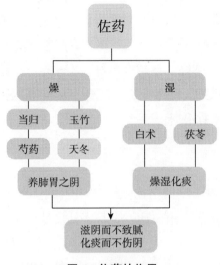

图 6　佐药的作用

· 守方调量：非越大越好

自从我 2016 年初在临床上治疗肿瘤感到豁然开朗，意识到麻黄升麻汤证就是喉癌以后，终于峰回路转，就开始应用麻黄升麻汤，基本上是原方不动。因为我们在这方面的经验不是很多，而且我们既然提出的新的理论观点，我们要用它来证实。这样前后一年多以来，我在门诊上至少治疗了二十多例喉癌患者，基本上都反映药性平稳、止疼开音，患者的病情都得到了一定程度的缓解。这样的经方，真是不可多得，在临床上治疗肿瘤时，真是体现出理法方药的重要性，也可以看出药有成方之妙、病有正确之方。我们抓住了麻黄升麻汤，不仅仅是为喉癌提供了基本方剂，也解开了《伤寒论》357 条麻黄升麻汤证的千古疑案。我治疗喉癌的时候，没有用张仲景的原量，我用的原方，但是用量，是我仿照张仲景的原意和我的临床经验制定的。基本方是：麻黄 12g，升麻 12g，当归 12g，知母 9g，黄芩 9g，玉竹 10g，芍药 10g，天冬 12g，桂枝 6g，茯苓 6g，甘草 15g，石膏 15g，白术 6g，干姜 6g。

喉癌，在实际临床上，我们还能经常遇到的就是张仲景的桔梗汤、半夏散及汤，阴虚的患者我们平时用的是玄麦桔甘汤，还有治疗咳嗽气喘，我们也用射干麻黄汤。牛蒡子也是我们常用的，12g，15g，20g 不等。还有一味药，山豆根，这一味药效果不错，但是它还是有一定的肾毒性，所以我使用时一般不超过 6g。我个人觉得方有配伍之奥妙，药有轻重的变化，不是所有药都是越大越好。量越大越好，不一定，合适为度。这就像厨师做菜，要把这盘菜做好，好多味都要配合、要调和，不能某一个过分出头，即使有出头的，也要有根据。

· 医案

董某，男，43 岁，陕西渭南人。2017 年 11 月 5 日初诊：喉癌手术后半个月，皮肤癌十余年，银屑病。全身多处皮肤结节，伴大面积皮疹发红发痒。怕冷，自汗，眠可，大便可，食欲可，咳黏稠白痰。舌淡红苔薄，脉数。诊断完毕后，这里有一个小插曲，我针对患者皮肤的病情，专门询问了一句："回忆一下，你在发病以前有没有淋过大雨、吹过大风之类的情况呢？"

患者恍然大悟地说："我在 16 岁的时候，有一次在大雨中赶路，大风大雨中走了很长时间，当时没在意，3 年后开始长牛皮癣，紧接着全身的皮肤包括手心手背都溃烂流水，然后结硬痂子，厚的深入到肉里面像钉子一样，而且红肿发痒，就这样痛苦地过了十多年后，又被诊断出得了皮肤癌，再后来得了喉癌，半个月前刚做完手术。"

我说："我们整天说风邪入里，这是皮肤癌和喉癌的病因，就是典型的风邪入里成瘤，历久不散，进而致癌。那么邪从哪里来，就要从哪里入手解决，不用麻黄来宣散邪气是不行的。再结合喉癌的病情，我看要用麻黄升麻汤合桂枝汤化裁。"麻黄 10g，升麻 10g，红参 12g，射干 12g，桔梗 12g，牛蒡子 12g，蝉衣 12g，山豆根 6g，杏仁 12g，白蒺藜 30g，防风 12g，荆芥 12g，桂枝 12g，白芍 12g，炙甘草 12g，甘草 12g，25 剂。水煎服，每日 1 剂。

2017 年 12 月 3 日第二诊，人还未到声先到。自诉："吃了药见效太快，太神奇了，服药第三天，身上的痒就止住了，第五天开始，恶风恶寒消失。继续服药，全身溃烂后长硬块的皮肤就开始陆续脱落，有的地方用手轻轻一搓，就哗哗地往下掉硬皮，会露出里面已经长好的新皮肤。25 剂药喝完，全身的皮肤全部换了一层，现在已经正常了。"

"这个病让我痛苦十几年了，每年皮肤癌都需要做一次手术治疗，把溃烂后变硬结痂的地方连肉挖掉，但是不行，每次挖掉后很快就又溃烂结硬痂，14 年做了 14 次手术。"我结合主诉，继续诊断：精神状态好，口干，胁痛，放疗后白细胞数下降，舌淡红苔薄，脉弦。上方加柴胡 12g，黄芩 12g，姜半夏 12g，生石膏 40g，35 剂。水煎服，每日 1 剂。小柴胡汤疏利枢机，助邪外出，石膏清热散结。

2018 年 3 月 4 日第 5 诊，患者精神焕发，全身舒泰，皮肤平整光滑，症状消失。患者带来的一篮子土鸡蛋表达了他的感激之情。我还是要宠辱不惊，守方再进。

按语： 两种以上的癌症同时或先后出现在一个人身上的情况越来越多见。这正是发挥中医整体观念的时机。不要说麻黄升麻汤是个难解之谜，就连《伤寒论》厥阴病篇也几乎成为千古疑案。临床实践才是创新的源头，也是揭开众多医学难题包括经典著作无解之处的必由之路。我自从发现麻黄升麻汤证几乎就是喉癌的主要临床表现后，用这个方剂看似杂乱无章，因而被众多医家误解的方剂，寒热并用，补泻兼施，润燥同调，对数十个喉癌患者带来了和缓稳定的临床疗效。

本案的关键是我们找到了典型的风邪入里成瘤，历久不散，进而致癌的证据。依照邪从哪里来，就要从哪里去的原则，麻黄升麻汤合桂枝汤取效。方中麻黄宣散邪气，升麻清热解毒，红参扶正祛邪，射干、桔梗、牛蒡子、蝉衣、山豆根，利咽解毒，杏仁助麻黄宣肺，白蒺藜、防风、荆芥祛风止痒，桂枝、白芍调和营卫，润燥同调，甘草炙生同用，既能补虚又能解毒利咽。

有了理论自信，就有了相应的回报。第二诊根据脉弦用小柴胡汤疏利枢机，助邪外出。石膏清热散结得益于木防己汤的灵感。而清热也是息风的高招，这从风引汤中的石膏，小续命汤中的黄芩就可看出端倪。要不然，风火相煽何时了？

· 语音课评论问答:

学　员: 这个课真是让我耳目一新, 王老师深入浅出地讲解了麻黄升麻汤在喉癌中的应用、治法及概念, 应用范围及注意事项, 药量如何掌握等, 并创造性地提出寒热胶结致癌论及燥湿相混致癌论, 如果说一个人在决定性的年龄读了一本决定性的书, 他的命运将由此改变, 那么我认为莫过于此课, 未来的路还很长, 我将在我所喜欢的中医之路上继续学习下去, 穷我毕生之力, 弘我中医, 振兴中华!

王三虎: 在你喜欢的中医之路上继续学习下去, 振兴中医, 振兴中华!

学　员: 知道王老师的课要上线是上周的事情。当王老师的课真的上线的时候, 坦白地讲, 是封面和简介让我决定购买。看到王老师将会有52讲的干货推送, 当时就感觉太值了。封面做得好棒啊, 感觉中医在线这个团队很用心, 有种小清新的感觉。不自觉的就想把课程点开。我在听课的时候一边听一边看文字, 内容主次分明, 一目了然。感觉听一节王老师的课, 就有想到临床上跃跃欲试的感觉。

王三虎: 以后每周三更新课程。

学　员: 以后每周都可以听王老师的课了, 真好!

学　员: 请问老师, 喉癌患者脉沉微的少阴阶段四逆证, 怎么处方?

王三虎: 如果有四逆汤证就用四逆汤原方。不过, 甘草30g, 补中益气, 清热利咽解毒, 与回阳救逆平行不悖。

学　员: 醍醐灌顶, 耳目一新, 中医抗癌优势突显, 但教科书及其古典名著并未系统地说明, 只是零散地记载! 今天王老师系统地讲解中医对肿瘤的认识和治疗思路, 不仅让学生认识到病因病机, 理清了治疗思路, 更让无数的中医中医学子有了指南针般的指导, 期待王老师的线下课程! 请问王老师何时开班?

王三虎: 先把线上班办好。

学　员: 喉癌的症状没弄清楚, 还有化验室的结果, 看不明白。

王三虎: 喉癌多从声音嘶哑开始, 伴有咽喉疼痛, 颈部肿块, 身体消瘦, 体倦乏力等。诊断以喉镜与活检确诊。

学　员：审证求因抓病机，拨云见日得光明。用心组方精微妙，醍醐灌顶昭后人。谢谢王老师无私且精彩的分享！

学　员：向王老师致敬！我是铁杆中医人，三十余年的临床实践中，对中医有较深的认识，体会多多，临证中对寒热错杂之证，每每用伤寒经方的寒热并用而取得很好的效果。听了老师的课，对寒热错杂之病应该说有了更进一步的认识，感谢老师大爱无私的教导！

学　员：三虎老师讲得一气呵成，理法方药病症证机贯而通之，从中医临床入手授人以渔，本人甚为佩服。这20分钟的讲课时间没有一句废话，精彩不断，浓缩数十年的研究成果，可谓句句金言，善莫大焉！期待下次讲课的到来，谢谢王老师。

学　员：很开心，学到新知识了。谢谢王医师。我有一朋友，甲状腺结节手术后即失音失声，一个字都说不出来，看中医、用针灸，毫无寸功，症状如旧。有救吗？

王三虎：可以中药治疗。

学　员：王老师你好，方中的麻黄用什么药制约它的温燥，哪种类型病人禁用此方。

王三虎：你问得好。升麻和知母、石膏制约麻黄之温，天冬、白芍、玉竹制约麻黄的燥。不符合本方证的，禁用此方。

学　员：王老师好！男性，68岁，颈段食管癌，已有轻度吞咽困难伴疼痛，食量正常，饮水正常，平时大便不成形，脉细，可以用麻黄升麻汤吗？求指点。

王三虎：麻黄升麻汤的着眼点是"咽喉不利，唾脓血"与吞咽不利的食管癌是不同的疾病。病因病机也相去较远。

学　员：多亏现在科技发展，大家才能仅凭一手机就听到这样好的课！从寒热燥湿相胶结难分难解的病机到寒热并用燥湿相济的立法组方分析，没吃药完全就能预计到疗效了！能否用于病机相类的慢性鼻炎、鼻窦炎，我想试试看，以观察疗效！

王三虎：这就叫举一反三。能有如此悟性，中医何愁后继无人！

学　员：（麻黄升麻汤）甲状腺囊肿可以用吗？我见症状像喉癌方。

王三虎：有是证用是药。

学　员：老师，麻黄升麻汤在用于喉癌中，麻黄需要先煎吗？

王三虎：麻黄不需要先煎。

学　员：寒热胶结，说的是邪气，是致病因素，也是目前的主要矛盾；燥湿相混，说的是正气，是特殊的内环境，也是目前的体质状态；从六气角度看，应该还有一个风热的因素，不知道老师如何认识？十分期待。三虎老师的中医思维真是丝丝入扣，理论紧紧联系实践，随着高龄化，各科都会面对有肿瘤病史的病人，肿瘤是中医临床必须直面的，只有心里有底，才能在临床更好地服务患者。能遇到老师的在线课程，真的太幸运了。相信这一年会在老师的指导之下，大步前进。

王三虎：很有见地。燥湿相混也是邪气。

学　员：老师，半夏散的证应该是少阴阳虚？

王三虎：半夏散证确切地说是少阴阳虚，寒痰凝结咽喉。

学　员：哇！中医出版界最著名的刘观涛主编热情洋溢地推荐，太给力了！王老师确实讲得太牛了！

学　员：老师好，寒热之药，燥湿之药！究竟是各自发挥药效散寒清热温燥祛湿？还是同用药产生相反作用而抵消效果？谢谢老师解答！

王三虎：相反相成，各自发挥作用。

学　员：请问王老师，有一种观点认为肿瘤形成的原因是，虚、寒、瘀、堵、块。以虚寒为病因，如何看待这样的观点？自然界中形成最快、危害最大的就是堰塞湖现象。肿瘤生长迅速，沿淋巴血液循环分布类似。如果是虚寒、血瘀、气滞等造成的瘀堵。除了病因治疗外，疏瘀导堵是很重要的环节，不知道这样的理解对不对？

王三虎：肿瘤是多种病因病机综合作用的产物。正虚邪实。外邪以风寒为主，内因以气机不畅为主，痰夹瘀血，乃成窠囊。

学　员：老师，我是西医医生，在第四军医大上本科的时候，就听说过您，一直想向您学习，终于有机会了。

王三虎：好啊！有缘则有机会见面。

学　员：王老师你好，为配合本音频的学习，我同时购买了你的《经方人生》和《中医抗癌新识》，虽刚开始阅读，对你的勤奋由衷佩服，真是我们的榜样。你早年对《伤寒杂病论会通》评价很高，今天以你用麻黄升麻汤治喉癌的实践来看，对该书是否有新的认识。

王三虎：你提的问题有意思。不同年龄感悟是有不同。

学　员：王老师你用中药粉剂是不是浓缩颗粒，我想问一下浓缩颗粒和汤剂有何不同？

王三虎：颗粒剂是专门工艺制作，不是简单打粉。颗粒剂好处多多，是发展方向。

学　员：王老师您好，我不是学医的。是我父亲得了喉癌，病情是这样的：，我的父亲2007年做了一次手术，声带揭了一层膜。2016年2月第二次手术切了一半声带，9月第三次手术，深喉切除，这次带了喉管。2017年3月开始吞咽困难，CT检查病情扩散，喉管左边明显红肿，肺部也有浸润，医院拒绝手术，4月插入胃管。5月开始化疗，用了两个疗程。病情反反复复，现在吞咽一些流食。您看这个方子合适使用吗？需要加减吗？

王三虎：中医看病要看人，辨证论治。这样询问我不好回答，请原谅！

学　员：王老师您好！有一位喉癌术后一年多的患者，我想用麻黄升麻汤给他治疗，可有些不确定的用药，比如芍药用赤芍还是白芍？患者咽干严重还需加味吗？放疗时脖子肿块还没消失需要加药吗？会不会影响原方的疗效？最后用什么方剂善后？学生愚钝，请老师赐教！！！

王三虎：张仲景用的芍药应该是赤芍。因为赤芍是野生的芍药根。咽干可加天花粉、元参。肿块可加夏枯草、瓦楞子。具体情况，辨证论治。

学　员：王老师好！高血压患者，麻黄须如何掌握？可用薄荷替代吗？

王三虎：视喘和汗以及血压高的程度而定，必须用的话，慎用。可考虑薄荷替代。

学　员：老师你好，喉癌病人麻黄升麻汤服药多长时间？

王三虎：依病情而定。经年逾月，并不少见。

学　员：有一位患者复诊时，我正好跟师在旁，病人和他父亲门未进声先闻，直说王教授是神医，三剂药吃完皮肤就开始不痒了，后来师父说用了麻黄升麻汤，看了病历果真如此，太神了，亲眼见证这个病例，太幸运了。目前中医界会用经方治疗杂病的人很多，会治肿瘤的不多，会用乌梅丸的有一些，会驾驭"麻黄升麻汤"的人极少，师父把它用神了！历史上有些伤寒大家，如柯伯韵等，认为此方极无理，根本不敢用，吾孤陋寡闻，到目前只看到吾闽伤寒大家陈修园的七世孙，民国时期南京四大名医陈逊斋老先生用过，可谓奇哉！

学　员：老师，我觉着第二诊里石膏难理解，虽然看了您的方解用石膏清热泻火，但那些是风火相煽的表现？

王三虎：皮肤红痒就是风火相煽的表现，第二诊虽然症状消失，但从辨病的角度来看，这个基本病机还在，仍然值得重视。

经方诊疗甲状腺癌传承实录

提起癌症，人们往往都是"谈癌色变"，好像得了癌就不得了啦。实际上呢，这个问题要具体分析。

为了说清什么是癌，我有个非常生动和形象的比喻，癌就是人体的黑社会组织。

首先，人就是一个小社会，人体的细胞在人体的生长过程中就像社会的发展过程一样，都会出现一些正常细胞的异化，异化的严重程度，成团成块，那就是癌症。社会也是一样，哪一个社会都有犯罪，都有罪犯。一般的社会出现一些犯罪分子并不可怕，可怕的是黑社会组织的出现，严重地影响了社会成员的生命和健康。治癌和治黑社会是一个道理。黑社会组织出现了，我们要把它绳之以法。但是，黑社会组织也是在正常社会产生的，它和正常社会有着千丝万缕的联系，我们很难把黑社会组织和它的家人、亲朋好友或者是有倾向的人截然分开。在这种情况下，我们重点应该着眼于正常社会秩序的建立，而不是"宁可错杀一千，绝不漏掉一个"的这种极端政策。

在这个意义上讲，我们现在抗癌也有类似的问题。全世界，尤其是我们国内过度地用药，过度地抗癌，治疗、干预，尤其是不分青红皂白，不管是什么癌症，一概赶尽杀绝，无所不用其极，生命不息、化疗不止。这种思维是简单的、片面的、害人的，是我们应该警惕的。

我为什么今天说这个话，就是因为甲状腺癌和一般的癌症不一样，它虽然是黑社会组织，但它组织成员比较少，扩张得比较慢，对社会的危害小。而且，甲状腺癌的癌症成员中间没有像拉登一样的首恶分子、穷凶极恶分子，它们是刚变坏了的人。甲状腺癌是癌症中恶性程度低、预后较好的一个，可以说90%以上的甲状腺癌患者疗效都比较好。甲状腺癌占人体恶性肿瘤的1%到2%，女性多于男性，比较容易发现。因为常常是体检过程中就可以发现。从近几年的统计或者说反思来看，我们国内也存在过多过早的甲状腺癌的切除问题。切除了一看，它可能还属于犯罪未遂呢，我们就把它早早地切了，带来一系列问题。

·中医论治少阳辨!

对于确诊的患者，手术治疗是可以的，但是不是要做更多的治疗？我的观点是在治疗甲状腺癌时，中医是非常有效的治疗方法，尤其是甲状腺癌的手术以后，如何防止复发，甚至转移以后，西医方法不多的情况下，中医应该能够发挥更大的作用。因为甲状腺癌，在中医看来它就属于少阳经所循行的部位，中医的疏利少阳、疏利肝胆、疏利气机，效果非常好。

我想我们还是用病例说话吧，如果我不用病例的话，大家可能说，你治的都是人家手术以后的，那当然好治了。不，我们在临床上，遇到了好多疑似的、不愿意手术的，经过我们治疗，把嫌疑犯变成正常人的机会太多了。当然，现在的检查也很方便，我们也是在密切观察下来进行中医治疗。那么对于甲状腺癌复发或转移，这个总能体现出中医的特点吧。

·例子一：术后转移

西安市有一个 42 岁的女士，人很白净，也很文气，她是做会计的，在 2006 年 2 月 1 日第一次找我看病，是甲状腺癌术后五年多，咳嗽两个月才找我看病的。她说，在 2000 年 10 月进行了甲状腺癌切除术，术后进行了放疗。近两个月，出现了咳嗽、痰黏、色白、气短、乏力。我能看到她面色苍白、声音低微、舌淡暗红少津、舌苔根黄厚、脉滑，CT 显示双肺转移。

简单再普及一下什么叫早期、中期、晚期的癌症。早期就是原位癌，中期一般有淋巴转移，晚期有远处转移。当然也与肿瘤的大小有关系，还有好多因素，至少远处转移的癌症就是晚期的癌症。比如说甲状腺癌转到肺上，可以说就是甲状腺癌的晚期。

这个病，中医叫作石瘿。我使用了我治疗肺癌的基本方：海白冬合汤。这是我自拟的新方，是在张仲景治疗肺痿的著名方剂麦门冬汤基础上加味的。那就有人会说，这不是甲状腺癌肺转移吗，你怎么使用的肺癌的方子？比如说，这个强盗他到船上了，到海上了，我们可能就要用海军的方法来打他，因为他到了这个部位了。当然我们还是要照顾到这个原发病的。

· 自拟海白冬合汤！

这个病人，我用的是海白冬合汤。所谓海白冬合汤，具体说就是海浮石、白英、麦冬、百合这四味药的简称。海浮石我用了30g，白英用了30g，麦冬用了30g，百合30g，在这基础上我还加了些土贝母15g，浙贝母15g，猫爪草15g，鳖甲30g，红参12g，沙参12g，杏仁12g，紫菀12g，冬花12g，百部12g。

有的人听了说，你这个我也看不出个门道啊。我认为它是痰毒犯肺、气阴两虚。痰从哪里来的呢？苔根黄厚，脉滑。毒从哪里来的呢？甲状腺癌转移到肺，癌毒犯肺，我想是不用再进行论证的。但是这个病人的特点是气阴两虚，气虚从哪里看出来的呢？气力极微，气短乏力。那阴虚从哪里看出来的呢？舌红少津、痰黏。

这个就是我辨证的着眼点，我们应该是前后呼应，有是证用是药。你看这个方子，它可不仅仅是一个抗癌方，白花蛇舌草、半枝莲全国人民都知道，这一加好像就把癌症抗住了。不不不！中医呢，还是要四诊合参，辨病条件下的辨证。这个方子用了12剂以后，咳嗽减轻，气力复畅。再用了12剂，她想进行化疗，我觉得可以支持，因为我们能看到她的体质还是可以进行化疗的。同时，中药就不用以毒攻毒的药了。

· 扶正祛邪小柴胡！

到了2006年3月1日，她再找我的时候，症状有所减轻，咳嗽都减轻了，声音还是低的。但是她有了身痛、胸痛，食欲受到影响，有点恶心，舌淡红，苔薄，脉弱。化疗过程中白细胞降到了800，经过用升白针以后到了4700。这个时候，症状就有了变化，这也体现出中医它不是一方把所有病都治了。你看她咳嗽是上焦，胸疼是上焦，但是食欲不振、恶心已经到中焦了，二便还可以。在这种情况下，我觉得她应该是由上焦向中下二焦进犯的局势。脉弱，邪盛正衰，不是东风压倒西风，就是西风压倒东风。

她已经从甲状腺的部位向肺、向中焦、向下焦发展。所以我的辨证，是毒犯三焦、正气大伤。那治法是疏利三焦、扶正祛邪。用什么方子呢？小柴胡汤加减。小柴胡汤，集寒热于一方，补泻并用，升清降浊，疏利三焦，扶正祛邪。我用的方子是：柴胡 10g，黄芩 10g，半夏 10g，红参 12g，生姜 6g，这实际上就是小柴胡汤。但是没有处理肺转移的问题。所以海浮石 20g，白英 20g，麦冬 12g，百合 12g，土贝母 12g，你看相比之下这些攻邪的药减量了。加了杏仁 12g，鳖甲 30g，穿山甲 10g，茜草 20g，地榆 30g。

我们用小柴胡汤的时候，常常有一句话是"但见一证便是，不必悉具"。在这里就是，她有胸疼，她有不想吃饭，恶心，三个症都有了。值得提出的是，为什么要用穿山甲？

穿山甲不仅是软坚散结的代表药，而且是升白细胞的代表药。穿山甲，为什么有升白的作用？一般书上还真没想这个问题。要按我想，它就是补肾壮骨的，以血肉有情之品直接补肾壮骨。那也就是说你打升白针，你是提取了战略仓库的战略物资，你提多了以后，这个弊端就出现了，一旦出问题就是大问题。而我用穿山甲，不仅仅是软坚散结，更重要的是直接促进了粮食的产量，促进了战略物资的生产，提高了战略物资的供应。所以这要比简单地打升白针更好，更持久，更有效，更全面。茜草和地榆都是现代药理研究证明有升白作用的药物。我们用了茜草不仅升白，而且有了活血的作用。为什么呢？因为痰血互阻。当肿块形成了以后，必然影响到了气血的运行，瘀血在所难免，只不过是或多或少或显或隐而已。地榆，也有类似凉血解毒消疮的功能，同时它还能升白。这是我当年的处方。

·久病必及于肾！

到了 2006 年 4 月 5 日第三诊的时候，因为进行了再次化疗，白细胞持续下降，症状每况愈下，自汗，面色由白变黑，其他症状同前。我说这就是肾气受伤，久病必及于肾，过多地掠夺战略物资，造成了元精、元阳、元气的损伤。所以在上方的基础上，我再加了熟地 20g，山萸萸 20g，枸杞子 10g，菟丝子 10g。

· 一药多用仙鹤草！

到了 2006 年 5 月 1 日第四诊，患者面色黑黄，声低气怯，体倦神疲，食欲还可以，月经淋漓不断，经血色淡，舌淡胖，脉细弱。在这种情况下，月经淋漓不断成了我的着眼点，我辨为气不摄血、心脾两伤，用归脾汤。处方：白术 12g，红参 12g，黄芪 30g，当归 12g，炙甘草 6g，茯苓 12g，远志 6g，木香 6g，龙眼肉 12g，大枣 15g，生姜 6g，仙鹤草 30g，地榆 30g。除引血归脾、补气摄血以外，仙鹤草就是这个方子的着眼点。

仙鹤草不仅仅是止血，它是补气药，现代药理研究它就是有抗癌作用。如果一个药在三个方面都有用了，我们这种"一药多用"就值得效法，就像张仲景麻黄汤中用麻黄，发汗、平喘、利水，它都用上了，"一药多用"才是用药经验的奥妙。她用了 20 剂以后，月经停了，CT 提示右肺肿块较前缩小。

· 靶向用药不能少！

大体就在这个方子的基础上加减，坚持用到 2007 年 2 月 5 日，患者气色精神好，自觉病情好转，体重增加 12 公斤，多梦，舌红，苔黄，脉滑。这个时候，实际上她已经能上班了，我辨为痰热蕴肺、正气渐复。治疗采用化痰清热解毒、益气散结。这个时候就出现了这样一个方子，基本上就是医治甲状腺本身的方子，土贝母 15g，浙贝母 12g，黄药子 10g，夏枯草 30g，海浮石 30g，全栝楼 20g，元参 12g，生牡蛎 30g，鳖甲 30g，红参 10g，枳壳 10g，丹参 20g。这个方子值得点评的是黄药子。

黄药子就是甲状腺癌的靶向用药，化痰解毒。这个药，我在这里用的是 10g，这个 10g 量也不算小了，因为她已经停了好长时间化疗，正气渐复。我用了 10g，我想 6g 就可以，到 10g，量不要大，这个药量大了对肝肾有影响啊。还有值得我们提到的是夏枯草，疏肝散结、清热泻火，我用了 30g。这个时候用丹参活血化瘀，也有我刚才说的痰瘀互结的问题，我们照顾到了瘀血的问题。提到丹参，提到活血化瘀，好多人是有疑问的。有的人说，活血化瘀能抗癌。有的实验证明相反，活血化瘀药能促癌。以丹参为代表，我们是用还是不用呢？我的意思是，首先，有证据，有明显的瘀血就可以用，没有明显的瘀血，原则上不用。但是像这一种长期在我这儿治疗的，我考虑患者有瘀血的情况是比较少的，考虑到痰和血的关系，气和血的关系，用了比较温和的丹参20g，不算多，也不算少。这个有利于全身的调节，如果一味地活血化瘀就能抗癌，不分青红皂白，大量地、大堆地使用活血化瘀药，显然是不合适的。这个方子我用了好长时间，当然有时候我也会根据情况，就比如说黄药子，我也用，间断地减少剂量，直至不用，丹参也是这个意思。如果在这过程中患者有外感，咳嗽了，我用射干麻黄汤、桑菊饮，那都是应该的。患者坚持得不错，每个月用量大约是15～24剂，到了2009年5月6日，患者精神气色如常。正常工作已经两年，这是我第一个要讲的例子。

大家有信心了吧！我再讲一个例子。

·例子二：术后复发！

彭女士，51岁，她是柳州人，2009年2月25日到柳州市中医院找我看病。主诉是甲状腺癌术后九个月。没有听从医生的放化疗的建议。面部浮肿，精神、体质还可以，口苦，睡眠差，颈部酸痛，大小便可以，颈部能看到肿块，能摸到肿块，质地硬，有压痛，舌有齿痕，苔白，脉弦数。彩超提示甲状腺峡部实质性占位0.8 cm×1.2 cm×0.3cm，左颈部实质性占位1.1 cm×0.7cm，还能看到面部浮肿，口苦，颈部酸疼。

·痰热成毒少阳滞！

我当时的辨证是痰热成毒、壅滞少阳。大家都知道，甲状腺就是少阳经所过，那么根据她的症状，痰热成毒、壅滞少阳，经络辨证、八纲辨证是符合的，所以我用了疏利少阳、清热化痰、解毒抗癌的方法，还是离不了小柴胡汤。具体方子是这样：柴胡12g，黄芩12g，黄药子8g，鳖甲30g，海浮石30g，土贝母15g，浙贝母12g，猫爪草15g，夏枯草20g，全瓜蒌30g，连翘15g，元参12g，甘草6g。

大家可能要问用海浮石是什么意思，这个人又没有肺转移。海浮石就是化老痰的，就是顽痰，以中药为主来治疗复发的甲状腺癌，不用海浮石不行。除土贝母、浙贝母、黄药子以外，猫爪草也是非常好的软坚散结、化痰解毒药。夏枯草我也用了，用了瓜蒌宽胸化痰，用了连翘消散肿块。这里用元参就有深意，因为时间长了，这种热邪往往容易伤阴。虽然都有软坚散结的作用，夏枯草清肝泻火散结，而元参是滋阴软坚散结。这就是我们考虑问题的时候，考虑得多一点，不是只知其一不知其余。

· 守方再进疗效佳！

到 2009 年 4 月 13 号第九诊的时候，彩超提示甲状腺峡部实质性占位 0.6×0.5cm，左颈部实质性占位 0.9×0.6cm，那是明显地缩小了，症状减轻了，但还是有咳嗽、喉痒、舌苔白、脉数。我加了牛蒡子 15g，射干 12g，桔梗 10g，针对她的喉痒问题。到 2009 年的 8 月 29 日已经是第二十八诊了，口苦，喉中有痰，色黄，舌红苔黄，脉弦。我还是继续用上方。这个时候，她做彩超，显示大小为 0.7×0.5cm、0.9×0.5cm，我说守方再进，到了 2010 年 5 月 21 日第三十九诊的时候，没有症状，彩超显示肿块消失。到 2010 年 10 月 13 日再次复查，没有复发迹象。到了 2014 年 7 月 10 日再次复查，没有复发迹象。

· 气郁化火炼痰毒！

我觉得这两个例子就是说明不仅我们对疑似甲状腺癌的有效果，即使是针对术后复发的、远处转移的，也有明显的疗效。当然，临床上骨转移的，还有其他部位转移的甲状腺癌例子也有很多。我们看，甲状腺癌相当于中医的瘿瘤、石瘿，就像石头一样坚硬的瘿瘤。这个其实在宋代《三因极一病证方论》中就有明确的记载，他说："瘿多着于肩项，瘤则随气凝结。此等皆年数深远，浸大浸长。坚硬不可移者，名曰石瘿。"那就是非常明显的了。而甲状腺癌怎么得的呢，在西医也没有明确的说法。正因为没有明确的说法，所以就没有针对病因的治疗，谈不上治愈，手术只是做了治疗的一个方面。中医认为甲状腺癌与个人心态有关，与压力有关，与遇到的重大事件有关，与女强人、男强人有关。因为遇事繁多，情绪不畅，所愿不遂，郁怒难舒，天长日久气郁化火，或者素体肝火就旺，少阳相火妄动，炼津成痰，痰气互结，凝结于少阳经脉，成毒成块。那简单说就是气、火、痰、毒，那么进一步发展木火刑金，那就影响到肺了，横克脾土，影响到脾了，甚至痰热生风等症状就出现了。严重者还可以导致五脏六腑失常，全身泛滥，阴阳气血紊乱，终致阴阳离决，消耗殆尽而亡。有效的治疗使患者能恢复健康，拖延日久、治不得法，那最后就消耗殆尽而亡。说到这里，大家就知道了治法，那就是理气、清热、化痰、散结，疏利少阳，这是个基本方地处方思路。所以，我们就以小柴胡汤为基本方，寒热并用，补泻兼施，和解表里，疏利气机，恢复升降，通调三焦，疏肝利胆，化痰和胃。小柴胡汤真是好方子，不仅与一般癌症的寒热胶结、升降失常、正虚邪实的病机相当合拍，而且作为少阳病的主方，自然也就成为少阳经痰毒盘根错节、虚实互见、肿硬如石的甲状腺癌的不二之选的处方。

· 抗癌中药化痰毒！

我刚才讲了黄药子是甲状腺癌的靶向药，它化痰解毒，在《开宝本草》中，就把黄药子用于诸恶肿疮瘘、喉痹，可见它还能用于喉癌。在《本草纲目》中，黄药子作用是凉血降压、消瘿解毒，书中有明确记载。除过我们用的土贝母以外，山慈菇也是甲状腺癌的靶向药。在《本草纲目拾遗》中，山慈菇主痈肿疮瘘、瘰疬结核等。《本草正义》中，用山慈菇散坚消结、化痰毒。在此基础上，夏枯草、连翘清热解毒消炎，猫爪草、海浮石、土贝母、浙贝母、全栝楼、瓦楞子化痰软坚抗癌。喉中有痰、咳吐不利，可以加用牛蒡子、桔梗。喉中痰多、黏白如沫，苔白，舌胖大，寒湿较重者，干姜、细辛、五味子、射干。有心悸失眠、咽干口渴者，属于阴虚，石斛、生地、麦冬滋阴。胸胁部疼痛者，延胡索、川楝子。发生肺转移，除过我的海白冬合汤以外，如果他有咯血，我们用木火刑金来辨，则用黛蛤散，也就是青黛 6g，海蛤壳 30g，这个对于甲状腺癌肺转移引起的咯血效果明显。当然如果出现甲状腺癌脑转移的话，就要用蜈蚣、全蝎、白僵蚕、白蒺藜、天麻、防风、露蜂房等进入脑窍化痰祛风的药。

·语音课评论问答：

学　员：请问黄药子有肾毒性吗？肾功能不太好的人可以用吗？谢谢！

王三虎：黄药子有毒性。只可暂而不可常。肝肾功能差的人禁用。

学　员：最常见的，最容易误诊的，最被过度治疗的癌症，就是甲状腺癌。

王三虎：是的。

学　员：王老师您好！您的思路用到甲状腺肿上是否会更好！

王三虎：对于甲状腺结节等良性肿块，我也是这种思路。只不过药物的轻重多寡和服用时间长短不同而已。

学　员：请问王老师，在临床上常遇甲状腺囊肿，又不是癌变的患者，也可以小柴胡汤证为主进行辨证治疗吗？请指教！

王三虎：可以。

学　员：王老师，谢谢讲解，病因病机，理法方药层次清楚，太感谢了。请问，能否在讲中药名称时，可否说明麻黄就是生麻黄，因为还有炙麻黄，比如甘草，有炙甘草，生甘草等，这样我们能更好地运用和掌握运用在临床上。我会更认真地做好笔记学习，谢谢！

王三虎：谢谢你的提问。处方中，麻黄就是生麻黄，甘草就是生甘草。而炙麻黄、炙甘草则必须注明。

学　员：老师你好！请问亚急性甲状腺炎在急性期中医治疗思路，可以用少阳病柴胡剂加减吗？

王三虎：可以。

学　员：王老师你好，请问甲减可以完全用中药治愈吗？

王三虎：可以。

学　员：老师好。癌瘤类似黑社会的比喻很贴切，建立正常社会秩序才是治本之道的提法很深刻。三虎老师地讲解对甲状腺肿瘤的病机治法启发不小。听了两遍，有个疑问：案一的放疗对疾病的影响如何评价？从病证变化看，其实加重了病症。三虎老师对抗癌药物的作用机理认识很细致。

希望以后能听到老师对放化疗的中医认识和中西医治法如何更好配合的高见。

王三虎：谢谢！日后找机会详谈。

学　员：王老师请问瓦楞子和山慈菇在方中的剂量?

王三虎：瓦楞子30g，山慈菇15g。

学　员：王大夫您好，本人女，33岁，2016年2月发现甲状腺癌0.5cm×0.5cm×0.6cm，吃了半年中药，但是结节大小没有变化。打算要小孩，犹豫要穿刺手术了。请问中药真的可以消除甲状腺乳头状癌吗?

王三虎：世界上没有绝对的事。

学　员：老师，①什么药是颈淋巴结核的靶向药? ②颈淋巴结核也可以用甲状腺癌药加减么? ③癌末病人便秘或排便不畅，临床用什么药效果好?

王三虎：颈淋巴结核的靶向药是猫爪草、元参，也可参照甲状腺癌的用药。癌症病人便秘或排便不畅，方有小柴胡汤、四逆散，药有栀子、白芍、石膏。

学　员：王老师您好，有一位40岁女性患者患甲状腺腺瘤大小3.5cm，不愿手术。症见：口干、口渴、痰多、色黄黏稠、偶有心慌胸闷，常失眠，情绪急躁易怒，胃口好，大便干燥，小便黄。脉弦数略细，左寸沉。曾先后用温胆汤和小柴胡汤加消瘰丸加夏枯草山慈姑治疗2个多月效果不理想。请问王老师如何治疗能尽快缩小肿块，如果方便，请您赐方。

王三虎：建议面诊。

学　员：王老师您好，我母亲今年64岁，6月份查出右侧肺癌4cm×5cm的肿瘤，有局部淋巴转移，她不愿意手术和化疗，只想吃中药，前几天听了您的课受益匪浅，我就按您的思路给他用了海白冬合汤，方药：海浮石30g，白英30g，麦冬12g，百合12g，猫爪草15g，土贝母15g，浙贝母15g，鳖甲30g，红参12g，沙参12g，太子参10g，紫菀12g，款冬花12g，杏仁12g，百部12g。服8剂，她原来大便偏稀不成形很多年了，现在已经能成形，效果很不错。时有咳嗽，痰不多，咳时有胸痛，无口干口渴，小便正常，舌暗红少苔，舌体中间有三条竖着的裂纹，中间的非常深。就是现在倦怠乏力严重，想请问您再用什么药，能缓解呢，非常感谢您给了这么好的平台，和您交流非常荣幸。

王三虎：再加黄芪 30g，山药 20g，党参 12g。

学　员：老师好，现在甲状腺结节的人很多，也没有甲亢及甲减的症状，请问怎样辨证治疗？请您告知大概的治疗方向或治疗原则亦可，谢谢。

王三虎：本讲内容可参照。

经方诊疗食管癌传承实录

· 一口水都喝不下去的食管癌患者

关于食管癌，我有两个故事，一个是最新的，一个是最老的。先讲最新的，2017 年 7 月 7 日，河北省邢台市的刘先生，以吞咽困难 7 个月，一口水也喝不下去 1 天为主诉，在他女儿（本来就是中医师）的陪同下，找到了西安市天颐堂中医院找我看病。

· 全通汤合小青龙汤

说实话我们看的食管癌不算少，但是像这样一口水也喝不下去，又千里迢迢来找我，又完全指望中药治疗，我觉得还真是有压力。踌躇再三，反复思索，扼腕长叹啊，难！但是有什么办法，没有办法，我就想我的全通汤是主方，它是有一定开通食道的作用，但是它治疗一口水都喝不下去的患者我还没试过。

第二个，这个老先生形体消瘦，腠理紧致，无汗、舌体胖大、舌苔白，那么符合小青龙汤证。而小青龙汤证在它的或然证中就有"噎"，噎膈的噎，我们平时忽略了这一点，以为就是一般的噎。我这么多年临床中发现，好多食管癌就是小青龙汤证，因为他是一个风寒外束，水饮内停，气机升降失常的表现。

· 需要配合比较峻猛的药

在这两个方子的基础上，我觉得还不够，还是需要比较峻猛的药，我以前也用过硼砂、硇砂，那么我想这次不用可能就不行，所以我在硼砂 1g、硇砂 1g 的基础上，开了小青龙汤、全通汤 5 剂，我们医院代煎，我说你先不用回去，一口一口喝，他说喝不下去，喝不下去就小口一点一点咽，才能药到病所。

同时因为她女儿是中医师，在微信上了解到我，我说正好我这里办王三虎抗癌经验经方抗癌学习班，你愿意听的话就去听。正好第二天我一到学习班上，她女儿来了说：我父亲能咽下去药了！我真是如释重负啊，所以她的女儿也就成了我学习班的学员，并且也以师徒相称。这是最新的一个病案。

·最早治疗的食管癌病例

那最早的呢？在我没有离开第四军医大学的时候，大约是2003年初，我记得是2月份，刚过了年，我在第四军医大学召开了我们陕西医史文献学术讨论会，重点就是由我讲食道癌及全通汤。这个时候我还没有提出寒热胶结致癌，但是我已经认识到了寒热错杂，升降失常，痰瘀互结这种复杂的病机。我也拟定了治疗食管癌的基本方，即全通汤。

当讲完以后，西京医院中医科主任张仲海教授，他说了一句话："王教授好琢磨。"也就是说我这个全通汤的拟定有理论、有思考、有实践。更重要的是陕西省中医药研究员郑怀林研究员当场就说："王教授讲的这个全通汤是对的，因为他把我们村一个食道癌治好了。"原来就是在两年以前，这位研究员的村庄叫土门，是在一个很古老的中原遗址上建立了一个很大的村子，他们要揭碑的时候，叫我们几个人去那里参加揭碑仪式，晚上就分散住农户家里，他就领来一个人，他说这个病人是食管癌，两次的活检证明了，但是就想吃中药，那时候全通汤虽然还没有名字，但是我的理论是（已经）形成了。

在这个会上，郑研究员当着大家的面说我治好了，我说那好啊，把那个方子给我要回来，这是更确切的证据啊，原先我开的方子要回来以后，就写在了我的人民卫生出版社出版的《中医抗癌临证新识》中，大家可以参考。前后相差15年，也就在这15年中间，我治疗了不少食管癌。

·中医对食管癌的认识

下面我们就讲一讲食管癌的问题。食管癌中医称"噎膈"，是中医发现最早的癌症之一，大约在《内经》中就有噎膈的描述，在司马迁的《扁鹊仓公列传》中就有有关描述，那为什么？因为咽不下去了，症状太显著了，太特殊了，所以可以说是最早发现的癌症。也是文献丰富、资料众多、观点活跃、竞争激烈均居各肿瘤之首的癌症。

时至今日，中医治疗噎嗝的整体疗效并未尽如人意，究其原因主要还是对本病的病机缺乏全面准确地把握，我就是在历代医家各执己见中找出切入点的，比如说《内经》提到"三阳结，谓之膈"。有人就理解它是热，这个结怎么就见得是热呢，这个就说不准了。

还有"膈塞闭绝，上下不通，则暴忧之病也"。这个讲得非常好，他是说食道癌往往有重大的精神刺激，《诸病源候论》也强调了情绪对食管癌产生的影响，它说："此由忧恚所致，忧恚则气结，气结则不宣流，使噎。噎者，噎塞不通也。"

唐代药王孙思邈引用的是《古今录验》之说，提出了寒在百病中间的作用，所谓"此皆忧恚嗔怒，寒气上入胸胁所致也"。而朱丹溪强调的是虚，他说多由气血虚弱而成。那张子和就发挥了《内经》"三阳结，谓之膈"。他说："三阳者，大肠、小肠、膀胱也；结谓热结也。"试问，三阳就一定是这三个阳吗？

少阳是一阳，阳明是二阳，太阳是三阳，为什么三阳一定是这三个？"非独专于寒也"。孙思邈认为是寒，张子和认为不光是寒，那让我说那不就是寒热胶结吗。为什么古人有的是说寒，有的是说热，因为古人对于食道癌的治疗，或者说对许多肿瘤的治疗，因为历史条件的限制，他们不可能诊断得非常准确，也很少连续地、动态地、年复一年地诊断疾病。

也就是说，关键的时候用药是可能的，但在这个病以前呢？吃了药再次有效以后呢？缺乏系统全面长期的观察。所以凭借他的临床经验看到寒的时候，他就认为是寒，凭借他的临床经验看到热的时候，他就说是热，当他碰到的病人有明显的情绪损伤，暴怒，抑郁，他就认为是气滞。有的时候比如说疾病迁延日久，他就看到了虚弱的一方面，到了我们现在看癌，历代医家关于噎膈病的论述，各有所长，各有所见，但是缺乏全面中肯之论。

· 病机把握不准确，就不会有好的疗效

现在这个教材对于本病病机的认识，全则全矣，但是有泛泛而谈之嫌，

没有找出病机的特殊性，因而在病因上分为忧思郁怒，饮食所伤，寒温失宜，房劳伤甚。辨证痰气交阻、津亏热竭、痰瘀内结、气虚阳微等。

这种分型论治，有利于教学，看起来头头是道，但是临床上很难对号入座，不能有效地指导临床实践。这也是近几十年来我们过分地强调了辨证论治，忽略了辨证论治的通病。最能体现辨病论治的疾病尚且如此，其他疾病可想而知。《内经》说过："谨守病机，各司其属，有者求之，无者求之。"病机就是疾病发生发展变化的机理，抓住了病机就是抓住了根，抓住了主要矛盾。

近年来，我在肿瘤临床面对这一类恶性的顽疾，不得不进行思考，疗效不尽如人意，究竟症瘕出在哪个环节上？尤其是噎嗝，近2000余年的经验不乏真知灼见，为什么也未出类拔萃？思忖揣摩再三，发现还是对疾病的基本病机缺乏准确地把握，尽管在噎嗝的不同阶段，在不同的病人身上，可以有热、寒、瘀、虚的不同或兼夹，但本病的基本病机是贯穿始终的。只不过是或隐或现，或强或弱。

如果我们抓不住基本病机，就有见痰治痰，见血治血，见血补血之嫌，往往是热伤未已，寒又浮起，润燥则痰犯，化痰则伤阴，且痰邪未化体虚则不耐。因此，我总结出噎嗝病的基本病机是癌毒交布，阴衰阳竭，寒热胶结，痰气血瘀，上下不通，本虚标实，基于这种认识我提出了食管癌的处方，全通汤，全面的全，通畅的通。它的主药，冬凌草30g，石见穿12g。这是辨病用药的。

·食管癌的常用药

大家都知道，冬凌草是针对食道癌的一个特效药，所以我们辨病，先用辨病的药。石见穿有些地方没有，我也用石打穿，可以用到30g。辨证解除症状，咽不下去既有机械性梗阻的原因，也有因为咽不下去刺激导致的肌肉痉挛、食管痉挛的原因，所以威灵仙12g～30g，我平时用的30g缓解肌肉挛急，解除食管痉挛，栀子、生姜寒热并用，栀子12g，生姜18g辛开苦降，降香、赭石、竹茹，降胃气，枇杷叶降肺气，肺气降则胃气降，当归、肉苁蓉、栝楼润胃肠通便。

食道癌表现的虽然是咽不下去，实际上是津液分布异常，津液都化成痰浊吐出来了，组织干涩，失去濡润。不仅是食道，（也）表现在胃肠道。这个虚是本质，所以有人参 10g，12g，15g，个别用少量，不少于 6g。这样寒热并用，和降胃气，气血同补，缓解挛急，辨病用药，就形成了我最初的全通汤。

·全通汤临证加减

当然全通汤在应用的过程中，我也进行了修改和加减。比如说我也常常用麦冬和半夏，麦冬滋阴，半夏降胃气。对于缓解挛急，若威灵仙不足以取效的话，芍药甘草汤加入则足以取效。对于明显的瘀血，蜈蚣、全蝎经常用到。对于确实吞咽非常困难，需要短期用药、解除梗阻的，我一般是硇砂 1g，硼砂 1g 冲化，冲到药中服用。

·陕西名老中医杨宗善老先生在自己的书中专门提到全通汤

值得一提的是我的全通汤自从公开了以后，有许多同行运用和反馈。我的同学范文学就用我的全通汤治好过食管癌。但是最令我感到自豪的是我们陕西名老中医杨宗善老先生，在前两年出的《杨宗善名老中医临证精要》这本书中，有两个肿瘤病例都是食管癌，都是用我的全通汤及其加味治好的。

杨老先生在他这两个医案后写了大约 500 字左右的按语，他说：以上两例，西医诊断食管癌，中医诊断噎膈病，均用全通汤随症加减治疗，均取得满意的疗效。全通汤是中医治癌专家王三虎教授的经验方。对于这个方剂的运用写了很长的分析，以及我以后在报纸上发表的蛤蚧、蝉蜕这些药的新的理解。关键是他最后说：总之，经笔者实践认为全通汤治疗噎膈（食道癌），其效不疑，值得推广应用！

中医这样一个古老的学科，小中医吹老中医司空见惯，八十几岁的老中医说我用了五十几岁中医的方子治好了哪个病，记载到我的书上，确实非常少见，这也体现我们中医一改过去文人相轻的弊端。一改过去自话自说的弊端。我觉得老先生高风亮节，值得我学习！

·古人对食管癌治疗的经验，我在临床上屡试不爽

关于食管癌，我觉得古人的认识还有一方面值得我们重视，就是对预后的判断。因为食管癌的症结就在于津液转化成痰，不能濡润组织，津液、痰气、瘀血凝结，上下不通，那么在这种情况下就是食入则吐，吃不下去。另一个情况是大便干结，一颗一颗的，就像羊粪蛋。

古人已经认识到了津液作为痰涎吐出来了，你说组织哪有濡润的津液呢？所以就表现出胃肠的干燥至极。所以如果大量地吐痰浊，预后就不太好，加上大便干燥如羊屎，预后极差，如果这两个都没有，光吞咽困难，预后比较好。这个是我学古人得出的经验，在临床上屡试不爽。

多年来我治疗食管癌的病案有不少，在我的《中医抗癌临证新识》第二版中记载了西安市公安局的杨先生，这是 2000 年的病案，那么渭南的王先生也是 2000 年的，也有我刚才说的陕西郑先生的，2003 年西安的李女士的，2004 年渭南的江女士的，2004 年河南的赵先生，还有湖北刘先生的这么多的病案。

其实病案的写作，如果是平铺直叙的，我用全通汤治好了谁，那就没必要写了！因为用我们的全通汤就是为治疗食道癌，所以我们一般写出来的病案都有一些变化或者特点，或者给大家以启示。因为人民卫生出版社出版的《中医抗癌临证新识》现在能买到，这些病例我今天就不在这里讲。

·没有公开发表过的有效医案一

我要讲的是还没有公开发表的病例，郭朝虎在西安益群堂国医馆跟诊的时候，一上午就来了两个食管癌的病例，两个患者疗效都觉得非常好，这证明我们的方法是有效的。第一个病例，刘先生，65 岁。2016 年 6 月 5 日，其女代述，近半年来体重下降 5 公斤，确诊食道癌十多天，米饭难咽，偶然呕吐，合并食道静脉瘤，舌红光，根厚腻，病人没来，就用的我的全通汤。

这个时候的全通汤已经是现在改良过的全通汤，壁虎 12g，冬凌草 30g，威灵仙 30g，白芍 30g，甘草 12g，麦冬 30g，半夏 15g，红参 12g，桃仁 12g，当归 12g，降香 12g，代赭石 15g，竹茹 12g，枳实 12g，灵芝

9g，料姜石 30g，枇杷叶 12g，25 剂水煎服，这是 6 月 5 号的方子。

到 2016 年 7 月 3 日复诊的时候，患者自己来了，自述吞咽困难缓解，无呕吐，食后腹胀，大便不成形，不反酸，时有呃逆，口苦，饥饿时胃疼，盗汗，脉细数，舌红，苔滑薄。我辨证是痰热扰胸，上方加黄连，栝楼，合并半夏小陷胸汤，再加栀子 12g，还加了乌贼骨 12g，以护胃散结，24 剂。

· 没有公开发表过的有效医案二

另一个病例（张女士）也是 7 月 3 日这天上午复诊的，患者是 6 月 5 号初诊，这两个病例前后两次郭朝虎都在跟着，所以他印象很深。张女士也是吞咽不畅半年，食少，二便调，睡觉也可以，舌暗红，苔黄腻，脉弦。胃镜结果：胃体癌，病及贲门，低分化腺癌。我也用全通汤，用的是颗粒剂：枇杷叶 12g，黄连 10g，栝楼 30g，威灵仙 20g，土贝母 15g，瓦楞子 20g，干姜 10g，栀子 12g，白芍 30g，枳实 15g，竹茹 15g，代赭石 15g，红参 12g，生姜 12g，甘草 10g，当归 12g，蜈蚣 3g，27 剂，冲化。

到 7 月 30 日上午复诊的时候，她自己讲吞咽不畅缓解，食少，无腹胀，有时候肚子痛，大便少，十天一次，睡觉可以，口苦，时口干，喜热食，恶寒不汗出，舌红苔滑薄，脉弦偏数。近 1 个月体重下降五公斤，我在上方基础上加了黄药子 9g，以增强化痰解毒之力。

· 没有公开发表过的有效医案三

第三个病例，就是河南胶州的王老先生，80 岁，食管癌 1 年半，全身复发转移，已到晚期。西医已经放手了，不愿意再治。患者吞咽困难日渐加重，胸腔大量积液，四肢浮肿，咳喘不能平躺。在这种情况下，2017 年 4 月中旬，其子女通过微信找到我，要求邮寄中药。我开的方子是在自拟全通汤的基础上，取己椒苈黄丸、葶苈大枣汤、泽泻汤以杂合成方，有些人可能就说了，你怎么开了那么多的药。我说没有办法啊，我也想简单，简单不了啊，这么复杂的病我们只能以复杂对复杂。

所以我的原方是：防己 12g，椒目 12g，葶苈子 30g，大枣 10 枚，泽漆 40g，红参 12g，穿山甲 6g，料姜石 30g，灵芝 9g，壁虎 12g，冬凌草 30g，枳实 15g，厚朴 15g，天花粉 30g，麦冬 20g，姜半夏 24g，威灵仙 20g，枇杷叶 12g，川贝母 10g。15 剂邮寄去。

这姐妹两个孝心太重，所以心急如焚！尤其是姐姐，不停地打电话，不停地发微信，任何一个小小的问题都要反复问，实在不厌其烦。我说在这么多微友中间，你是我第一个可能要拉黑的人。我说比如你用针灸治疗的时候、针刺哪个穴，是否能找谁，这些事情我又不在旁边，完全就凭我微信遥控指挥不现实。有时候一个问题反复问，尤其是这个病究竟怎么样，这个病就明摆着，没有必要反复提问。

到了 2017 年 5 月 7 日，她们姐妹两个到了西安益群堂国医馆，我不知道是她们，因为没见过面，她看到我一天看了六七十个病人，忙个不停。轮到她们了，她说我理解你王教授，你是太忙了，我不该那样反复地说。我说看一看你就知道了，她爸吃了我这个药有效，开始能够平躺了，进食虽然还是不畅，以流食为主，颈部、上腹部淋巴结肿块，胃胀满，里急后重，舌红少苔，有裂纹。腹胀，我在上方的基础上去了大枣加大黄 12g，我说现在先吃我开的这个药。

到了 2017 年 6 月 1 日，他们又来找我了，拿着他父亲舌头及面部的照片。我根据大便次数多，胡言乱语，夜不能寐，少腹硬满，里急后重，舌暗红，苔薄黄。辨为下焦热结，桃核承气汤证。在上方加桃仁 18g，甘草 6g，桂枝 10g，肉桂 6g，芒硝 6g，逐瘀血，加 12g 薤白通利大肠气机，28 剂。

老人吃了这个药以后坐到马桶上不肯下来，老拉不净。我说这个其实与药没关系，里急后重本来就存在，这实际上是侵犯了直肠造成的，但是他觉得可能与药有关，我说与药有关你就把芒硝去了，芒硝可能会导致这种情况。结果去了芒硝还不行，其子女反复微信咨询又开始了，最后我没有办法，尤其我当时正好在瑞士讲学，回复的也不够及时。他女儿又焦急万分，逼着我要开药，怎么办？

·又开了灌肠方后很多问题都解决了

6 月 18 号，我就勉为其难地开了一个灌肠的方子。现在的主要矛盾就是每过一二分钟就要开始大便，老人受不了。我的灌肠方是：木香 15g，黄连 12g，白芍 12g，薤白 12g，白头翁 20g，乌梅 30g，甘草 12g，水煎

200mL，保留，灌肠。到 21 号她女儿就跟我微信说：王教授你好。按照你的方法我们已经为老人灌了三次肠，老人确实由原来的一分钟一次坐便，缓解到了能够忍受半小时到两个小时一次，但大便还不太利索。问怎么办？我说继续再灌三天。

到了 2017 年 7 月 13 日，他子女又专门到西安找我看，大便的问题解决了，好多问题也解决了。我说现在既然不肿了，就把防己和椒目去掉。他的儿子再三找到我说不要去防己和椒目，若一去不行该怎么办，他们真是心有余悸！我说我的地盘我做主，有是证用是药，该减的就要减，该加的加。

·对这个病例的思考：重经方而不轻时方

这个病案我觉得用全通汤治疗食道癌是一方面，而我们用己椒苈黄丸、桃核承气汤、泽漆汤、葶苈大枣汤杂合成方，值得大家想一想。我何尝不想用一个方子就解决问题，但是不这样不行，所以这又不是原原本本地用经方，我们抓住了经方的本质，所以也取得了一些效果。

更主要的是，这个灌肠方有如此好的效果，也可见我们平时过分依赖了口服的方法，对局部用药是忽略的。大家知道我们中医是一个厚古薄今的学科，其实我想我们应该厚古不薄今，比如说经方，我们是重经方而不轻时方，认经方而不反对时方，应该是这个态度。但是我们的厚古薄今的思想还是可以看到的。人民卫生出版社出了一本《中医肿瘤治法与方剂》，在 33 万字的方剂书（肿瘤的方剂书）中，只有 5 个现代的方剂。我的全通汤作为治疗肿瘤的有效方剂被隆重推出，我在感谢、自豪的同时，也觉得还应该有更多的现代方剂为广大的医务工作者指明一条新的路。

·语音课评论问答：

学　员：感恩王老师讲解，使我们对中医治疗癌症有了信心，请问王老师，食管溃疡病人，胸骨后疼痛，咽食物时加重，用什么方剂治疗较好呢，谢谢！

王三虎：可参考全通汤，加栀子、连翘、天花粉、白芷。

学　员：王老师您好！服中药的同时喝茶叶水（各种茶水），不会出什么反应吧？我在临床中，服中药担心服茶水，有茶碱，有反应！这次通过学习开阔了我的思路，请王老师给我斧正，谢谢！

王三虎：不和药同时喝就行。

学　员：王老师你好，本讲中关于甘草的详细讲解，使我受益匪浅。近期经你的远程指导，现正运用全通汤对一食管溃疡的病人进行治疗，但全通汤内没有甘草，请问老师为何不用甘草呢？该病人现胸骨后疼痛减轻，尚有乏力，便干不畅，请问老师可否加甘草，请老师予以指导，谢谢！

王三虎：应该用甘草。

学　员：王老师您好，能不能公开您的全通汤？

王三虎：当然，知无不言，言无不尽。只不过，当时考虑讲经方治疗，不宜突出自拟方。既然你提问，我就详细解答。组成：威灵仙30g，白芍30g，甘草12g，蛤蚧10g，冬凌草30g，姜半夏15g，人参12g，黄连10g，生姜12g，枇杷叶12g，代赭石12g，竹茹12g，麦冬18g，栝楼12g，当归12g。

用法：水煎服，每日1剂。

功效：散结开窍，辛开苦降，润燥并用。

主治：食管癌吞咽困难，痰浊上泛，大便干涩。

方解：威灵仙与芍药甘草汤缓解食管痉挛，治其标，蛤蚧、冬凌草辨病论治，治其本。姜半夏、人参、黄连、生姜取半夏泻心汤意，寒热并用，辛开苦降，扶正祛邪。枇杷叶、代赭石、竹茹降肺胃之气。麦冬、栝楼、当归滋润胃肠，与半夏相对，润燥并用，适应燥湿相混的复杂病机。

加减法：水米不入者，加硇砂、硼砂各1g冲服。大便干结严重者加大黄15g，芒硝12g。瘀血征象明显加桃仁15g，水蛭12g，伴疼痛明显加血竭6g，琥珀6g。纯中医治疗者加蟾皮10g。

学　员：王老师您好！想了解一下，您用的颗粒剂与生药饮片是几比几的浓缩？这一付颗粒剂药粉是一次服完还是要分开服呢？谢谢您！

王三虎：我们开颗粒剂是饮片的量。至于折合成颗粒剂实际取多少，是药房的事。颗粒剂一般每天分两次服。

学　员：听王教授讲过，刘渡舟大师曾称赞过您，在我们百姓心中您就是活菩萨，治我老婆的心脏病，以前无论怎样组方效果都不明显，听您讲的方子后,我试验了一下,结果非常有效,现在二、三尖瓣反流差不多好了。在您无私思想的影响下,我把我老师的一个经验分享给同道。食管癌不能进食方:五个干净的、无细菌的田螺放碗里,水浸一夜,少量频饮田螺水,能起到通关之效。田螺五天后放生,另换。自己没试过,因为食管癌不会找乡医治,但老师说有良效。

王三虎:谢谢。

学 员:王老师好!食道癌晚期地患者已经到了滴水不进的地步,您是否能告知如何用药打开瘀堵?您可以提供经临床验证的有效方药吗?谢谢!

王三虎:2017年7月7日。河北省邢台市宁晋县刘先生,68岁。以吞咽困难7个月,水不得入1天为主诉,在其女(中医师)陪同下,初诊于西安市天颐堂中医院。既往有脑干梗塞病史。2016年12月13日第一次出现吞咽困难,经河北医科大学附属四院确诊为颈段食管癌。病理:鳞状细胞癌,低分化。放疗30次,未能控制。刻下:无咳嗽,食欲好,睡眠好,口不苦不渴,平素大便不成形,夜尿2次,劳动时出汗,平时不出汗,舌质淡暗苔白厚,脉沉弦。此等噎而到隔,口水不能下咽,随即吐出的急重症,正是考验中医的时候。观其黑瘦,腠理紧致,无汗,证属风寒外束,肺失宣发,津液瘀浊凝聚胸咽,当以小青龙汤为主(其或然证有"噎")合我自拟的全通汤(《中医肿瘤治法与方剂》)为主。然急则治其标,开通峻药必须打头,不然群雄无用武之地。处方:硇砂1g冲服,硼砂1g冲服,威灵仙30g,白芍30g,甘草10g,生麻黄12g,桂枝12g,干姜12g,细辛3g,姜半夏24g,生五味子12g,守宫12g,冬凌草30g,红参12g,枇杷叶12g。5剂,当即代煎。令其一口一口慢慢喝,虽吐不辍。次日一早,其女即告已能吞咽,感激涕零,马上参加本院正举办的为期一天的"王三虎经方抗癌经验学习班",1200元学费不在话下,拜师如仪云云。下午观其舌津渐化,热像必显,嘱再开方时加黄连9g,栝楼30g,寒热并用,辛开苦降,已有小陷胸汤、半夏泻心汤之意了。经方,经方!

学 员:料姜石是什么药??

王三虎:料姜石,状如生姜,因而得名,别名:蛎石、姜石、礓砺。为黄土层或风化红土层中钙质结核。矿物名:钙质结核。传统典籍记载的功效：用于产后气冲，气噎。外用于疗疮肿毒。现代中医认为此药含有人体必需的多种微量元素，能止血利痰，杀菌消炎，还能抗真菌，降低水中的亚硝胺含量，对人体无毒副作用，具有防癌、抗癌的功能，临床中用于治疗肿瘤具有一定的疗效。

学 员：王老师，第二个病人，舌暗红，苔黄腻，为什么用干姜？

王三虎：药有独到之能，方有配伍之妙。本病病机是寒热胶结，胃失和降，用黄连、栀子配干姜、生姜辛开苦降，取仲景心法。舌反映了痰瘀化热，寒象从辨病的角度也可以推知。

经方诊疗纵隔肿瘤传承实录

今天讲纵隔肿瘤。对于张仲景的《伤寒杂病论》，历代或者明清以后评价越来越高，其中有所谓"字字真言，句句珠玑"者。其实这可能也有点夸张。但是《四库全书总目提要》中指出："仲景书但得其一知半解，便可起死回生。"这句话我觉得深有体会。《经方实验录》是曹颖甫写的，他的学生说了一句话，也是针对仲景书说的"吾人但循其道以治病，即已绰绰有余"。这两句话，我现在真是感觉是实实在在。

·患者服十剂药后又来复诊

我举一个例子，半个月以前，陕西潼关来了一位40岁的男性，肺癌纵隔淋巴转移，不能平躺，面部胀满，颈部肿胀。到西安找我看，我的意思是开一个月的药。他因为实在是没信心了，他说我只取10剂，10剂就10剂呗。结果患者吃完药后又到西安，又要照原方取药。

为什么？非常有效。

·木防己汤合海白冬合汤加了土贝母、山慈菇、水蛭

这是什么方子呢？我当时的方子是这样的。防己20g，生石膏100g，桂枝12g，生晒参12g，海浮石30g，白英30g，麦冬15g，百合15g，姜半夏12g，土贝母15g，山慈姑20g，水蛭10g。大家能看出我是以什么方式为主的吗？应该是木防己汤合的海白冬合汤加了土贝母、山慈菇、水蛭。

木防己汤是张仲景在《金匮要略·痰饮病篇》讲的一个方剂，条文是这样说的："膈间支饮，其人喘满，心下痞坚，面色黧黑，其脉沉紧，得之数十日，医吐下之不愈，木防己汤主之。虚者即愈，实者三日复发，复与不愈者，宜木防己汤去石膏加茯苓芒硝汤主之。"对这一条痰饮重症的条文，我在多年的肿瘤临床中发现，它和纵隔肿瘤或者肿瘤的纵隔转移引起的肿瘤急症，上腔静脉综合征非常相似。

·方中石膏用量

这个方子的一个特点就是用木防己利水，可以理解。生石膏量很大，大到多少呢？大到 12 枚。但是通过我的考证，12 枚肯定是错的。为什么呢？因为 12 枚鸡子大的石膏，需要用多少水来煎药呢，张仲景写得很详细。用多少水和其他一般方剂差不多，是以水六升，这 12 枚鸡子大的石膏，六升的水都未必能淹的住，所以我认为，尽管近代医家对这一条都没有人提出异议，我也没有文献依据说他的考证哪里错了、哪个版本错了，但是我就凭我的推理，认为应该是石膏鸡子大 2 枚，多了一个 10 字，这 2 枚鸡子大的石膏也就是一、二百克了，量也就很大了。

在这里边，痰饮重症为什么要用石膏，历代医家解释不一，其中尤在泾说的最好："痞坚之下必有伏阳。"他的意思是说有坚硬的肿块里面肯定有热，是这个原因。这也是注家的一种巧妙地解释。而实际上，石膏既是透热散热的，更是化凝结之气的。凭什么石膏就没软坚散结的作用呢？这不是明摆着吗，书上没有写，书上没写的东西不一定没有啊！这一条我认定石膏就具有软坚散结、透邪的作用，所以量要大。

尤在泾还说了"吐下之余，定无完气"，说因为这是误治了吐、下，所以用人参，这倒是有道理的。我看这就是肿瘤的纵隔转移或是纵隔肿瘤的严重阶段，用防己利水、石膏散结、人参益气、桂枝化饮，非常好的一个方子。

·此方临床效果明显

这个方子我在肿瘤科住院部经常用它治疗上腔静脉综合征，上腔静脉综合征的病人有一个很明显的特征，他一进病房就能看见面赤，进一步来说就是发紫，肥头大耳、颈部肿胀、端坐呼吸，这一看就是木防己汤证。客观地说我这么多年用木防己汤治疗上腔静脉综合征效果明显，可以为同道坦言。

当然木防己汤证是不是只是一个上腔静脉综合征？它是不是心衰？有的人说有心衰，我想这个可以从心衰的角度理解，但是治疗上腔静脉综合征，我们是行之有效地用了这个方子，更能说明它是纵隔肿瘤的是后面的话："虚者即愈，实者三日复发。"虚的患者用了三剂就好了，实者三日还复发了。虚者不好治，实者好治，实者三日还复发，为什么？

"虚"就相当于我们说的心衰了，通过强心利水治疗以后，好了。"实"就是实体瘤，就是肿块，虽然是有效的，但是过了几天又复发了。张仲景说"复与不愈者，宜木防己汤去石膏加茯苓去芒硝汤主之"。用了这个方子以后，石膏具有软坚散结的作用，对实体瘤有效，但是还没痊愈，热邪也去得差不多了，就减去石膏加茯苓、芒硝。茯苓利水没问题，芒硝可是实实在在的消肿瘤的。

张仲景的硝石矾石散，好多火硝、朴硝，硝石都是治疗肿瘤的软坚散结的有效药，之前天颐堂中医院还有一个病人看了半年，我没记住他，但是我觉得这个病人像正常人一样，他说是的，我一看我开的原先的方子，我说你当时可是非常重的，他说是的，上腔静脉综合征。就是我以木防己汤为主治疗的思路取得了非常满意的疗效。

那么我在今天刚开始讲的这个病例中，土贝母、山慈菇就是化痰软坚散结，加水蛭活血利水，因为上腔静脉综合征明显有瘀血，所以可以说我治疗上腔静脉阻塞综合征用的木防己汤加味。如果是肺癌引起的那我就配合了海白冬合汤。

· 语音课评论问答：

学 员：您好王老师，关注您已经很久了！请问肺癌并发上腔静脉综合征有好办法吗？

王三虎：木防己汤。

学 员：王老师，还是要请教您，有关肺癌上腔静脉综合征的治疗，您说的木防己汤，处方是防己18g，桂枝9g，石膏18g，杏仁12g，滑石12g，白通草6g，薏苡仁9g。是这个吗？在原方基础上还有其他辨证加减吗？感谢您！

王三虎：防己18g，桂枝9g，石膏80g，杏仁12g，滑石12g，白通草6g，薏苡仁90g，红参12g。

学 员：王老师，您的木防己汤中的薏苡仁90g，是生薏苡仁还是炒薏苡仁？弟子愚钝，感谢您！

王三虎： 生薏苡仁。

学　员： 老师，石膏一般多少克以上才可以达到清热的效果？

王三虎： 成人在 15g 左右。

学　员： 您对于首发癌症病人主张放化疗吗？

王三虎： 站在医生的立场上，以病人的利益为标准，实事求是，区别对待，正确公平对待手术和放化疗。

学　员： 请问老师两个问题：①若是一时买不到芒硝可以用玄明粉代替吗？②癌症患者病性需用芒硝，但其长年腹泻是否仍可用之？

王三虎： 可用玄明粉代替芒硝。腹泻则去之。

学　员： 老师，防己指木防己、粉防己、汉防己哪一个，还是哪个都可以？

王三虎： 现在开防己就行，没木防己、汉防己之分。

学　员： 请问老师，很多晚期肿瘤已有肝肾损害，中药一般怎么用，两天一剂，还是服两周停几天？

王三虎： 一天一剂，可以适当停一两天。

经方诊疗胸腺瘤传承实录

·胸腺瘤临床表现

胸腺瘤约占纵隔肿瘤的 50%，此外还有畸胎瘤等，我在纵隔肿瘤中以胸腺瘤为主讲。上节课讲的木防己汤就是治疗广义的纵隔肿瘤及纵隔转移瘤的效方。就胸腺瘤来说，临床表现可以无症状，50% 的患者有胸痛、胸闷和呼吸困难，部分患者有消瘦、乏力等。从临床实际来看，中医典籍中对本病有一定的认识。

·《伤寒论》对纵隔肿瘤的描述

《伤寒论》166 条曰："病如桂枝证，头不痛，项不强，寸脉微浮，胸中痞硬，气上冲咽喉，不得息者，此为胸有寒也，当吐之，宜瓜蒂散。"说明病因是风寒入胸中，证候是寸脉微浮，胸中痞硬，气上冲咽喉，不得息，从病机上来看，系胸中寒痰阻滞，病位在上，有上冲之势，治法宜吐，方选瓜蒂散。我认为这一条描述的就是纵隔肿瘤，还有一个佐证，那也就是说 167 条是实实在在的肿瘤，166 条如果是瓜蒂散，我认为是纵隔肿瘤的话，167 条就是腹部的肿瘤，这个大家都比较公认，因为他的原话是"病胁下素有痞，连在脐旁，痛引少腹，入阴筋者，此名藏结。死"。张仲景条文排列的意义昭然若揭。

·胸腺瘤的病因病机

由于对胸腺瘤的病因病机，我们认识得还不太清楚，它的病因病机也比较复杂，临床症状不典型，病位与心脏很近，所以在《金匮要略·五藏风寒积聚病脉证并治第十一》有一些类似的描述："心中风者，翕翕发热，不能起，心中饥，食即呕吐。心中寒者，其人苦病心如噉蒜状，剧者心痛彻背，背痛彻心，譬如蛊注。其脉浮者，自吐乃愈。心伤者，其人劳倦，即头面赤而下重，心中痛而自烦，发热，当脐跳，其脉弦，此为心藏伤所致也。心死藏，浮之实如麻豆，按之益躁疾者，死。"这段话基本上是历代注家无解的，可以看出，本病的症状有所补充，还有和胸痹心痛鉴别的意思，治法上从"自吐乃愈"可以意会，脉象在诊断上意义重大，预后更符合胸腺瘤的晚期实际。

宋代的《圣济总录》较全面地反映了北宋时期医学发展的水平、学术思想倾向和成就。其中"膈痰者，气不升降，津液痞涩，水饮之气聚于膈上，久而结实，故令气道奔迫，痞满短气不能卧，甚者头目眩晕，常欲呕吐"这一段话，承上启下，是对胸腺瘤病位、病因、病机、症状的权威论述。

明代王肯堂的《证治准绳》杂病篇也认识到以往说的"膈痛"与心痛不同，心痛则在岐骨陷处，本非心痛，乃心支别络痛耳。膈痛则痛横满胸间，比之心痛为轻，痛之得名，俗为之称耳。对本病的病机和治法也多有经验："膈痛多因积冷与痰气而成，宜五膈宽中散，或四七汤加木香、桂各半钱，或挝脾汤加丁香。膈痛而气上急者，宜苏子降气汤去前胡加木香如数。痰涎壅盛而痛者，宜小半夏加茯苓汤加枳实一钱，间进半硫丸。"值得借鉴之处甚多。那也就是说《圣济总录》中把胸腺瘤叫作膈痰，《证治准绳》中把胸腺瘤叫作膈痛，是两个病名。

· 升陷汤是治疗胸腺瘤早期的主方

张锡纯的升陷汤实际上就是治疗胸腺瘤早期的主方。原文是"治胸中大气下陷，气短不足以息。或努力呼吸，有似乎喘。或气息将停，危在顷刻。其兼证，或寒热往来，或咽干作渴，或满闷怔忡，或神昏健忘，种种病状，诚难悉数。其脉象沉迟微弱，关前尤甚。其剧者，或六脉不全，或参伍不调"。但是这个大气下陷究竟是什么，没有人做出确切的解释，也没有人和胸腺瘤相联系。那么我认为这就是胸腺瘤，因为胸腺不该长的长了，长了以后胸中的大气就没地方待了。

升陷汤是由黄芪、知母、柴胡、桔梗、升麻组成。张锡纯对大气下陷证的病因及病程发展的看法和我提出的"结胸病是恶性肿瘤的胸腹部转移"有异曲同工之妙。他怎么说呢，他说"其证多得之力小任重或枵腹力作，或病后气力未复，勤于动作，或因泄泻日久，或服破气药太过，或气分虚极自下陷，种种病因不同。而其脉象之微细迟弱，与胸中之短气，实与寒饮结胸相似。然诊其脉似寒凉，而询之果畏寒凉，且觉短气者，寒饮结胸也"。

· 胸腺瘤的产生，内因是肾虚

我认为胸腺瘤的产生，内因是肾虚。胸腺可以说是先天之精的另一储藏室。20 岁以后，退出历史舞台。所以，当 20 岁以后，先天之精得不到后天之精及时补充的情况下，才发生本病。最虚之处，便是留邪之地，因此发病年龄多在 20 ～ 40 岁。先天之精得不到后天之精及时补充的最主要原因是劳力伤脾，大气下陷。所以，胸腺瘤经常伴有重症肌无力，约占本病的9% ～ 28%。临床上怎么治疗胸腺瘤，我学习了邓铁涛老先生的经验，用大剂补中益气汤加牛大力 30g，五爪龙 30g，千斤拔 30g，这 3 个药都是号称南黄芪的药，南方的药，但是还是可以买到的。在补中益气汤里面，我真不讲究量大取胜，我讲究几个补气药同时用，比如说黄芪 90g，人参 15g，太子参 30g，党参 30g 同时用，既能增强补气之力，又能各自互补，弥补了某一味药的药性的单薄。

· 医案

张女士，50 岁。2017 年 4 月 15 日初诊，因晕厥发现恶性胸腺瘤两年，心包、胸腔、腹部积液，两次抽液，服十枣汤呕吐腹痛，拒绝手术。

时值我在乌鲁木齐市中医院讲学，以气阴两虚、痰饮内停立论，用木防己汤、葶苈子大枣泻肺汤加味：防己 15g，桂枝 12g，生晒参 12g，石膏 30g，黄芪 40g，党参 15g，白术 12g，太子参 12g，葶苈子 30g，大枣 50g，杜仲 15g，独活 15g，海浮石 30g，栝楼 30g，天花粉 18g，大黄 6g，陈皮 10g，浙贝母 15g，瓦楞子 30g，猫爪草 15g，茯苓 12g，炙甘草 12g。

水煎服，每日一剂。

2018 年 3 月 28 日西安市天颐堂中医院复诊，自述坚持服药一年，不变方则气力增，稍有变化则不适。刻诊胸闷气短，口干，大便干，左下颌硬块如鸽卵，近日咯血三次，其中有块状物吐出，最大如小拇指。经近日复查CT，心包、胸腔、腹部积液消失，右上纵隔不规则肿块75.6mm×52.8mm，累及右肺上叶前段支气管起始部。

口腔溃疡易发，心悸，口干，呕血晨起甚。舌红苔薄黄，脉滑数。

分析证候，宿疾虽已控制，痰饮消退不易，仍需固守阵地。

然肝火犯肺之咳血为急，心胃之热当顾，痰毒成为主要矛盾，乃以木防己汤、黛蛤散、海白冬合汤加味：防己15g，桂枝10g，生晒参片15g，生石膏80g，玄参30g，海浮石30g，白英30g，麦冬30g，百合30g，炒杏仁15g，海蛤粉30g，青黛6g，土贝母30g，山慈菇15g，煅瓦楞子30g，代赭石12g，栝楼30g，黄连10g，姜半夏30g，甘草10g。14剂。

2018年4月15日我恰巧又在乌鲁木齐市中医院讲学出诊，其子持舌头、面部照片，谓咯血止，口干减，睡眠好，气力增，大便畅，小便利，唯午后脚肿，左胸痛。舌苔黄厚。上方加知母12g，天花粉30g，土茯苓30g，前胡15g。

按语：用药精炼是经方的特点之一。即使是张仲景本人，面对复杂病情时，也常常超过13味，如鳖甲煎丸、麻黄升麻汤，薯蓣丸等，这是从实际出发。

面对恶性肿瘤的复杂病机，我常常不得不合方，用大方，尤其面对20味以上处方时，每每颇犯思量，竟不知何当去，何不当去。斯大林说过："胜利者是不受谴责的。"但我还是希望处方小些，再小些。当然对于青年中医来说，还是从小方起，稳扎稳打，步步为营。先做好班长、排长，再向将军看齐。

经方诊疗肺癌传承实录

· 肺癌是一个大部头的戏

肺癌是发病率最高的癌症，也是我最有个人心得，最能将古今联系，相应地说，经验也最多，效果最好的一个。所以肺癌是一个大部头的戏。

那么我先从两个病例说起。在我即将退休前的一个月左右，2017 年 5 月 19 日，我在上午的门诊上碰到了两个老太太，都是长期吃我的中药，效果很好的病例，所以我很兴奋。第一个病例，周老太太，74 岁。她 2005 年 9 月做了肺癌手术以后，不愿意化疗，找我服药一年余，因为没自觉症状，自行停药。到了 2017 年 5 月 11 日，因为痔疮在柳州一个三甲医院复查，发现肺癌复发，在 5 月 19 日她就找到门诊，我一看，12 年前，她肺癌手术以后坚持吃我中药一年多，没有任何症状了以后停药，现在复发了，说明我们的治疗是有效的。这就是一个我治疗肺癌效果比较好的一个病案。

无独有偶，另一个王姓老太太，68 岁。2012 年 2 月右肺癌手术后坚决不愿意放化疗，坚持在我门诊用中药治疗两年半，也是这一天到门诊来了，我看到病历后就给她进行了复查，没有复发，没有转移，为什么在短短的一天内我们就看到这两个可以宣扬的病案都是肺癌，因为我提出了"肺癌可从肺痿论治"的观点，我们大家都知道中医抗肿瘤的情况，在这 60 多年间，做了许多铺路建桥的基础工作。但是，多半还局限于某一个治法，某一个药物的研究，对于肿瘤疾病本身的研究是欠缺的，不仅是古今接轨的方面，我们往往把古代的文献简单地提两句，实际上剩下的都是用最简单的中医知识想解决最复杂的癌症问题，所以主客观不一致，效果也就大打折扣。

· 经过深思熟虑 提出肺癌可从肺痿论治的观点

由于我自己学《伤寒论》出身，对《伤寒论》的姊妹篇《金匮要略》

也是非常热爱，大部分条文能背下来，但是，也和大家一样，觉得《金匮要略》不好研究，零零散散、续续断断，不像《伤寒论》，首尾相贯，如环无端，当我到了临床作为肿瘤专家面对众多的疾病的时候，我真说不清是哪一天、哪一次、为什么我发现了肺癌和肺痿的关系，我就带着这个肺癌的问题，突然发现两者太相似了！由于我个人对《金匮要略》的熟悉，对经方的熟悉，很快就有了肺癌可从肺痿论治的观点。

我是从 1998 年前后从事专业中医抗癌工作的，《肺痿从肺癌论治之我见》的论述最早发表于第四军医大学办的《抗癌俱乐部》，2004 年 3 月，1 至 6 页，正式发表在《中国中医药报》2005 年 2 月 21 日的第 7 版，用了大幅标题，"肺癌可从肺痿论治"观点的提出至今没有任何负面的问题，说明我这个观点是有据可查。到了 2007 年我博士研究生毕业的时候就是以《肺癌的中医治疗的理论和实践》为博士论文题目进行了进一步的深入研究。我的博士导师是第四军医大学西京医院中医科主任王宗仁教授。为此，我们还在《中医杂志》《中国中西医结合急救杂志》等有关杂志发表了有关肺癌和肺痿关系的论文。

张仲景在《金匮要略》中有关肺痿的内容，我认为基本符合现代医学有关肺癌的论述，而且从病名、病因病机、临床表现、鉴别诊断、分型论治、预后判断以及病情转归等等，都有详细具体甚至是超前的论述。可以说，在《金匮要略》乃至整个中医体系中是很少有某一个病能达到这样全面丰富程度的，也就是说肺痿的辨病论治已经达到了空前绝后的程度，要说的就是我们现在过多地强调了辨证论治，忽略了本来也是长处的辨病论治，我们对辨证论治的发扬是以丢掉了辨病论治的这个长处为代价的，教训深刻。

我们平时所看的中医肿瘤有关书籍中，虽然也提到肺癌，但中医古籍、文献中间的记载，它往往说类似肺癌的症候，散在"肺积""息贲""咳嗽""喘息""胸痛""劳咳""痰饮"等，这个意义不大。往往是仅仅作为引文中的样子而已，没有落实到实际处，即使内行引用最多的认为相当于肺癌的肺积，如果积聚相当于肿瘤的话，肺积相当于肺癌，这个好像听起来名称上是对的，实际上肺积最早就见于或者仅见于《难经》五十六难，"肺之积，名曰息贲，在右胁下，覆大如杯。久不愈，令人洒淅寒热，喘咳，发肺壅"，让我看来，这实际上就是肝癌的肺转移，而不是原发性肺癌。从病名来看，肺痿这个病名的提出是非常有先知先觉或者是非常聪明的。

我们已经从字面上接受了积聚与肿瘤的关系，就不大容易理解痿与肿瘤的关系。在肺的肿瘤叫痿，是有其病理基础的。现代医学能够看到肺癌产生的肿块引起了肺不张、肺萎缩，最早的 X 线、CT 可以发现胸膜凹陷征甚至严重的时候胸腔塌陷，一侧的胸腔明显的凹陷。所以古人说这个肺痿还是抓住了疾病的特征。

张仲景之所以把肺痿作为一个非常重要的辨病论治的典范，就表现在他对病因病机的详细了解，我们学习张仲景的《伤寒论》《金匮要略》都应该前后呼应，从全书来看，找出证据。如果说简单一个肺痿好像还证据不充分的话，也就是说孤证不立，一个证据不成立，那么《金匮要略·五脏风寒积聚病》中间有一段话，令人深思。你首先看这一段话出在"五脏风寒积聚病"，可以说它主要是讲肿瘤的，甚至主要是讲腹部肿瘤的，但是讲腹部肿瘤的时候，我们先哲张仲景是把上焦、下焦、中焦的肿瘤并列起来讲的，这样就省了一些笔墨，更容易理解，所以他说"热在上焦者，因咳为肺痿"，这个热，我们可以理解为肿瘤，肿瘤在上焦者，因为它的咳嗽，我们诊断出它是肺痿。摸不到，有胸腔，所以根据症状。"热在中焦者，则为坚"，坚强的坚，那也就是说肿瘤如果在中焦的话就有肿块，坚硬的肿块我们可以摸到，"热在下焦者，则尿血，亦令淋秘不通"，那也就是说如果肿瘤在下焦的话它是盆腔，也摸不到，在古代的条件下摸不到怎么办，它有尿血，尿痛，大便不通，也可以判断。我想他在《五脏风寒积聚病》把上中下三焦的肿瘤并列起来，这个时候提到肺痿，更能证明肺痿就是肿瘤。从病因病机方面来看，张仲景之所以把肺痿作为一个非常重要的辨病论治的典范，就表现在他对病因病机的详细了解上。古人虽然没有现在的仪器设备，但是临床医生真正是临床医生，他的观察是细致的，问诊是细致的、认真的，总结是到位的。

金匮要略·五脏风寒积聚病

师曰：热在上焦者，因咳为肺痿；热在下焦者，则尿血，亦令淋秘不通。大肠有寒者，多鹜溏；有热者，便肠垢；小肠有寒者，其人下重便血；有热者，必痔。在中焦者，则为坚；

图 7 《金匮要略》条文

· 糖尿病与肿瘤关系密切　它们具备共同的病机

在《金匮要略》这一章中，张仲景说"肺痿之病，从何得之"，首先就提出来这个肺癌是怎么得的。现在我们说肺癌是抽烟引起的，结果两口子抽烟的没得，不抽烟的得了，说是环境污染、大气污染，现在有大气污染，1800 年以前的汉代，难道大气也这么污染吗？在当时肺癌也应该是癌症中发病率最高的，甚至还是常见病、多发病，要不然张仲景有这么丰富的经验。你看他讲到这个病因的时候，他回答"师曰"，自己问自己答，"师曰"，是怎么得出的呢？"或从汗出"，有的人是因为汗出过度，"或从呕吐"，有的人是因为经常呕吐，这个"呕吐"包括治疗采用的吐法，那个时候很常见。"或从消渴"，当然我们现在把消渴和糖尿病完全简单地并述，不一定准确，但也差不多，虽不够，亦不远。

那么在 1800 年多前张仲景就提出来"消渴"——糖尿病，与肺癌有密切的关系，现代医学越来越证明糖尿病与肿瘤的关系是密切的，为什么？

我认为，它实质上是具备共同的病机，这种共同的病机就是湿热未去、阴液已伤。用我的话叫"燥湿相混致癌论"，程度严重了，就是癌症了。

·燥湿相混致癌论

一种燥湿相混的病机长期存在，不仅仅是肺癌之所以难治的原因，也是糖尿病之所以发生的原因，终身服药效果也不那么令人满意的原因。可见张仲景当时观察是非常详细的，而且是由于小便次数太多，有的大便难，又用泻下药，重亡津液，故得之。那这段话的意思是什么呢？主要强调了阴虚，阴液亏虚，肺失濡润，则为肺痿。从临床表现上来看，肺癌以咳嗽为第一临床症状的（比例）约占54%，这种咳嗽多为刺激性、阵发性呛咳，常有咳可不净的感觉，无痰，会有少量泡沫、白腻痰，甚至伴有气管哮鸣，这是西医的说法。

而张仲景在肺痿这一个病下，提到了咳嗽、咽喉不利、浊唾涎沫、气急、喉中水鸡声，就是西医所谓的气管鸣。通常的气管鸣叫哮。那么在张仲景书中，在以前的《内经》中，没有"哮"字，只有"上气"，《金匮要略》中5次提到了"上气"，我想"上气"就是"哮"，因为"喘"记得次数太多了，没有"哮"，而哮喘本来就是一个病，也是一种典型的症状，所以张仲景在肺痿中间也多次提到上气，这可能是由于肿瘤沿着支气管壁浸润生长造成广泛狭窄，以至于通气不良，到晚期的淋巴结转移，压迫大气管或（隆突），弥漫性肺泡癌，胸腔积液、心包积液等均可引起哮喘。当然气短的症候，也可以占到12.8%，咳血或者血痰，这是肺部的肿瘤组织破溃所致的。西医认为以咳血为第一症状出现的肺癌占18.9%。张仲景虽然没有明确说肺痿有咳血，但是到了明代医家王肯堂的《杂病证治准绳》中就明确提出"肺痿"或"咳沫"或"咳血"，说明古今医家，代有发展。

胸疼是很常见的一个肺癌的症状，张仲景是在肺痿和肺痈并列提出时，从另一个方面反映出肺痿也有胸痛的，所以他说"咳即胸中隐隐痛"，这本来就是肺痿的症状，"脉反滑数"，那就是正常的话，脉数不应该滑数，现在反滑数，那就不仅仅是肺痿了，那就是肺痈咳唾脓血。从张仲景描述的在肺痿中间遗尿、小便数……必眩来看，就是肺癌脑转移的症状。我个人发现了肺癌应该从肺痿论治，或者说现代医学的肺癌基本上相当于张仲景所讲的肺痿，这样的话，张仲景在肺痿中间的六个方剂，著名的经方就有了用武之地。

· 麦门冬汤

我们看看第一个麦门冬汤，麦门冬汤治疗的是气阴两虚、痰浊上犯型，这是初中期的主要证型，症见咳嗽、咽喉不利、浊唾涎沫、气急、胸疼，或痰中带血、发热，舌红而干，苔少或花剥，花剥苔是癌症的一个典型症状，典型的舌象，也就是燥湿相混在舌头上的充分表现，甚至是特征性表现。我们以前碰到花剥苔，没有燥湿相混这个概念，所以老是说心肺阴虚，那既然没有舌苔的那一块儿是心肺阴虚，那么它残留的那一块儿厚浊的舌苔呢？是什么呢？就是痰浊。所以花剥苔实际上是痰浊与阴虚并见燥湿相混的典型表现。脉象如何？脉数，张仲景在伤寒论中就提出，"数脉不时，必生恶疮"，那么在这里他的数应该是虚数，数而无力的是虚的表现，代表方是麦门冬汤。

张仲景的麦门冬汤只有六味药，它主要是大量的麦门冬和半夏、人参、甘草、粳米、大枣配合，具有滋阴益气、化痰降气之功，用于气阴两虚痰浊上犯的肺痿。麦门冬汤用麦门冬滋养肺胃之阴，清降虚火为君。半夏降逆化痰为臣，实际上还有人参的益气生津作用。大枣生津液为主，甘草、粳米益胃气为使。六药合用使肺胃气阴得复，则虚火平、逆气降、痰涎清、咽喉利，咳喘治愈，而麦门冬汤中最出彩的对药是麦冬和半夏，麦冬滋阴润肺，兼清虚火，半夏燥湿化痰，兼以散结，两药合用，麦冬使半夏不燥，半夏使麦冬不腻，趋利避弊，相得益彰，可谓千古妙对。

以前因为没有燥湿相混的概念，虽然我们把麦门冬汤用于治疗好多疾病，但是在理解上还是有欠深入、偏颇的，比如说他认为这就是滋阴的，因为麦冬7升，半夏只有1升，所以说麦冬量很大，半夏量很小，是辅佐。是辅佐吗？这个问题我认为不是。麦冬用7升是量大，半夏用1升，量不小。因为在《金匮要略》13个方子都用过半夏，10个方子都是1升，因为药和药不一样，麦冬用7升可以，半夏用7升的话，人早都不在了。所以半夏的1升几乎是正常量。就是润燥并用，两两相对，相反相成。这个配伍非常巧妙，也是针对燥湿相混的典型对药，不仅仅适用于肺癌。

·甘草干姜汤

第二个证型是甘草干姜汤证，肺中虚寒、痰蒙清窍，这是肺癌晚期的主要证型，属于阴损及阳、阴阳离决的危重阶段。当然有些人体质偏于虚寒，也可能他就是肺中虚寒、痰蒙清窍这一个证型，一开始就出现的，一发现就是这个，他这个表现是一派虚寒之象，重点是舌黯淡，苔白滑，表情淡漠，气力全无，身体蜷缩，怕冷恶寒。张仲景用甘草干姜汤，单刀直入，药少效宏。张仲景这一条还讲得比较多，所以他说，"肺痿，吐涎沫而不渴者，其人不渴，必遗尿，小便数，所以然者，以上虚不能制下故也，此为肺中冷必眩、多涎唾，用甘草干姜汤以温之，若服汤已渴者，属消渴"。

还有鉴别诊断，是用炙甘草汤。炙甘草4两，炮姜2两。中医的经典方常常有个特点，病情越重，药越少。你看这么重的病，他只用2味药，炙甘草4两、干姜2两，这合到我们现在呢？炙甘草相当于15g，我一般使用炮姜12g。当然还可以用炙甘草20g，干姜15g，我一般是这样配伍的。那么这个症状，这个方剂，看上去轻巧，这个没问题啊，没有经过实践，可能还不一定有把握、有信心用它，只有经过临床实践，我们才能更深入地体会出配方的奥妙。

2004年3月，我由第四军医大学自主择业，到了西安市中医院肿瘤科。到了以后，在病房第一个碰到的病例就是甘草干姜汤证。作为一个初来乍到的专家，主治医师领上我查房，我看来看去这个人就是肺中虚寒。但是，我也想，如果我们用白花蛇舌草半枝莲普通的方子辨证论治这个也没错，加加减减，我要用纯粹的经方甘草干姜汤，那可是需要一定的胆识的，我就再三地询问、确认、排除、最后决定用甘草干姜汤，因为他舌淡，痰中带血，不渴，不想喝水，我也看到了他的怕冷，当然具体症状我们当时没记那么详细，这个病例算是我一个医话吧。

我的印象是当时开了4剂药，就这2味，面对住院病人我们开的中药仅仅用了两味药，也还不是一般医生敢这样开的，4剂先试试效果。那四天以后呢，我就忐忑不安，因为主治医师没有叫我再去看。到了第八天还是第九天，反正8剂药吃了以后，主治医生说你跟我再去看看这个病人，我对患者说："怎么样啊？"他说："可以。"我一去，他自己也感觉到好多了，我信心大增，我记得他是甘肃的病人，我说那你吃这个药感觉怎么样，他说非常好。我说："你这个热药你吃了以后口渴吗？"他说，"不渴"。我说："那不渴就是肺痿。"张仲景说过了，渴者是消渴，为什么呢？因为肺癌的虚寒更甚，是痼冷沉寒。消渴，它也有阴损及阳的症状，它的寒比较重，所以当用了甘草干姜汤几剂以后，它可能很快就转化。

既然还到矫枉过正的效果，那我就继续用这个方子。可能在两三年以后的月初，我在西安，也是中医院，门诊上有一个大学生和她妈妈给她外公看病，叫我出诊，人来不了，我就去了，在一个低暗阴冷潮湿的房间，一楼平房中，一个蜷缩的老人，痰中带血，衣被厚，舌黯淡，神情淡漠，我就抓住了这个特点，我说这就是甘草干姜汤证。炮姜就是止血的、回阳的，甘草就是扶正的、益气的，我记得我用药反正很少，好像还用了人参、当归，病情得到了控制，效果还是得到了患者的肯定的。

到了柳州的时候，有一个姓王的老先生患了肺癌，也属于肺中虚寒，但是甘草干姜汤有效，还不足以解决这个问题的时候，我也曾经推荐他用生硫磺。大家知道，硫磺原是火中精，肺中虚寒到了极点的时候，甘草干姜汤也未必就能扭转的过来，我 1984 年发表过生硫磺治遗尿的文章，我拿上我的杂志上的文章，拿着张锡纯关于生硫磺服用方法以及治疗好多疑难病症的资料，给这个患者做工作，因为医院的生硫磺开不出来的，不让开，不能内服，而张锡纯是内服的，我也有用内服药治疗疾病的经验，所以我给这个老先生推荐，也取得了一定的效果，这就是说甘草干姜汤证如果还不行，我们可以考虑生硫磺。当然用多少呢？1g，2g，3g，嚼服，不一定要冲服，就是生的，主要是没味儿，效果还行。

· 射干麻黄汤

第三个证型就是中医都知道的喉中有水鸡声，射干麻黄汤。应该说它属于痰热黏滞、气机不利型。这个症候，早中晚期均可见到，只要确诊是肺癌或者说只要他表现出咳嗽气急，即使不是肺癌，即使没有确认肺癌，只要有喉中痰鸣。我经常问患者喉中有痰声吗？是否有痰声辘辘？若有，这那就是射干麻黄汤证。射干麻黄汤，我们的用途很广，但是它是不是就是治疗肺痿的主方？是不是治疗肺癌的主方？尽管我们用于治疗小儿疾病，用于咳嗽气喘，只要喉中有痰鸣，但是肺癌的用处最多。如果急则治其标的话，射干麻黄汤就是肺痿中间急则治其标的典型。这个方子效果很明显，推荐给大家。

·皂荚丸

第四个证型就是皂荚丸。皂荚丸证型是针对的顽痰壅滞、肺失宣降，证型特点是不能平卧、痰稠而黏，甚至成条成块，有弹性的情况。在这种情况下用什么药呢？张仲景用的皂荚丸。实际上只有两味药，皂荚和大枣，皂荚燥湿化痰燥烈之性强，用大枣润燥，减少了皂荚的燥性，同时润燥并用，针对了燥湿相混的病机，应该说对这种顽痰胶固还是有明显效果的，可以和其他方并用。张仲景的原文是"咳逆上气，时时吐浊，但坐不得眠，皂荚丸主之"。

·厚朴麻黄汤

第五个经方是厚朴麻黄汤，也可以说是第五个证型。表寒内热、肺气上逆。它实际上是肺癌的早期，邪气从外而入，立足未稳，张仲景简单地提到"咳而脉浮者，厚朴麻黄汤主之"。肺痿到底是什么病，大家不了解，所以在我们的内科教材上有 48 个病名，只有肺痿没有被提到相当于现在什么病。你不搞清肺痿是什么病，你就不知道厚朴麻黄汤怎么用，因为它是咳而脉浮，是在肺痿这个病的前提下说的。脉浮不仅仅是浮，它是风邪入里的疾病在早期的表现。咳，定位为肺，浮，定位为风邪入里的早期。那么这个怎么理解？早期怎么知道它就是肺痿呢？现在就好办多了，他基本上就相当于西医的肺中结节，经常是体检时发现的。西医的办法是观察。中医的办法呢？用厚朴麻黄汤。如果不是这样理解的话，真正是将良方置于无用武之地。

厚朴麻黄汤降肺气、解表邪、散寒、清里热，为什么以厚朴作为君药，应该说知道的人很少。按我们一般讲方剂的方法，厚朴降肺气为君药，麻黄解表寒、石膏清里热为臣药，半夏、杏仁化痰并助厚朴降肺气平喘，干姜、细辛、五味子通降肺气、止咳为佐药，再以小麦甘平养正为使，面面俱到。实际上厚朴之用大有说道，厚朴是善化凝结之气，散凝结之痰，邪气入里，外邪入肺。风邪，不管是否伴有寒还是风热侵入肺以后与宿痰相凝结，导致了肺气上逆、咳嗽。在这种情况下，中医的最大长处是和解为上。和解，分化。善治者治皮毛。当邪气入体的时候，我们是竭尽全力拒邪于外，这也是中华民族传统文化的智慧。

厚朴就是和解、驱邪于外、分解正邪的一个代表性的药物。那么能证明厚朴分利正邪的还有半夏厚朴汤。治疗梅核气的半夏厚朴汤非常著名。痰气凝结咽喉。为什么要用厚朴？说是厚朴理气，那理气的药多了，为什么要用厚朴呢？因为厚朴善化凝结。更能证明厚朴善化凝结的还有达原饮，达原厚朴与常山，草果槟榔共涤痰。邪气由表入里，直入膜原，几乎到了分解邪气于外的最后关头，我们的古人温病学家还是用到了厚朴，分解邪气使邪气从外而出，不至于把整个家庭打的稀巴烂，明代医家李中梓《医宗必读》的积聚病中间列了古代典型的肿瘤的五个疾病，肥气、息贲、伏梁、痞气、奔豚，这五个典型的肿瘤有五个方剂，肥气丸、息贲丸、伏梁丸、痞气丸、奔豚丸。实在有意思的是，这五个治疗肿瘤的代表方剂中每个方中都有厚朴，而且厚朴的量很大，最大的是 8 钱。息贲丸、肥气丸、伏梁丸、痞气丸，厚朴都是 5 钱，奔豚丸中厚朴 7 钱，可见张仲景厚朴麻黄汤中用厚朴，绝对是有深意。

用我这种理解方法，才能正确地、有信心地、有目的地用厚朴分解邪气，再用麻黄宣肺透表，使邪气外出。更主要的是这个方子中间有小麦 1 升，小麦养心安神，为什么呢？那我想古今真是太一致了吧，现在人如果查出了肺中有结节，也不说你是癌症，也不说你不是癌症，观察，这才造成大家坐立不安、心神不定，怎么办？用小麦，扶正，养心安神。所以说我们有了厚朴麻黄汤，真是就有了治疗肺结节的尚方宝剑。这个就是我们中西结合的最好例证。西医查出来肺结节你没办法，你要等到他肺癌以后才治疗，我根据你的肺结节情况，我有办法使它消了，不要等到肺癌，这个就更巧妙了。那么我在临床中发现除了脉浮这个症状以外，他多半有背疼，疼无定处，胸疼，疼无定处等表证的表现，这和脉浮是一个价值。这就是风邪入里的表现，我想我这么多年用这个方法治疗了好多肺结节，就是得益于我们古为今用，对经方的重新审视。

· 泽漆汤

在厚朴麻黄汤中，下边一条非常简单，"脉沉者，泽漆汤主之"。泽漆汤也是被广大中医疏远了的经方，为什么？讲得太简略了，脉沉，泽漆汤。谁能根据脉沉去用泽漆汤，即使是把肺癌和肺痿联系起来，也不能说你得了肺癌，脉沉我就用泽漆汤。其实这个脉沉首先表现的是胸水，肺癌引起的恶性胸水。脉沉是个代表，也就是说脉可以沉，也可以不沉，那么只要我们见到胸水就可以用泽漆汤，所以这个证型叫水积肺痿、正虚邪实。

泽漆是大家比较生疏的，也是造成泽漆汤不能广行于天下的原因，大家觉得泽漆是不是没有啊，不常见啊，经过我的研究，泽漆，中国除过西藏都产，说明它是一个来源很广泛的药，而且泽漆是张仲景用量最大的药，3斤，汉代的度量衡和现在不一样，但是它是张仲景一个汤药中用药量最大的，这是毫无疑问的，张仲景自己也知道光泽漆就用了3斤，那其它药怎么熬啊？有那么大的砂锅吗？其实简单，把泽漆先熬出来，用泽漆的汤再熬其它药，张仲景也知道泽漆难熬。甚至有人在杂志上发表文章，泽漆利水效果很好，30g，60g，90g，120g，150g，量越大效果越好，还没有副作用，我不是这样理解的。我用泽漆从30 g开始，直至50g，60g，因为有个体差异，我们还是要循序渐进，没有副作用，可以加量，一开始我觉得不宜过大，尽管张仲景的量很大。说来说去这泽漆究竟是什么作用呢？古人讲过功同甘遂而略具补性，就像甘遂一样峻下逐水，同时还有一点补性，那不就是泽漆之所以成为泽漆汤中君药的原因么！

在这一种正虚邪实的情况下，在恶性胸水面前，泽漆就是当之无愧的君药。泽漆汤中的紫参，据我考证就是拳参，拳参现在可以开到，紫参因为五个药都有叫紫参，那么我认为泽漆汤中的紫参和张仲景用的紫参就是拳参，所以张仲景在《金匮要略》中还有胸疼下利者紫参汤主之的记载，反证过来紫参就是拳参，拳参就是治疗肺癌胸痛的，我一般也用20g，30g，对于肺癌引起的胸痛可以说是辨病用药。泽漆汤中还有半夏、生姜化痰利水，白前降气止咳，黄芩清肺热，甘草止咳，人参扶正益气，桂枝化饮利水。自从我发现了泽漆汤以后，我们在临床上对于肺癌引起的胸水就有了疗效肯定的方剂。

· 人参蛤蚧散

肺癌的第七个证型，虽然它不是经方，但是它具有了经方的意义，它是元代罗天益《卫生宝鉴》中的人参蛤蚧散。这个方子是治疗肺肾两虚、摄纳不全，是肺癌后期的表现，效果非常肯定，当需要给氧的时候，人参蛤蚧散就是对症的方剂。人生蛤蚧散中，人参大补元气，蛤蚧补肺肾、纳气正喘为君药，茯苓、甘草和中健脾为臣药，杏仁、贝母化痰下气，知母、桑白皮滋阴清热，共为佐药。药倒不多，尤其是人参、蛤蚧效力可靠。关于这个人参，我写过人参抗癌论，在我的门诊和病房，我的肿瘤病人中80%以上用人参，效果可靠，既能扶正，又能祛邪。一般我以12g为起点，人参，在开药的过程中，若用饮片，要么你开红参，要么开生晒参。我认为两者差别不大，如果细分的话，红参略偏热。

· 炙甘草汤

第八个证型是炙甘草汤证，也就是气血双亏，阴阳俱损，病到晚期消耗殆尽，全面崩溃，君臣不保，心肺双竭。好多病最后都出现了炙甘草汤证，而炙甘草汤证我们平时强调了脉结代，其实有失偏颇。我们经常用炙甘草汤，歌诀也是耳熟能详，炙甘草汤参姜桂，麦冬生地大麻仁，大枣阿胶加酒服，虚劳肺痿效如神。肺痿、肺痿，我们背了多少年怎么不知道炙甘草汤就是治疗肺痿的，就没有人用炙甘草汤治疗肺痿。在宋代编《金匮要略》的时候，宋代的医家把王焘《外台秘要》中用炙甘草汤治疗肺痿的经验，搬到了这个《肺痿肺痈咳嗽上气病》这一篇的下面作为附方，就像千金苇茎汤也是这个时候把《千金方》中间的苇茎汤放到肺痿肺痈病的，那么在这一种情况下脉结代不是主要问题，主要问题是心脏的气阴双亏，阴阳俱虚。在这个情况下，肿瘤成为其次，心脏才是最主要的，留人治病，炙甘草汤当之无愧。

· 海白冬合汤

我们讲肺癌的经方治疗，我讲了八个方剂，那么除了这个人参蛤蚧散不是典型的经方以外，其他都是典型的经方。那在实际过程中，我经过多年的临床实践，在张仲景麦门冬汤的基础上组成了肺癌的基本方剂，叫海白冬合汤，它就是辨病论治的方剂，它的组成，海浮石 30g，白英 30g，麦冬 30g，百合 30g，人参 10g，生地黄 20g，瓜蒌 15g，玄参 12g，半夏 12g，穿山甲 10g，鳖甲 20g，牡蛎 30g，灵芝 10g，炙甘草 10g。这个方子是在麦门冬汤的基础上，比如说麦冬、人参、半夏，包括甘草，都是代表性药物，我用的海浮石化胸中、肺中老痰，海浮石质轻入肺，专化老痰，用于肺癌当之无愧，白英，还叫白毛藤，上海叫蜀羊泉，清热解毒，是治疗肺癌、肝癌、妇科癌症的，都是现代的药理研究所证实了的。当然这中间我也用了滋阴的生地、玄参，化痰的栝楼、灵芝，软坚散结的穿山甲、鳖甲、牡蛎，这个方子在临床上应用，好多同行还是给予了肯定。

功用：化痰散结，益气养阴。

主治：痰浊犯肺、气阴两虚型肺癌。

适应证：以咳嗽、胸闷、胸痛、气短、乏力、口干等为主症。

用法：一日一剂，水煎服。

方解：海白冬合汤是在我提出的"肺癌可从肺痿论治"观点指导下，以经方麦门冬汤集滋阴润肺和化痰散结于一方、扶正与祛邪并用的思路为基础，结合多年治疗肺癌的临床经验和现代实验研究拟定的新方。以海浮石化痰散结，人参气阴双补共为君药；白英清肺解毒抗癌，麦冬、百合、生地黄、玄参滋阴润肺，栝楼、半夏化痰散结，穿山甲、鳖甲、生牡蛎软坚散结，共为臣药；灵芝止咳平喘为佐药；炙甘草止咳化痰，调和诸药为使药。共奏化痰散结，益气养阴之功，使化痰而不伤阴，滋润而不腻膈，扶正而不碍邪，驱邪而不伤正，相反相成，相得益彰，符合肺癌主要证型痰浊犯肺、气阴两虚的基本病机。

歌诀：肺癌海白冬合汤，

　　　　蒌玄二甲参地黄，

　　　　半夏灵芝生牡蛎，

　　　　炙草为使不能忘。

肺癌的主打方海白冬合汤，在《中医抗癌进行时——随王三虎教授临证日记》一书的"辨病抗癌有专方，其中肺癌效尤长""理法方药理服人，海白冬合汤堪珍""海白冬合汤堪珍，积少成多大样本""标本兼治留住根，肺癌五月如常人""厚积薄发显身手，肺癌就是突破口"等篇均能看出具体的应用情况。

海白冬合汤，又称润肺散结汤，在广西柳州市中医院肿瘤科作为协定处方应用8年多，效果平稳可靠。该方也曾做成润肺散结胶囊进行了一些疗效观察和机理研究，同行专家乃至患者在网上对此方予以肯定。究竟如何，还请诸位临证评判。另外，本方已列入广西壮族自治区卫生厅科研项目进行中药制剂研究。

当我在第四军医大学肿瘤研究所第一次上门诊的时候，我就碰到了我一个同学介绍来的亲戚，是他舅舅。他就说是肺癌，这个老先生姓马，在供电局工作。因为我是初次接触这个病例，我就说，那你最好还是先做手术，结果到唐都医院，做不成手术，血小板太低，我说那我可以给你用药使血小板达到正常，再做手术，那么因为我给患者治疗了白细胞、血小板太低，他手术以后也没进行化疗就开始找我看的，2000年2月16日已经到了第3诊。这个时候肺癌手术后第50天，形瘦面黄，目干咽干，唇红而干，动则气短，心情急躁，舌红苔黄脉细数，你看当时我用的是什么呢？百合固金汤，我也用了白花蛇舌草、鱼腥草，因为他痰中是带血的，这都是些常规的药。

到了2003年10月30日100诊的时候我还是用的百合固金汤，这个时候我就加了海浮石、天竺黄，到2004年10月4日第118诊的时候我自拟的海白冬合汤正式确立了。

当时还用了山慈菇、土贝母、紫菀、冬花等等，从这个时候大家就能看出我在肺癌的治疗上也有一个由普通到专业的一个过程。这个老先生到2007年11月2日的时候已经139诊了，应该说基本达到了康复的效果，我仍然给予海白冬合汤。对于肺癌最常见的脑转移，我的好多书中都明确的提到了海白冬合汤配合泽泻汤，就是泽泻30g，白术12g，当然我们也加蜈蚣、全蝎、防风、蜂房，通达三焦，土贝母、山慈菇化痰散结这些药。这个对于肺癌引起的脑转移非常常见，也非常有效。

我的最典型的病例，郑先生是西安市北郊薛家湾的，2003年6月确诊，2004年4月26日初诊找到我，脑部转移已经一个月了，化疗了6个疗程，放疗了24次，开始找我时，我就用的海白冬合汤。到了第七诊的时候加了泽泻汤。这个先生到 2014 年 7 月还找我看，你看这 11 年，效果都是非常好的，而且还一直工作，这是我们的实实在在的病例。柳州一个汪先生，离休干部，2006 年 1 月 20 日右肺癌手术后两个月开始找我看的，他的疾病的特点是，一来属于食欲不振、胃脘疼找我的，我是半夏泻心汤加味，到了第 5 诊的时候我还是加了夏枯草，一直到了第 24 诊还是用半夏泻心汤和栀子豉汤，到了第 26 诊，我用的是小柴胡汤，到了第 73 诊，我用的是黄连阿胶汤，到了第 167 诊的时候还用的是半夏泻心汤，那也就是说到了 167 诊的时候，这个病人，从脾胃论治肺癌，我已经坚持了两年多，其后，我用的是海白冬合汤。这个老先生到现在还在，因为我退休离开柳州，他女儿打电话说是最近又发现复发了，要下一个月的 8 月 1 号到西安找我，这说明癌症是复杂的，是不可掉以轻心的。

我讲的一个典型的案例，就是一个在纺织厂当过厂长的 70 多岁的老太太，她非常精明，她查出了肺癌脑转移以后，明确说我不用西药，我只用中药，坚持吃中药 1 年，一直使用海白冬合汤、泽泻汤的基础上用这种方子，1 年以后老太太自己又到原先检查的医院做了对比，肺部和脑部肿块缩小了 50%，数量减少了 70%。肺癌除了脑转移以外，经常出现骨转移，甚至从我的"风邪入里成瘤说"观点来看，好多老年人的肺癌是以关节的疼痛为最主要的表现的，这就是风邪入里的一个旁证，大约 10% ~ 20% 的老年性肺癌可以以这个形式出现，当然肺癌确诊了以后，也常常出现骨转移，对于肺癌出现的骨转移，我是用海白冬合汤和独活寄生汤加味，也是取得了明显的效果。对于骨转移，我至少加 3 味药，土鳖虫入骨通络活血，一般用到 6g 到 10g，骨碎补补肾壮骨 30g，自然铜入骨、壮骨、镇痛 10g 到 30g，这 3 味药可以成为辨病论治的药。

·葶苈泽漆汤

对于肺癌的胸水，我还有一个自拟方叫葶苈泽漆汤，它的组成是葶苈子 30g，一般可以从 15g 用起，15g 到 30g，泽漆 20g 到 80g，猪苓 20g 到 30g，茯苓 60g，泽泻 12g，车前子 15g 到 30g，楮实子 15g 到 30g，麦冬 30g，百合 30g，生地黄 30g，人参 10g，黄芪 40g，麻黄 6g 到 12g，大枣 30g。这个方子，实际上是在葶苈大枣泻肺汤和泽漆汤的基础上加五苓散益气养阴的药组成的。对于治疗肺癌的胸水有一定的作用，往往是吃上这个方子以后胸水就明显地减少了，常常是独当一面。这个方子，我个人觉得用麻黄的时候要注意，一个注意血压高不高，血压高的人慎用。第二个是出汗多少，如果没有汗，效果最好。大枣，我们说30g相当于6枚，也可以用到60g，12枚。我的海白冬合汤和葶苈泽漆汤在广西作为科研项目在17家中医院进行了推广，效果明显。海白冬合汤已经作为广西壮族自治区卫生厅科研项目中的中药制剂进行研究，光这个制剂的研究已经发表了6篇论文。

· 语音课评论问答：

学　员：王老师您好！请问肺癌晚期脑转移，可以用海白冬合汤吗？

王三虎：肺癌脑转移就属晚期，可以用海白冬合汤加泽泻汤等，既治疗原发病也治疗继发病。

学　员：王老师您好，之前就学习过您的这个方子。对于阳虚的肺癌，比如肺腺癌属寒湿者，此方应如何变化？可以加干姜、桂枝、肉桂、附子温阳吧？谢谢老师。

王三虎：肺癌阳虚，用甘草干姜汤。

学　员：王老师您好，患者，男，63岁，右肺小细胞肺癌 T4N3M0 Ⅲ c 期，化疗过一次，整体状态好，心脏功能不好，无咳嗽无痰。阴虚症状不明显，感觉脾虚，但是患者无痰，舌淡红，薄白苔，脉弦滑。可以用吗？

王三虎：可用，加山药15g，白术12g，茯苓12g。

学　员：王老师好，海白冬合汤治疗阳虚型肺癌 应如何加减？谢谢老师。

王三虎：阳虚型肺癌用甘草干姜汤。

学　员：请问王老师，肺癌晚期出现的胸痛或者其他癌性疼痛，中药怎样针对治疗呢？

王三虎：一言难尽。肺癌是中医治疗的优势病种，我们很快就会听到我对肺癌的认识。也可看看或听听中医在线我讲授的有关内容。

学　员：肺癌晚期转移肝，骨，脑。血小板只有3。请问老师该用什么药？特别是血小板。

王三虎：升血小板可用鸡血藤、红参、地榆、茜草、阿胶等。

学　员：老师，我的好朋友是一位女性患者，32岁，近来检查出血液有二项癌症指标，肺、肝有阴影转移骨癌，未手术化疗，缺盆处有肿块，右侧颈淋巴肿，督脉俞穴全部压痛，右侧坐骨胆经压痛，口渴，口气重、胃口不佳、小便黄，舌质淡红中间舌苔黄，汗出，手热，脚冷，嗳气多，腹满，大便2日一行，不硬不软。右脉寸上浮，弦滑，弦滑，左寸脉浮，关弦滑、尺沉弦。可以用什么方改善她身体的疼痛。

王三虎：这个病复杂，涉及面广，面诊才是。

学　员：感谢王老师干货分享，我受益匪浅，正好接了一个肺癌的患者。我会关注您的所有学说及著作。

王三虎：何幸如之。

学　员：请问海白冬合汤，可以直接用中药的片剂（一方中药）组成使用吗，效果如何？

王三虎：用一方颗粒剂更好。

学　员：老师，有用泽漆治疗肺癌的体会吗？

王三虎：当然，可在我《中医抗癌临证新识》一书中看到详细论述。

学　员：请问王老师，肺癌晚期痰多咳不止、吐血时发如何用药为宜？

王三虎：止血寒证用甘草干姜汤，热证用黛蛤散，此外，以法治之。

学　员：王教授您好，我前段时间有一病人患肺癌三十四年了，今年才开始服用吉非替尼，一直用的无创辅助通气，此病人无舌苔，舌质黯红，渴欲饮水，但喜喝热饮，是否是阴损及阳，该如何辨证？甘草干姜汤加麦门冬汤？

王三虎：临床医生的你说得有道理。观其脉证，随证治之。

学　员：王老师的干货，数十年的心得倾心相授，学生当反复研习。

王三虎：李教授过奖。同出师门，继续互相学习！

学　员：治病如打仗，战略上藐视敌人，战术上重视敌人！感谢王老师在治疗癌症方给我们指明了大方向，同时又在每一个病的证型及用方选药上做了详尽的分解，并用具体的病例证明了我们中医中药治疗癌症的可靠疗效！真可谓至精至微之思，感谢您无私的分享与教诲！

学　员：王老师您好，我几天前因服用了农药打过的菜叶，去医化验是否农药中毒，医生让做一个肺CT，结果农药没中毒，却检查出了右肺浸润肺腺癌，磨玻璃结节影，大小约0.7cm。左肺上叶炎症结节，0.2cm。吉林医大专家建议手术，我问问王老师，这个是早期，还是中期，术后服用你哪个方剂？我才45岁，女。

王三虎：早期。可以用中药，应该用中药。

学　员：王老师，向您请教个问题，您讲义上面讲葶苈泽漆汤时提到"我个人觉得用麻黄的时候要注意，一个血压高不高，血压高的人慎用。第二个是出汗多少，如果没有汗，效果最好"，麻黄不是应该发汗的吗？在这里为啥说没有汗效果最好？

王三虎：没汗是风寒外束，肺失宣发，正好用麻黄发散风寒，宣肺平喘。量也可大些。若有汗，麻黄配伍和用量就受到限制。

学　员：这一课使我受益匪浅，应该学习王教授的临床经验，但是有肺腺癌肺胃大寒，甘草干姜汤可以吗？药物用量该怎么用，用多少？

王三虎：炙甘草30g，干姜20g。

学　员：做学问，实在落地很重要。太多中医文献，引古籍摆个样子，古今接轨有名无实。王教授一针见血，并做了榜样给我们，我一定在你的指引下，踏踏实实读古书。

学　员：王老师，厚朴麻黄汤治疗肺中小结节，依您经验多长时间能化掉？麦门冬汤的麦门冬用量为多少？粳米指糯米吗？炙甘草汤中的生地用量为多少合适？

王三虎：一般得半年。麦冬30～50g，粳米就是东北大米，炙甘草汤中生地我用60～90g。

学　员：王老师您好！您治疗肺癌可从肺痿论治的论点的确开中医对此辨病论治之先河，不但对临床实践指导意义很大，在医学史上的意义也不可低估！您提出的八个方证，是建立在坚实的临床基础上的！令人折服！正如您所说：肺癌是一台大部头的戏。发病率很高。我老伴2014年查出此病，手术后感觉良好，只是感到乏力。我是否给她定期服下海白冬合汤，防止复发？谢谢！

王三虎：可以。

学　员：王老师，您好！前年在世中联肿瘤经方大会上领略到您的风采，深深地被您吸引。有幸有机会跟您学习。我在临床上也尝试用《伤寒论》的六经辨证分析病情复杂的案例，寥寥几味药物，竟然真的在三天左右就能明显地改善症状，而且不易复发。想请教您，可否请您为学生指点一下，六经辨证的要点？感谢老师！

王三虎：六经辨证的要点就是对各经经方方证的了如指掌。

学　员：请教老师，泽漆我们医院没有，可以用什么药物代替吗？剂量如何掌握？小麦是否是生麦芽？

王三虎：泽漆没替代品。小麦就是小麦，也就是在磨成面之前的样子。

学　员：王老师您好，我是一个中医爱好者。我父亲去年这个时候查出左肺鳞癌，当时没法手术，也没做放化疗。这一年当中用过中药，也用过偏方，效果都不大好。现在肿瘤发展到10多厘米了，纵隔内淋巴结肿大，纵隔左移；心包积液，胸腔积液；不能平躺，不能左侧卧；咳嗽挺厉害，干咳无痰，以前咳过血，现在不咳血；喘，有时胸闷；血压低，80/45mmHg，贫血很严重；天天发烧；持续疼痛（前胸和左肋部）；呕吐，有时呕吐白色涎沫；不想睁眼，不想说话；不想吃饭，没有劲，整天蜷缩在床上；很瘦，易出汗；大便不正常，好几天一次且大便干结；小便混浊，过一会看像油状东西飘在上边，有时小便颜色发红；舌质淡，舌苔薄白滑（很少，几乎看不到，中间有点黄），舌体肥大，两侧有齿痕。我听您讲的，像我父亲这种情况好像应该以甘草干姜汤为主，泽漆汤、葶苈泽漆汤、人参蛤蚧散等症也有，该用什么方呢？请王老师赐教，赐方，感激不尽！

王三虎：这么复杂了，恐怕我不好臆断。请找当地中医看病处方为好。

学　员：请向王老师，麦门冬汤的麦门冬7升、半夏1升折合现在的量是多少？

王三虎：这种实物折合法，说法不一，何况张仲景当时可能是鲜药，所以我取其意，临床麦冬60～120g，清半夏12～18g。

学　员：王老师，对于不能手术的中晚期肺癌，在对症调理治疗过程中，是否要防止转移？这对延长生命应有很大益处，请教王老师肺癌最易向哪些地方转移？我在猜想，是否向肝（金克木）、向脑，骨（金生水），是否该借用见肝之病，知肝传脾，当先实脾思路而补肝补肾，从而防止转移，我是业余爱好者，请王老师指教，谢谢！

王三虎： 肺癌最易向脑、骨转移。机理方面，你想的有道理。

学　员： 你好老师！今天有一位青年人胸腔积液，有一侧为大量积液，肺尖部有结核病灶，我想问在抗痨治疗下，大量积液用你的葶苈泽漆汤可以吗？另外还请教抗 TB 与防止胸膜黏连有什么好的中医方法？感谢！

王三虎： 可以。

学　员： 老师你好！今天经朋友推荐刚开始关注的，我是 2015 年 6 月体检发现肺部有结节，大的 0.7cm，两年来有做过理疗和服用青草药，定其检查结果大致相同，听了你的课觉得肺结节有方子治了很高兴。请问老师能给我具体的处方吗？谢谢！

王三虎： 可以通过视频网诊开处方或寄药。

学　员： 王教授下午好！我是 8 月 6 号在国医馆帮妈妈看病的。我妈妈 63 岁，1996 年患肾癌，将左侧肾脏切除，2008 年患糖尿病，2014 年 10 月，患肺癌（原发癌），将右肺下叶 2/3 切除。2017 年 4 月复查时，发现右肺上叶又长了东西。考虑综合因素我们没有采取手术，后吃中药调理，2017 年 7 月 6 日出现右侧胸腔积液，在医院排水 1 次，8 月 1 日第二次排水，后转院埋管继续排水，同时开始服用您给开方的中药，从最开始每天排两千多毫升到现在每天排一千毫升的水，到昨天排尿量也明显增加。我妈的精神状态也不错！真的非常感谢您！现在我们准备再次熬药，希望能与您沟通一下看看是否需要调整药方？医院认为此次积水由癌变所至，提出要给我妈胸腔注射药物——恩度，同时采取靶向治疗，口服药物——吉非替尼。这里我也希望您能给出一些您的指导建议。再次感谢王教授，望您能在百忙之中给予回复，谢谢啦！

王三虎： 先用中药。

学　员： 王老师好，用厚朴麻黄汤治疗肺结节大概多长时间可见显效？谢谢！

王三虎： 三个月。

学　员： 王老师您好，我母亲经您指导加了黄芪 30g，山药 20g，党参 12g，服了半个月 15 剂后，乏力大为减轻，但是现在吸气困难，憋闷，咳嗽加重，痰少，时有发热全身疼痛，不知道该如何处理？

王三虎：复杂了，最好面诊。

学　员：请教王老师，肺癌病人怎么特别容易发烧，机理是什么？如何防治？

王三虎：肺癌发热和其他癌症发热一样，病情复杂，我多从三阳入手。

学　员：王教授，现在通过肺 CT 发现肺部小结节的病人特别多，对于这些病人是否可以按肺痿治疗？或者如何治疗？是否可以通过用中药治愈免于手术之苦。

王三虎：我用厚朴麻黄汤加味。

学　员：王老师，您好！我有一肺癌早期患者，不定时干咳无痰，别无他症，CT 检查两肺叶有数十个大小结节，通过中药麦门冬汤加减治疗后少咳有痰，但痰块黄色，时而有浅绿色，鼻腔鼻涕黏而黄夹带血丝，这种情况的病情是好转还是恶化呢？谢谢！

王三虎：要参考厚朴麻黄汤和千金苇茎汤。

学　员：王老师，您好！请问，肺癌患者手术后，声音嘶哑，有何良策，盼指教，感谢！

王三虎：可用海白冬合汤加牛蒡子、桔梗、射干。

学　员：请问老师，一患者，女，38 岁，肺腺癌，双肺淋巴结转移，骨、脑无转移，不能手术了。纳寐可，二便调，舌红苔薄黄，脉滑，用海白冬合汤行吗？还要配合化疗或靶向治疗吗？

王三虎：可用海白冬合汤，中西医结合好。

学　员：王老师你好，我母亲患肺癌，我用了你的海白冬合汤，加减治疗，现在骨转移腰椎疼的严害，请问王老加什么药止痛？

王三虎：独活寄生汤，加龟甲、骨碎补、自然铜。

学　员：王老师您好，我有一个肺结节的病人，按照您讲的厚朴麻黄汤加三神煎，服用了三个月后，CT 检查后结节没有变化，是否还要加药或更方啊？谢谢！

王三虎：没有消息就是好消息，原方继续。

学　员：右肺癌手术后，右侧胸部下坠感，同时右侧上肢下垂时手掌出现青紫色，请教老师一下，为什么会这样，用何处方？

王三虎：痰瘀互结，加水蛭 10g，桑枝 30g。

学　员：王老师，小细胞肺癌晚期病人颜面浮肿，早起为甚，该怎么用药消肿？病机上是考虑肾不化气的金匮肾气丸证？还是其他的？感谢王老师一年来的谆谆教诲。

王三虎：在基本方基础上加越婢加术汤。

学　员：老师你好！肺癌患者，很多白痰黏稠咳吐不出，喉有鸡鸣声，昨晚一夜人工帮其掏痰，但是总是掏之不尽，每隔一小内就要掏一次才缓和，同时有点发烧，不过掏完痰就降下来。这个如何合方用药，急急急！

王三虎：射干麻黄汤合海白冬合汤。

学　员：肺痿与肺纤化有相关症状，肺纤维化是不也是肺痿？

王三虎：有道理。

学　员：认真听完，脑洞大开。我很崇拜王老师，用王老师冶肺癌的办法，用半年时间把肺癌患者治愈，很是欣慰！感恩王老师！

王三虎：厉害，写出详情。

经方诊疗肝癌传承实录

· 我们现在过于强调了辨证论治，忽略了辨病论治，是不对的

对于中医的病名，我有一个观点。中医有许多非常好的病名，比如说疟疾，已经被世界公认了，它就有特征性。当然中医还有许多病名也有特征性，比如说，肺痿。我们现在有时过于强调辨证论治，而忽略了辨病论治。肺痿、疟疾，这就是古代辨病论治的典范。我们中医最先就是辨病论治的，比如说肺痿，就是辨病论治的典范。张仲景《伤寒论》中也是辨病论治的典范，太阳病、阳明病、少阴病，而辨证论治，如果追求根源的话，我们往往追溯到了张仲景《伤寒论》的第 16 条"太阳病三日，已发汗，若吐、若下、若温针，仍不解者，此为坏病，桂枝不中与之也。观其脉证，知犯何逆，随证治之"。

大家这样一看原意的话，实际上是在辨病无奈的情况下，不好辨病了，才辨证，而我们现在过于强调了辨证论治，忽略了辨病论治是不对的。当然随着时代的发展，中医原有的病名也是不够的。对于有许多现代医学证据确凿的疾病，我们应该在现代医学病名下建立中医的病因病机，中医的辨病辨证的理论体系。肝癌就是这样一个疾病。

· "癌中之王"肝癌的病情发展迅速

肝癌已经是中医临床诊疗术语疾病部分的标准病名。肝癌起病隐匿，一旦出现症状则发展很快，认为其自然病程只有 2 ～ 6 个月，所以有"癌中之王"的称号，现在认为其自然病程约 24 个月，只从病变开始到做出亚临床诊断之前约 10 个月，那就减去了 10 个月。近年来经过甲胎蛋白普查，早期发现的病例可以没有任何临床症状或体征，称为亚临床肝癌，尤其约 3 ～ 5cm，这个时候大约只能活 8 个月，一旦出现肝癌临床表现，多半已至中期，此时病情发展很快，不久就出现黄疸、腹水、肺转移，以及广泛转移，

恶病质的晚期表现。中晚期大约有 6 个月，这是现代公认的一种判断。当然，经过认真负责的治疗，其中确有一部分可以达到比较满意的疗效甚至治愈，更应了《内经》中一句充满哲理的话，"言不可治者，未得其术也"，那么这种技术在哪里呢？无他，求助古籍、求助临床、求助思考，求助中医的优良的思路和方法，求助当今的研究成果。

· 充分发挥中西互补的作用，中西医结合的方法治疗肝癌，达到最佳效果

对于癌症而言，综合治疗是一条，防治并重是当务之急。现代医学，对于肝癌的诊断明确，治疗手段也多，比如说手术、介入、放疗、热疗、化疗等。但是它主要着眼于肿瘤组织的本身，侧重于解决已经形成的肿块，虽然能解决一定的问题，但由于对人体的整体状况重视不足，即使局部的肿瘤消失了，但产生肿瘤的环境并没有改变。而中医学呢？则强调人体的整体机能，主要解决为什么产生肝癌的问题，釜底抽薪，消除产生肝癌的内环境。因此，只有中西医结合才能充分发挥中西互补的作用，达到最佳效果。

我们认为，中医的整体观念在肿瘤临床能够得到充分的施展和运用。手术、介入等方法是治疗肝癌宏观战略的一部分，恢复健康就是预防肿瘤术后复发的关键，而如何恢复健康，中医的思路广、方法多，优势明显。另外，癌前病变的治疗也非常重要。我国肝癌患者、乙肝病毒携带者高达90%，大约 70% 是在肝硬化的基础上发展而来的。如果不解决肝炎、肝硬化问题，复发就在所难免，只有积极干预，坚持用药，恢复脏腑的正常功能，使阴阳调和，才能达到长治久安的目的。第一个问题，病因病机，包括病名，现在我们的一般中医书都提到，肝癌见于中医肝浊、肝积、黄疸、积聚、鼓胀、脾黄等论述，但这些病名均不能体现肝癌的本质。我认为病名是疾病的病因、病机、病位、病程、预后等特殊性的体现，所以病名非常重要。在当今的条件下能运用中医传统病名诊断的话，当然也可以，就直接用，如果没有合适的传统病名，则可借用现代医学的病名。中医历代就有兼收并蓄直接引进当代科学技术成果的优良传统，我们现在也不必强分中西，何况肝癌已经是标准病名了。所以在肝癌的病名下，我们的研究

才能深入，才能探讨其基本病机、演变规律和有效方药等等。感染乙肝病毒造成慢性乙肝，进而形成肝硬化，是肝癌的三部曲。

当然饮水污染，食物中的黄曲霉素等污染，共同生活并有血缘关系者，都与人的肝癌发生有关。此外，不良的饮食习惯，嗜酒、暴饮暴食，都是患肝癌的危险因素，对于乙肝患者、乙肝病毒携带者来说，绝对要戒酒。我们经常看到得了乙肝不戒酒，一旦诊断，悔之晚矣！当然服用药物导致的肝损伤，日久天长也可引发肝癌。而最重要的劳累过度、不良心态、所愿不遂、情绪抑郁都是引发癌变的重要因素。《内经》强调"谨守病机，各司其属"非常重要，基本病机常常是贯穿疾病始终的主要矛盾，抓住主要病机就是抓住了根本。

· 肝癌的基本病机与临床表现

肝癌，多因感受湿热毒邪，加之情绪不畅，饮食不洁，脾胃受伤，以致湿热内生、肝郁化火、枢机不利、脾失运化、痰浊内生、升降失常，日久成毒夹瘀，瘀毒互结，积聚结块而成肝癌。总的来说肝郁脾虚、湿热蕴毒、枢机不利，是肝癌的基本病机。肝癌的临床表现主要有右胁胀痛或可扪及肿块，伴有纳呆、乏力、口苦、恶心、腹胀、腹泻甚或黄疸，面色晦暗，鼻衄，腹大如鼓，吐血，黑便，下肢浮肿等等。

从中医角度看，辨病论治可以将肝癌分为早期、中期和晚期的不同病程。辨病实际上就是一病有一病之主方，早期有早期的主方。以早期肝癌为例，早期肝癌的患者都是在体检中发现的，多有慢性肝炎的病史，此期患者，多经过手术及介入治疗，中医面对的多是这种手术及介入以后的患者，即使有初诊患者，我们也积极建议手术或介入的同时用中药。在我们的临床上手术、介入和中药共同应用，能达到很好的效果。临床表现以口干、口苦、纳差、胸胁不适、大便干、乏力、舌红苔薄、脉弦为主症。病机为肝郁脾虚，枢机不利，邪毒积聚，正虚为甚，以小柴胡汤加味。

· 剥丝抽茧：《伤寒论》中用小柴胡汤治肝癌早已提及

小柴胡汤可是人人都知道的好方子，但是小柴胡汤，用于肝癌或者说真正作为肝癌早期的主方，应该说是我提出的，为什么呢？因为我理解到小柴胡汤寒热并用、补泻兼施、和解表里、疏利枢机、恢复升降、通调三焦、疏肝保肝、利胆和胃等功能。不仅适应症非常广泛，尤其与肝癌患者的肝郁脾虚、湿热蕴毒、枢机不利的基本病机相当合拍，小柴胡汤是手少阳三焦经的主方，而肝癌呢？经常是以中焦为主，病及上下二焦，所以实际上它的疏利三焦的功能非常有用，而《伤寒论》中小柴胡汤证的胸胁苦满、默默不欲饮食就是肝癌的常见症状，更主要的是我发现张仲景的小柴胡汤方后加减法中，或者说他在讲症状的时候，所说的或然症中就有胁下痞硬，在加减法中，他说"若胁下痞硬，去大枣，加牡蛎"，那不就是明显的肝脾肿大吗？就是肝癌的一个主要表现吗？更主要的是我发现《金匮要略·黄疸病脉证并治》中有关于小柴胡汤的记载。因为我们中医讲黄疸，阳黄、阴黄，阳黄用茵陈蒿汤，阴黄用茵陈附子汤，听起来这好像很简单啊，事实上不这么简单，张仲景《金匮要略·黄疸病脉证并治》讲，"诸黄，腹痛而呕者，宜柴胡汤"。大家想"诸黄"难道不包括肝癌引起的黄疸吗？黄疸可是肝癌的一个常见症状，"腹痛而呕"也是肝癌的常见症状，所以，根据这么多，我就把肝癌定为它的早期的主方，是以小柴胡汤为主。

·小柴胡汤治疗肝癌有奇效

当然小柴胡汤中，柴胡疏肝解郁、推陈致新，就是治疗癌症的一个非常好的药，小柴胡汤黄芩、生姜寒热并用，非常适合癌症寒热并见的特点。虽然我们在肝癌初期可以看到的是湿热居多，实质上它是寒热并见的。我们要透过现象看本质，不等看到寒的症状，就把生姜用上，这就是用方子的好处，这就是辨病，而不是说辨证，等你有了证据了，有了证据就晚了。小柴胡汤中的人参是非常好的抗癌药。我最早就写过一篇"人参抗癌论"，大家可能觉得人参贵。在肿瘤面前，人参贵吗？住一天院要多少钱，吃一剂药要多少钱，何况人参不贵，用我的话说，现代人参多是栽培的，"昔日王谢堂前燕，飞入寻常百姓家"，我们太需要人参了，人参才是最好的抗癌药。现在我们国家仅次于青蒿素的一类新药叫参一胶囊，就是治疗恶性肿瘤的，就是从人参中提取的一个有效成分，它就能把癌症的复发率降低10%，我们有目的地用，在经方中配伍，它的疗效应该比单一的成分要好。

肝癌的中期，多为手术或介入，若以后复发了，或者一发现就失去手术机会了，或者病程日久，邪气嚣张，正气亏虚一时。病为胁下痞块坚硬，形体消瘦，面色青黄晦暗或面色萎黄无华，精神不振，气力低微，食欲不振、食则腹胀、腹疼腹泻等，其次毒结肝胆、正虚邪实，法当疏肝利胆、抗癌解毒、扶正驱邪。我是在小柴胡汤基础上拟定了软肝利胆汤，那也就是在这中间加了垂盆草、鳖甲、丹参、夏枯草、牡蛎、山慈菇等等。我也常用薏苡仁、茯苓、白术健脾，桃仁、穿山甲、鳖甲、牡蛎软坚散结，还有珍珠草也叫叶下珠，抗乙肝病毒。这个方子呢，比较全面也比较实用，运用十几年来大家反映此方效果比较平稳，效果明显。

· 以腹水为主的晚期肝癌，选用猪苓汤，纠正严重的电解质紊乱

再看看肝癌的晚期，多伴有肺转移、骨转移以及大量的腹水，或者肝功能高度异常，出现恶液质，或者是由于经常抽腹水，越抽越严重，形成了一种湿浊未尽、阴液已伤的局面，舌红无苔或者是地图舌，这是典型的肝癌晚期。以腹水为主的情况下，我们选用猪苓汤。这个时候不仅要利水，更要用阿胶滋阴扶正，只有含微量元素、以补阴养血为主的阿胶才能纠正这一种严重的电解质紊乱，纠正这一种阴虚难返的局面，才能使抗利尿激素不发挥作用，只有猪苓汤才能在利尿的同时能取得效果，要不然的话，单纯的利尿不顶用。

· 肝癌晚期的阳虚水泛，真武汤主之

由于大家都能看到黄疸，属于肝癌的湿热程度的表现，所以往往用了过量的白花蛇舌草、半枝莲导致了清热过度，脾阳受伤，进而累及了肾阳，以致阴阳俱损，正气大衰。这个时候我们看到的患者神情淡漠，声低懒言，形体消瘦，大腹如鼓，口干不欲饮，形寒怯冷。用什么方法呢，真武汤。真武汤就是在这个时候温阳利水。肝癌晚期，一个阴虚水停的猪苓汤，一个阳气大衰的真武汤，这是特殊情况。那么我们最常见的呢，恰恰是由阳黄向阴黄的转变时期，由小柴胡汤证向真武汤证的转变时期。该病特殊表现是既有肝经热毒的口苦、舌红、眩晕，又有胃寒的表现。遇生冷则胃脘胀满，胃寒不能吃凉东西，舌苔白腻等寒热并存的表现，难分难解，持续存在。

·常用柴胡桂枝干姜汤，妙用桂枝

在我运用中医理论治疗肿瘤时，看到的肝癌患者有好大一部分都是肝胆湿热与脾胃虚寒并存的寒热胶结之象，所以我用的是张仲景的柴胡桂枝干姜汤。再说一句题外话，我提出了一个观点，叫作结胸病，是恶性肿瘤的胸腹部转移。柴胡桂枝干姜汤证就是和结胸病相提并论的，柴胡桂枝干姜汤的程度要轻，但是它们有共同的特点，所以张仲景把它放在一起讲的，张仲景原文是这样讲的，"伤寒五六日，已发汗而复下之，胸胁满，微结"。注意，微结，不是结胸，但是有类似的地方。"小便不利，渴而不呕，但头汗出，往来寒热心烦者，此为未解也，柴胡桂枝干姜汤主之"。他没有用人参，但是他用的桂枝、干姜温脾阳，柴胡推陈致新，黄芩清利湿热，寒热并用，牡蛎软坚散结，甘草扶正气，更主要的是他用了栝楼根，那也就是天花粉，有养阴的作用。实际上他既照顾到了肝热脾寒，也照顾到了阴液损伤的一方面，所以我说柴胡桂枝干姜汤是非常好用的治疗肝癌的经方。大家可知道桂枝，本来就是治疗胃肠道的难得的好药。干姜就不用说了，桂枝汤证中间就有干姜。在太阴病篇，张仲景实际上只出了三个方子。"太阴病，脉浮者，可发汗，宜桂枝汤"，桂枝，请大家注意。太阴病的第279条，张仲景说，"本太阳病，医反下之，因而腹满时痛者，属太阴也，桂枝加芍药汤主之""大实痛者，桂枝加大黄汤主之"。你看，这是讲太阴病的，怎么总离不了桂枝。这就是桂枝的奥妙，我希望此点能得到大家的重视。

·入血就恐耗血动血，直须止血凉血散血

还有一种证型，就是湿热成毒，以热为主，邪热入血，出现了皮疹、衄血、便血，尤其是皮下紫斑。在这种情况下，我只要看到他的舌红绛，叶天士讲过，"入血就恐耗血动血，直须止血凉血散血"，用犀角地黄汤。当然，犀角地黄汤，我常常是和柴胡相配伍的，在这里用柴胡汤的时候，我们可以用银柴胡，柴胡量小一点，银柴胡量大一点，可以把半夏用紫苏子来代替。我在肿瘤科病房这么多年，用犀角地黄汤为主挽救肝癌晚期的病例，那真是数不胜数。至少我看到了入血就恐耗血动血，止血凉血散血，我们用犀角地黄汤。当然我在这里边，一般用水牛角30g代替犀角，同时

加栀子、紫草、连翘、仙鹤草等常用的药。

肝癌晚期最大最难的是，腹大如鼓，四肢肿胀，怎么办？我用保肝利水汤，也是我在张仲景小柴胡汤疏利三焦的基础上应用，当然这个三焦就是水道，我们要利水一定要用小柴胡汤吗？在小柴胡汤的疏利三焦水道的基础上用了五苓散加味，起到了一定的作用。其实张仲景在他的小柴胡汤中就提到"上焦得通，津液得下，胃气因和，身濈然汗出而解也"。

人常说"人咬狗才是新闻，狗咬人不是新闻"，我们要讲的多半是颠覆传统的、颠覆教材的，书上不常见的，如果常见我就不讲了，尤其是写病案，如果都是照着书那种模式写，好多医案都是这样，那不就把人看瞌睡了吗？所以我举三个病案，都是特殊性。

· 面对复杂的病症，绝对不仅仅用一个虚寒、湿热、肝火等简单地解决

第一个，黄老先生，2015年5月20日下午初诊，病危多日，卧床不起，年高体衰，宿疾较多。刻诊可见：面色晦暗，形体衰弱，双目黄染，声低气怯，勉强应答，腹部胀满，下肢浮肿，食少便溏，口干口苦，眠差，咳嗽，畏寒，但四末尚温，喜热饮而不多，舌暗苔白，脉弦。病属积聚鼓胀，症情危重。辨证属肝胆瘀毒，水饮不化，心肺受损，阳气大伤。说到这里我要插一句，我们面对复杂的病症，绝对不仅仅用一个虚寒、湿热、肝火等简单的词语概括，我们要用复杂对复杂，这就看你辨证的细微程度、条理的清晰程度。没有这种辨证的手眼，怎么能取得好的效果呢？

我的治法是扶正温阳、疏肝利胆、行气利水，取的是柴胡桂枝干姜汤义。方用：柴胡12g，桂枝12g，干姜12g，生姜24g，红参12g，黄芪50g，茵陈40g，大腹皮30g，半边莲30g，白芍15g，紫菀12g（大家知道紫菀是干什么的呢？开上窍通下窍的，利水的）车前子20g，白术12g，茯苓50g，猪苓30g，泽泻15g，益母草20g，用的是农本方颗粒剂。三天不到，症情大减，要求转院到我科，我看了以后，患者主要是大便次数太多，约半小时一次为主诉，可以下床，能对答，目黄减，有喜色，舌暗苔白，脉弦。我说，那个药还没完，继续用，再参考乌梅汤的意思，加乌梅丸。结果，服药一剂，病情明显好转。

栝楼根 四两 黄芩 三两苦味寒 牡蛎 三两 甘草 二两炙

柴胡 半斤苦平 桂枝 三两去皮 干姜 三两

柴胡桂枝干姜汤方

解也，柴胡桂枝干姜汤主之。

汗出，往来寒热，心烦者，此为未

满微结，小便不利，渴而不呕，但头

伤寒五六日，已发汗而复下之，胸胁

伤寒论 一百四十七条

图 8 《伤寒论》第 147 条

29 号下午，大便次数减少得明显，可病势又反复了，短气不足以息，舌暗红少苔，脉弦大而数。仲景说过，"夫脉当取太过不及"，阴证见阳脉，恐非佳兆，肾不纳气，虚阳外脱堪虑。血肉有情之品，此时不用更待何时啊！《金匮要略》虽有"诸黄，猪膏发煎主之"一条，但老人厌油腻，所以我说，赶紧回去，蛤蚧一对，冬虫夏草 3g，老鸭肉适量炖汤喝。老鸭肉可是滋阴利水的好东西啊，冬虫夏草可是在癌症的不同阶段都有用的药啊，蛤蚧是补肺肾、定喘嗽的好药，血肉有情之品，这个时候不用更待何时！到 30 日下午，家属电话说服汤药后反而身燥热，问与炖汤喝是不是有关系。我说，阳气浮越证已显，因为我已经在号脉的时候感觉出来了，赶紧在熬汤的时候加大葱白三根以通阳。这就是戴阳证，取通脉四逆汤的方义，加上葱白，或可挽狂澜于既倒。古人说过，脉在症先，这就是证明。结果按照我的说法，果然，呼吸畅顺，身静脉和，再渡难关。

· 一病必有一主方，一方必有一主药

第二个肝癌病例就有意思了。乔先生，67 岁，2016 年 9 月 18 日查出肝上的肿块 41mm×37mm，经过活检确诊肝细胞癌来找我看病，因经济困难，只吃中药。我先用了三剂软肝利胆汤，他说效果不错。然后，到了 2016 年 10 月 12 日，一共复诊了三次，再服原方 22 剂，就自行停药。结果前两个月，单位体检，他又查出肝脏肿块，忐忑不安。2017 年 5 月 22 日又找我看，我大吃一惊，我说那你为什么要停药啊？他说没有钱，没有钱就确实麻烦。我说，那你再没有做过什么治疗，没吃过其它药？他说没有，就吃你那二十几剂药。我说，那你现在在我们医院再复查 B 超。结果，肝右叶的肿块 43mm×37mm，几乎和当时是一样的。结合他的形体、精神情况，我仍然用了原方，软肝利胆汤。这就是清代名医徐灵胎说过的，"一病必有一主方，一方必有一主药"。但是用区区 25 剂药能将肝癌维持八个月肿块大小不变，形体外观如常人，还真得仰天长叹，谋事在人成事在天啊！

· 活用软肝利胆汤，患者带瘤生存五年以上

第三个例子是陈先生，柳州人，在我跟前治肝癌术后九年半。一边治疗的过程中还出现了肺转移，转移以后切除了肿瘤，然后再到我这儿来治疗。光我有报道的记载就有 68 诊，当然主要还是用软肝利胆汤，所以我很有成就感。

· 语音课评论问答：

学　员：二十年前有缘跟随王老师思考肿瘤的中医治疗。经过不懈追求和研究，王老师逐步完善自己特有的、具有临床可靠疗效的学术思想体系。每次的著作、讲学，都是对独特学术体系的丰富完善和发展。王老师进行学术探索坚持务实、严谨、启迪后学。由于个人的资质愚钝，有一问题多年没能参悟，借此机会向王老师求教，敬请王老师赐教：寒热错杂、燥湿胶结病机在肿瘤发展转归过程中具有非常重要的意义，治疗组方中常选用寒热并用，润燥祛湿同求的治法。那么，在这样的复杂病机中，如何能够散寒而不助热，润燥而不助湿？应该从哪几方面去权衡思考？

王三虎：李教授客气了。你我同出师门，同声相应。你提的问题正是我提出寒热胶结致癌论、燥湿相混致癌论的初衷之一。只有找出相反相成的对药和方剂，形成论据链的重要组成部分，才能使这些论点得以成立。譬如，黄连与干姜，麦冬与半夏，黄土汤，温经汤，栝楼瞿麦丸，猪苓汤

等。用之临床，双向调节，取利避弊，并行不悖，这正是方剂乃至中医的特色和优势之一。

学　员： 王老师您好请问有些肝癌病人脾虚较明显，食欲不振，牡蛎和大枣能否同用？另外曾用王老师保肝利水汤合用四逆散加肿节风20g治疗一个晚期肝癌骨转移病人，ct检查：肝部肿瘤11cm，小腿内侧转移灶大概有鸡蛋大小。口苦，咽干，恶心，呕吐，腹胀如鼓，肝区胀痛，小腿内侧转移癌疼痛彻夜难眠。每隔6到8小时服用一次吗啡，每次2颗，但仍不能缓解疼痛。用上述方药服用5天不再呕吐可以进食，口苦、咽干、腹胀减轻，更难得的是肝区和小腿部位疼痛明显减轻，吗啡改成12小时服用一次，每次1颗，服用上方半个月左右，每天只需要服用一次吗啡，一次一颗。保肝利水汤的确是治疗晚期肝癌腹水的好方子。

学　员： 请问王老师，肝硬化脾肿大，肝癌晚期已出现腹水等恶病质，在实际临床上此时用药多不奏效，有无方药阻止腹水的形成？若已成又如何通利二便以利水？

王三虎： 早发现早治疗，当然最好。肝硬化肝癌晚期腹水有相似之处。可参考我讲的内容。

学　员： 对于肝癌的疼痛，有没有好的办法啊？

王三虎： 温肝散寒止痛的乌药、吴茱萸、细辛、肉桂是其一，栀子、白芍、甘草、川楝子泻热止痛是其二，乳香、没药、琥珀、血竭、元胡、姜黄活血定痛也常用。

学　员： 从我的临床经验看，每个肿瘤病人都有气虚的表现，或者气阴两虚，一般用人参都有效，想请教王老师的问题是，如果病人舌红口干，是否应该辩证气阴两虚，给西洋参还是辨病直接给人参治疗？一般用量多少？

王三虎： 在阴虚明显的情况下，开西洋参12g，也可同时开生晒参12g，人参是气阴双补。

学　员： 王老师好，非常感谢您辛勤地传道授业解惑，录入的文字CE胶囊，是不是讲的参一胶囊啊？保肝利水汤原方及计量能公布一下吗？谢谢！

王三虎： 是参一胶囊。保肝利水汤组成：柴胡12g，黄芩12g，法半夏15g，红参10g，黄芪40g，半边莲30g，茯苓50g，猪苓20g，泽泻20g，白术15g，鳖甲30g，大腹皮20g，厚朴12g，生牡蛎30g，穿山甲6g，生姜12g，大枣30g。

功能：理气疏肝，健脾益气，利水消胀。

主治：肝郁脾虚，三焦水道壅塞的肝癌腹水，以腹大如鼓，神疲乏力，下肢浮肿，食欲不振，舌体胖大为主症。

用法：一日一剂，水煎服。

方解：本方也是在小柴胡汤的基础上化裁而成。小柴胡汤不仅能和解表里，也能疏利三焦，疏通水道。《伤寒论》第230条所谓服小柴胡汤："上焦得通，津液得下，胃气因和，身濈然汗出而解。"就是理论依据，故本方以柴胡疏利三焦，通调水道，理气疏肝为君药；黄芩、法半夏，助柴胡之泻肝和胃；红参、黄芪益气利水；半边莲、茯苓、猪苓、泽泻、白术健脾利水；大腹皮、厚朴行气消胀利水，均为臣药。佐以生牡蛎、穿山甲软坚散结，直攻病之巢穴；生姜、大枣护肝和胃中有利水制水之力为使药。药多量重，乃病势之使然。共奏理气疏肝，健脾益气，利水消胀之功。

歌诀：保肝利水柴去甘，四苓黄芪半边莲，二甲厚朴大腹皮，牡蛎利水又软坚。

按语：本方已应用近10年，现作为治疗晚期肝癌腹水的主方，已列入广西壮族自治区卫生厅科研项目（GZPT1254）进行深入研究。

学　员：王老师您好！肝癌的疼痛，除了药物，针灸方面有什么需要注意的吗？

王三虎：不能受寒。

学　员：感恩老师付出，请问老师？软肝利胆汤用量是多少？谢谢！

王三虎：柴胡12g，黄芩12g，法半夏12g，红参12g，田基黄30g，垂盆草30g，丹参20g，鳖甲20g，生牡蛎30g，夏枯草20g，山慈菇12g，土贝母12g，延胡索12g，姜黄12g，甘草6g。

学　员：王老师您好，请教肝癌腹水合肾炎有好的利腹水的中药方吗？王老师，我那时开的方子是猪苓汤合黄芪、苍术、冬葵子、土茯苓、浙贝、白茅根、土鳖虫、大黄、石膏、益智仁、草薢、神曲、麦芽，吃了这个方子后病人尿得少了，百思不得其解，请教。

王三虎：建议小柴胡汤疏利三焦水道，五苓散化气行水。

学　员：王教授我是在黄教授第一届的阳光肿瘤中听教授的讲课，我欣喜有加，故这次听说教授讲课，便欣然加入，教授讲的经方治疗肿瘤，以辨病为基点，经济实惠，疗效确切，引领我们重读伤寒杂病论肿瘤，甚是欣喜，谢谢教授。望加人你的微信。

学　员：您好王老师！用软肝利胆汤的时候可不可以加水蛭、蟋蟀、蝌蚪呢？对肿块儿是不是有作用呢？

王三虎：有瘀血可用水蛭，有腹水可用蟋蟀。

学　员：王老师您好！中药的疗效在于量，这一点极其重要，毕竟大家的水平参差不齐，希望老师在今后的经方讲解中，讲到中药在治疗不同阶段的肿瘤疾病时，能够将不同的处方用量传授给大家，能让大家在临床实战中，能够胸有成竹！王老师功德无量！

王三虎：好吧。

学　员：王老师你好！听了你的两节课感触颇多，用伤寒原方加减治疗原发肝癌存活五年以上，实属难能可贵，我以前所治肝癌患者，也是用中药请肝利胆，软坚散结，健脾化湿，也使肝癌患者生存期延长，瘤体缩小。现遇一患者，是我弟媳，已用中药治疗了 8 月，脑胶体瘤缩小，用化疗两次后，全身肌肉萎缩，下肢瘫痪，卧床不起，生活起居完全靠人伺候了，据主管医生讲，说是癌细胞转移至脊髓里了，让她回家自养，请教王老师有何良方妙法，给以指导。

王三虎：观其脉证，知犯何逆，随证治之。

学　员："斯人也，有斯疾也。"感同身受，感悟至深可谓画龙点睛，此命也，运也，数也！大医精诚记吾心，吾将无愧于心而为之！

王三虎：知音难觅。

学　员：王教授您好！订阅了您的课程，听了您所有的视频讲座，基本上买了您所有的著作，临床大有裨益，疗效大大提高，但仍有不解疑惑之处，不知加您微信可否？以便向您及时请教！谢谢您！

王三虎：好吧。

学　员：王老师，2015 年 11 月份肝癌切除，现肝癌复发 10 个月，目前每天都难受几次，包括肝部难受，下腹部痛，髋关节疼半年了，现在肩关节开始剧痛，甚至服用吗啡效果不是很理想，拍片子没有发现异常，怎么办？

王三虎： 可用独活寄生汤加味。

学　员： 请老师指教，我们这里的药店没有土贝母销售，他们建议我改用平贝母。请问老师：土贝母与平贝母有分别吗？

王三虎： 不能代替。

学　员： 王老师好！肝癌患者，24小时不间断呃逆，有什么好办法吗？

王三虎： 针灸。

学　员： 王教授好！肝癌患者舌淡红苔灰黄而干，呃逆24小时不间断，能否应用百合滑石代赭汤？前天老师告诉我用针灸，按你的经验扎什么穴位比较好？谢谢你啦！

王三虎： 可用滑石代赭汤加味。针灸可选三阴交、足三里、中脘。

经方诊疗胆囊癌和胆管癌传承实录

· 历代的书中也没说清黑疸是相当于现代医学什么病

在讲胆囊癌和胆管癌以前，我要先说一段故事，我们中医内科学讲的48 个病，基本上都知道相当于现在什么病，只有两个病没有，一个是肺痿，我说了肺痿就是肺癌，另一个就是黑疸。张仲景是黄疸、谷疸、酒疸、女劳疸、黑疸一起讲的，也没太引起大家的重视。历代的书中也没说清黑疸是相当于现代医学什么病。

· 黑疸到底是什么

我在多年的肿瘤临床中发现，黑疸就是胆囊癌、胆管癌、肝癌的某些特殊类型和某一个阶段的产物。他的基本病机是脾虚肾燥，燥湿相混的病机造成的，为什么肝胆的肿瘤能导致黑疸呢？

见肝之病，知肝传脾，引起了脾虚。为什么黑呢，因为肾色外露、肾色外犯。实际上是由湿热瘀阻肝胆，向脾肾之阳损伤转化的过程，或者更偏向于脾肾之阴阳两虚，一方面阴虚，一方面阳虚，一方面阴液亏乏，一方面水湿内停，这种复杂的局面。

· 第一个病例

柳州有一个小伙子，36 岁，2011 年 8 月 6 日找我看病，因为他是无明显原因的身目黄染、面黑、小便黄、乏力、纳差、皮肤瘙痒，伴有上腹部胀痛、大便灰白色。黄疸指数从最初的 130 上升到 440，治疗了一个多月，黄疸指数居高不下，反复上升，所以他自动出院，找我来治。

我根据他身黄、目黄、小便黄、面色晦暗青紫、表情淡漠、满面愁容、皮肤微瘙痒、下肢静脉曲张、乏力、口干纳少、大便灰白色、质软，每日一行、夜寐尚可，发病后体重减轻约 6 公斤，舌暗淡有瘀斑、苔白腻、脉沉细。我诊断的是病属黑疸，证为肝气郁结不解，瘀血内阻成毒，脾肾虚寒，胆汁不循常道，柴胡桂枝干姜汤加味，疏肝化瘀温补脾肾，利胆排毒。

那么这个方子用了6天以后就收到我的肿瘤科，这个时候胆红素已经降到了373，其他指标也陆续好转，入到我们科以后，我们的一个主治医师就说这个病应该到北京或到美国诊治，据说网上这五例，活不过1年。这个病人觉得既然这样说，那我还不如找王教授看，所以就没有听医生的，就在我们科，就是吃的我这个药。

药没变，指标是没有反复地出现，由高到低，直至正常。2011年11月11日痊愈出院。多少年以后这个病人还经常到我门诊上来看看我。病人虽然没诊断出是胆囊癌，但是高度怀疑是胆囊癌。我要说的是，我至少把提出了黑疸与现代医学相对应的病症，以及有了非常具体的方药。那么胆囊癌、胆管癌就是最常引起黑疸的病症之一。

· 胆囊癌与胆管癌

下面我们就看看胆囊癌和胆管癌，因为这两个病从西医上讲是分开的，从中医上讲基本是一样的，所以我一并讨论。胆囊癌和胆管癌都是胆道系统的恶性肿瘤，起病隐匿，临床表现为上腹或右上腹疼痛，间歇性或持续性，钝痛或绞痛，进行性加重，腹痛可放射至右肩背胸等处。消瘦、黄疸、食欲不振，甚至面色发黑，恶心呕吐、疲乏，晚期当然能摸到右上腹的肿块、发热、腹水。

从病因病机上看胆囊癌、胆管癌主要病机是所愿不遂、情绪不畅、肝气郁结、气机疏泄不利、饮食不洁、酗酒嗜辣、过度劳倦，或外受疫毒、损伤脾胃，导致脾虚湿停，日久化热，湿热郁结肝胆，胆汁外溢而为黄疸，病程日久渐成症瘕。肾阴亏虚，肾恶燥，肾阴虚则易受湿浊，湿热及阴虚相混难分难解，阻滞气机，清气不能上冲，血液流通不畅，面色由暗逐渐变黑，最后成黑疸。

其病机的关键是本虚标实，寒热交结，湿邪阻滞，阴虚内燥，病位在肝胆，病本在脾肾。正如清代名医周学海在《读医随笔》中所说的："黑疸，乃女劳疸、谷疸、酒疸日久而成，是肾虚燥而脾湿热之所致也。肾恶燥而脾恶湿，肾燥必急需他脏之水精以分润之，适值脾湿有余，遂直吸受之，而不觉并其湿热之毒。而亦吸入矣。脾肾浊气，淫溢经脉，逐日饮食之新精，亦皆为浊气所变乱，全无清气挹注，周身血管，不得吐故纳新，遂发为晦暗之黑色矣。"这是我在读到的文献中最详细、最深入地解释黑疸的。黑疸也好，胆囊癌、胆管癌也好，都病涉先后天之本，故属危重之地，预后较差。

·要正确诊断、有效治疗

但正确的诊断、有效的治疗或能阻止其向恶化的方向发展，扭转败局，转危为安，或能带瘤生存，延长寿命，提高生存质量。根据我对胆囊癌及胆管癌病因病机的认识，那么在治疗上，应该从利肝胆、清湿热、健脾胃、化瘀血、滋肾阴、消症瘕几方面入手。选方我以小柴胡汤、柴胡桂枝干姜汤、茵陈蒿汤、茵陈术附汤、硝石矾石散为基础，临床上的组方要体现出补泻并用、润燥并用、寒热并用的思路，实际上也有寒热胶结致癌论的思路在里面。

在这几个经方的基础上，我经常是根据实际情况有所加减，清热祛湿、利胆退黄常加栀子、大黄、猪苓、车前子、大腹皮、田基黄、垂盆草、茵陈、马蹄金等，健脾益肾最常加人参、茯苓、苍术、黄芪、薏苡仁、熟地、山茱萸、补骨脂、鱼鳔、海马等。

我特别强调人参在恶性肿瘤中的应用，胆囊癌、胆管癌也不在其外，一般用量比较大，在15g左右。那么消癥抗癌、软坚散结，我常用鳖甲、穿山甲、生牡蛎、蝉蜕、蛤蚧、冬凌草、石打穿等。活血化瘀最常用土鳖虫与水蛭。

·临床验案一

临床的验案我举几个，第一个，赵先生，48岁，深圳人。2002年8月确诊胆囊癌，失去手术机会，通过电话，2002年9月开始服用我的中药小柴胡汤加味，仍然坚持工作。半年以后，因为听其他人的建议，大量注射白花蛇舌草注射液一个月，停用中药一个星期后，突发黄疸，伴全身肤色晦暗，不得不于2003年3月31日专程至西安入住第四军医大学肿瘤研究所找我看。

这个时候我看到他的表现是面色黑黄晦暗、目黄明显、腹胀胁痛、恶心呕吐、食欲减退，偶发热、大便干。舌暗有瘀斑、苔中黄、脉弦。辨为肝胆湿热瘀滞，胃寒余邪兼有，拟方小柴胡汤加味：柴胡12g，黄芩12g，半夏15g，人参12g，生姜6g，茯苓30g，白芍20g，薏苡仁30g，冬凌草30g，金钱草30g，厚朴15g 枳实15g 桃仁12g，水红花子15g，花蕊石20g，莪术15g，土鳖虫10g，石见穿30g，蝉皮8g，壁虎8g，姜黄12g，郁金12g，海马3g，鳖甲30g，穿山甲15g，鸡内金12g。

方子大家能看到，是我早年治疗肿瘤的思路：①有小柴胡汤做基础；②辨病用药比较多。比如冬凌草、蛤蚧、石见穿、蝉蜕、土鳖虫都用。软坚散结用的也比较多，例如穿山甲、鳖甲。还有海马，补肾阳。还有水红花子，利水活血。

这个方子用了3剂以后，身黄渐退，继续用两周以后，晦暗已经不明显了。两个多月后，患者于六月下旬出现下肢浮肿。考虑肾虚水泛，因服药时间长，要顾护脾胃而相对减少药物的用量，但主方没变，逐步加入黄芪、干姜、肉桂加重益气利水、温阳的力度。至8月份患者自觉精神好转、纳食夜寐可、面黑减退，2003年8月10日出院。

· 临床验案二

第二个病案室更早的胆囊癌患者，患者姓程，女，80岁，是我们的一个老乡，2000年患胆囊癌，右下腹包块疼痛难忍、呕吐，我当时也没想那么多，我就用的疏肝利胆，软坚散结，抗癌止痛的方法，也是小柴胡汤加味。药也比较少，因为在农村，好多药也不一定能找到，找到也不一定有那么多钱，所以我所开的方剂是柴胡12g，黄芩12g，半夏12g，党参12g，鸡内金12g，麦芽12g，延胡索20g，金钱草30g，姜黄12g，郁金12g，白芍30g，甘草12g，十剂，吃了以后，患者感觉逐步获效，以后通过本村的医生用我这个方子为基础加减治疗，一共用了100多剂。老太太活了3年以后，由于其他原因去世。

· 临床验案三

第三个例子是我在山东有一个徒弟叫郭论江，郭论江的病例是通过微信，在我的指导下诊治的。患者姓曹，女，80岁，家住山东省临沂市沂南县新集镇，查出胆管癌。因年事已高，家境困难，未住院治疗，面黄、全身痒、面目黄、眼痒、右胁下鸡蛋大硬块、口苦、咽干、右胁胀痛、后背痛、呕吐、吃饭少、脚肿，大便两天一行、小便黄夜尿两次、睡眠可。舌淡红、苔黄腻。

通过微信我就说这个病属于胆管癌，证属于肝胆瘀热、气机滞涩，腹气不通。当疏利肝胆，化瘀清热，理气止痛。以大柴胡汤加味：清半夏15g，茯苓20g，陈皮15g，枳壳12g，竹茹12g，.干姜5g，柴胡15g，黄芩12g，甘草5g，延胡索10g，徐长青15g，川楝子12g，赤芍12g，栀子10g，茵陈15g，大黄6g，十剂。到了2015年5月24日，这个曹老太太用药已经40天了，他简单地回顾了一下病例，是这样说的：2015年6月3日第二诊，精神气色明显好转，右胁下疼痛减轻，手摸肿块缩小，食欲可，大便一日一次、小便次数多、脚肿消、后背疼痛减轻、口苦口干、其他主症减轻。我的方子是：鳖甲20g，丹参30g，牡蛎30g，夏枯草20g，金钱草30g，红参12g，茯苓12g，瓦楞子20g，柴胡12g，黄芩12g，半夏12g，白芍12g。

· 语音课评论问答：

学　员：老师，第二个病历，即曹老太太二诊为什么不继续用大柴胡汤加减了呢？

王三虎：第二个病例，是早年的病例。和现在的认识不同。

学　员：这种病从六经来分析，可不可以叫少阴太阴少阴合病兼瘀痰？治从疏气转枢，健脾利湿，补肾活血祛痰？有没有用真武汤合小柴胡、核桃承气汤化裁的机会？

王三虎：病症复杂多变，你说的可能性是存在的。

学　员：王老师你好，查肝囊肿2cm×2.3cm，还有小一点的属多发性的，女，68岁，主诉右协肋不舒服，我给她用逍遥丸和桂枝茯苓丸加去湿药加减治疗可行吗？这个患者需要治疗多长时间请指教，谢谢老师。

王三虎：可加苍术12g，瞿麦20g。时间不好说。

学　员：王老师，很多肝胆的癌症到后期都会出现恶心呕吐腹胀，喝水都呕，服中药更是不能入口，您有什么好办法吗？

王三虎：喝小柴胡汤就能止吐。可加重生姜为 6 片。水入则吐，可用代赭石颗粒或细末米汤拌湿，吞咽而下有效。

学　员：您好王老师！胆囊癌出现疼痛该如何用药？

王三虎：疼痛就是胆囊癌的主要症状，还是要在基本方基础上酌加止痛药。栀子就有很好的止痛作用。

学　员：请问王老师，硝石矾石散什么情况下用？如何用？谢谢！

王三虎：硝石矾石散就用于肝胆肿瘤，出现黑疸的情况，现在用含有此二味的平消胶囊代替。

经方诊疗胃癌传承实录

· 胃癌的病因病机

胃癌属于中医学"胃反""胃翻"的范畴，病因病机繁复，真假难辨。

从病因上看，多因饮食不节，或暴饮暴食，或饥饱无常，日久胃气受伤，由轻到重，逐步演变而来。

尤其是嗜食辛辣刺激之物的同时又恣食冰镇啤酒或冷饮，造成寒热错杂于胃，导致胃脘胀痛频发。

当然胃癌也有治不得法，寒邪未去，热邪又见，或热邪未已，寒邪又增而形成寒热错杂于胃者。

再逢重大事件，精神压力，或所愿不遂，郁怒难伸，气机不畅，胃失和降，则形成寒热胶结，夹瘀夹痰，难分难解，结聚成块，盘踞胃脘而成为癌。

寒热胶结，胃失和降就是胃癌的主要病机，甚至贯穿始终，难分难解。

纵观胃癌的病程，多数是由寒热胶结于胃，日久不解导致脾之阴阳两虚，再到肾之阴阳两虚。

同时，也有脾胃虚弱、痰浊内阻或湿滞脾胃、胃阴亏虚等少见证型，或持续存在，或与寒热胶结相互兼夹，甚至燥湿相混，变化纷繁，肝肾亏耗，心肺受累，终致五脏俱损，消耗殆尽的发展过程。

· 胃癌首选半夏泻心汤

半夏泻心汤是治疗胃癌的首选方剂，适应的证型就是寒热胶结、胃失和降。

古代医家对胃肠积聚的认识各有偏颇，有强调热的，如《医学统旨》讲"酒面炙煿，黏滑难化之物，滞于中宫，损伤肠胃，渐成痞满吞酸，甚至噎膈反胃"。

有强调寒的，如《卫生宝鉴》"凡人脾胃虚弱，或饮食过常或生冷过度，不能克化，致成积聚结块"。各家争鸣，自成体系。

现代中医大多根据寒热虚实将胃癌分成气阴两虚、痰郁气滞、瘀毒内阻、脾肾阳虚等四大证型。

但上述古今分型，相对独立，缺少内在联系，并不符合临床实际。这与医家自身局限性有关。

随着社会的进步，医学技术的发展，人们的医疗保健需求逐步提高，专业医生的出现，才有可能对胃癌的整个病程有比较全面的理解。

· 胃癌常见寒热胶结、胃失和降型

我认为寒热胶结、胃失和降是胃癌的最常见证型。这既是在前人基础上的纠偏和综合，也是学术发展的必然。

寒热胶结在临床上往往不是对等存在的，有时以热为主，有时以寒为主，特别要注意寒象掩盖了热象、热象掩盖了寒象的情况，这就是要辨病的关键，要对寒热胶结致癌论有一个总体认识，这样才不至于见寒治寒，见热治热。

实际上，早在《灵枢·五变》中就已对寒热之邪造成胃肠积聚有所论述，"胃肠之间，寒温不次，邪气稍至，蓄积留止，大聚乃起"。

古人的这些认识，正是某种意义上印证了我的"寒热胶结致癌论"，也可以说我的"寒热胶结致癌论"是来之有据的。

我通过临床观察，认为胃癌发展过程中表现出寒热胶结者十之七八，在近几年的诊治胃癌患者当中，至少有30多个人均以"寒热胶结"为病机，以半夏泻心汤加味为主，取得了带瘤生存、临床治愈的结果。

寒热胶结并不是一开始就出现的，它往往是在寒热错杂、寒热并见的基础上，与有形之邪相合，日积月累而成积化毒致癌。

临床上要注意，患者喜热食、舌红，或舌淡苔白而反觉胃中灼热，症状相反，或腹中雷鸣，大便不匀，或腹泻与便秘交替出现，都是寒热胶结辨证的着眼点。

以辛开苦降，寒热并用，扶正祛邪，化痰散结为大法，半夏泻心汤和乌贝散加瓦楞子就是基本方。辨病用药我一般加冬凌草30g，蛤蚧12g。

在这个基础上半夏泻心汤的用量是姜半夏 15g，黄连 6g，黄芩 12g，人参 12g，干姜 12g，炙甘草 12g，大枣 30g，乌贼骨 15g，浙贝母 12g，瓦楞子 30g。

• 脾胃虚弱、痰浊内阻型则用六君子汤

大约有十分之一的胃癌患者，有脾胃虚弱，痰浊内阻的临床表现，代表方剂为六君子汤。

类型多半为胃癌术后，表现为食欲不振，胃脘不适，似胀非胀，似痛非痛，莫可名状。

口中无味，黏腻不渴，温温欲吐，大便无力，大便次数多，量少而粘黏，舌苔厚腻，脉滑或无力。

当用健脾胃、化痰湿为法。六君子汤用姜半夏 12g，陈皮 12g，人参 12g，白术 12g，茯苓 12g，炙甘草 9g。

• 湿阻中焦、气机不畅型以平胃散为宜

在临床上还可以见到，湿阻中焦，气机不畅型。

对于胃癌这个复杂多变的疾病，应该在辨病前提下辨证论治，做到常中有变，变中有常；不离于癌，不拘泥于癌；不离于胃，也不拘泥于胃。

如湿阻中焦，气机不畅在临床上也能偶然见到，具备了湿邪黏腻，难分难解的特点。

症状以脘腹胀满不减，减不足言，与情绪变化和气候燥湿关系密切，主要是气候潮湿的时候症状加重，风清气爽的时候症状减轻，多伴有脐周隐痛，胃脘隐痛，食欲不振，大便不爽，小便不利，舌体胖大，舌苔白厚黏滞，脉沉滑。

当以燥湿化湿、理气消胀为法，方用平胃散化湿和胃，调畅气机。

我一般是用苍术 12g，厚朴 12g，陈皮 10g，甘草 9g。严重的话加砂仁 6g，鸡内金 12g。

• 麦门冬汤、滑石代赭汤专治脾胃阴虚、湿邪不化型

3% 的胃癌是属于脾胃阴虚，湿邪不化型的。我们用的是麦门冬汤，或

者是滑石代赭汤，或者二方并用。

由于体质、嗜好、治疗方法的不同，临床上脾胃阴虚、湿邪不化的胃癌，常见症状除了胃癌的消化道症状外，主要表现在病情日久，口干目涩，头晕目眩，睡不踏实，气力低微。

关键是舌苔花剥，或舌光如镜，口干不欲饮，或舌上裂纹纵横，多年不消，腹胀、腹泻或者大便秘结，用药是动辄得咎，颇难措手。

在这种情况下我们应该选用麦门冬汤养脾胃之阴，寓化湿浊之意，处方是麦冬 30g，人参 12g，姜半夏 12g，粳米 30g，大枣 30g，甘草 9g。

我一般加玉竹 12g，山药 15g，石斛 15g，黄精 15g，芡实 15g，白扁豆 30g 等。或者是滑石代赭汤，百合 30g，滑石 12g，代赭石 12g。

可推荐荸荠、蜂蜜、甘蔗、山药、牛奶、米汤为汁食疗。我觉得也可推荐龟苓膏常服。

龟苓膏是两广地区比较时兴的保健药，它取乌龟、土茯苓之精华，养阴而不腻，利湿而不损，不愧为畅销不衰的食物。

·滑石代赭汤，仲景治胃癌的代表方

我们重点要推出的是滑石代赭汤，滑石代赭汤出自《金匮要略·百合狐惑阴阳毒病脉证并治第三》。

我说过看张仲景的书要前后贯通，虽然他不是在讲胃反的，但是绝对是胃反，也就是胃癌的一个难得的代表方剂。

虽然说原文中间只说病因"百合病，下之后者，滑石代赭汤主之"，但分析其药物与配伍，几乎就是脾胃阴虚、湿邪不化、胃气上逆的不二之选。

我认为"百合病下之后"，说明病前有大便不通、不利、不爽，用的滑石，说明有小便不利，用代赭石说明呃逆诸症存在，甚至是主要不适。

这些大小便异常、呃逆说明什么问题呢？病在胃，中医所谓"胃不和，则九窍不利"。

从药物来分析，百合在《神农本草经》中的功用要比我们现在理解的大得多，补中有泻是其长处。

《神农本草经》是这样讲的，百合"味甘，平，无毒。主邪气，腹胀，心痛，利大小便，补中益气，除浮肿、胪胀、痞满、寒热、通身疼痛及乳难，喉痹，止涕泪"。

正如清代医家邹澍在《本经疏证》中所谓"于邪气、腹胀、心痛之候，能利其大小便以愈之，似为通利之物矣，何以复能补中益气耶？不知惟于通利中能补中益气，方足为百合，而其用可明也"。

滑石的分利功能和对胃的靶向作用值得我们重视。《神农本草经》中谓滑石"味甘寒。主身热泄澼，女子乳难，癃闭。利小便，荡胃中积聚寒热，益精气"。

这就可以看出滑石的分利湿热、分利寒热功能和胃的靶向作用。

邹澍的《本经疏证》对滑石的作用概括为"动摇放散"，《神农本草经》中提到"荡"字的只有三味药，比如说有"荡练"者、有"荡涤"者，光提"荡"只有滑石，这个"荡"字值得我们深思。他说"若徒云荡，则动摇放散之谓矣。况荡练者能遍五脏六腑，荡涤者犹及肠胃，徒荡则仅去胃中积聚寒热耳"，很有见地。

《神农本草经》中大黄、巴豆荡练、荡涤，它的作用宽泛，而滑石的"荡"作用就针对的是胃中积聚寒热，这个实在是胃癌的靶向药物。

分析滑石代赭汤全方，百合补中有泻，养阴扶正而不滞邪，滑石分利胃中寒热，既适用于胃癌的阴虚湿邪、燥湿相混，也针对了寒热胶结这一初起的矛盾，或者说贯穿始终的矛盾，加代赭石和降胃气，自然邪去正复，六腑以通降为顺也。

· 病案举例

我举几个胃癌的实际案例。

案例一，杨某某，女，61岁，胃癌，术后，陕西省西安市临潼区油槐镇昌寨村人。

2009年6月1日初诊，胃痛呕吐3年，胃癌术后100天。

刻诊：面黄无华，形体虚弱，食欲不振，食后易吐，偶见呃逆，大便如常，舌淡苔薄，脉细而弦。胃溃疡病史2年。

病属胃反，证属脾失健运，胃失和降，法当健脾益气，护胃和胃。六君子汤和乌贝散化裁：

红参6g，党参12g，白术10g，茯苓10g，半夏12g，枳实12g，生姜

6g，乌贼骨 12g，浙贝 12g，瓦楞子 20g，当归 12g，延胡索 12g，旋覆花 12g，莱菔子 12g，20 剂，1 天 1 剂，水煎服。

要说明的是，这就是胃癌术后坚决不同意化疗的人，对于胃癌，或者是消化系统的癌症，化疗确实不太敏感，所以当患者要求单用中药的时候，我也只能勉为其难。

2009 年 7 月 1 日复诊，症减神增，舌脉同前。加强了降逆的作用。加了桂枝 12g，竹茹 12g，再 20 剂。

2009 年 8 月 3 日第 3 诊，呃逆反弹，你看，我还加了降逆的药，午后胃胀为甚，舌脉同前。上方再加厚朴 12g，丁香 12g，柿蒂 12g。再 20 剂。

2009 年 9 月 3 日第 4 诊，胃脘胀满，胃中刺痛，呃逆仍有，寒热均非所宜，大便干燥，舌淡红，脉数。用我的话讲顽疾征兆已现，当补泻并用，寒热并行，增强辛开苦降，活血化瘀之力，上方加黄连 6g，干姜 10g，桃仁 12g，红花 12g，麻子仁 30g，30 剂。

2009 年 10 月 5 日第 5 诊，按说我们一次一次地加药，这已经不少了，但是患者反应手术切口疼痛，食后胃胀满，纳差，呃逆，舌淡红，脉数。

我就和患者细细地交谈，她自己说她还是觉得 8 月份的中药服了以后呃逆好转明显，我一想那个时候药还少，这真就是《灵枢·师传》所谓"临病人问所便"，关键是要"顺其志"，所以我就直接开回 8 月 3 日方 10 剂。其后果然平稳顺当，4 个月来，约用了 60 剂原方。

2010 年 2 月 3 日第 9 诊，偶有泛酸，B 超提示有胆结石，我就把用量再进一步减少，用 2009 年 6 月 1 日方加金钱草 30g。这个方加减化裁，大约每个月 10 剂到 20 剂。

2010 年 12 月 3 日第 15 诊，仍有腹胀嗳气，食欲不振，面红便干，舌淡红，脉弦。考虑到患者用药时间长，经济能力差，乃再次缩小其制，以半夏泻心汤化裁：

半夏 12g，黄连 8g，黄芩 12g，党参 12g，生姜 12g，桂枝 12g，当归 12g，枳实 15g，炙甘草 3g，金钱草 30g。携方自便，也就是说你把方子拿上，你自己吃。

到 2013 年 6 月 3 日陪其弟媳来诊，才给我讲，已经没有任何不适，干农活如常。这个时候距 2009 年胃癌手术已经四年多了，应该说是效果不错的。

· 再举个例子

案例二，宋某，男，66岁，西安市人。

2010年8月6日初诊，胃癌术后40天，病理分期T2N0M0。不愿化疗，要求中药预防复发。

症见形容消瘦，面色略赤，口干夜甚，极易饥饿，胃脘隐痛，舌红少苔，裂纹明显，脉细而数。有Ⅱ型糖尿病、冠心病史多年。

证属胃阴虚，气弱，法当养阴益气，和胃止痛。方选麦门冬汤加味，我用的是颗粒剂，麦冬2袋，党参、半夏、沙参、玉竹、石斛、黄精、玄参、白芍、地黄、山药、当归、川楝子、山楂、鳖甲、甘草各1袋，25剂，每日1剂，冲服。

这位老先生是一个典型的知识分子，他服了药以后反映服药畅顺异常，每诊都是喜形于色，这个当然也与他有良好的经济基础和良好的预防复发的意识有关。

所以这个方子基本上就没变，一个月一次，前后30余诊，症状早已消失，舌苔并无改观，糖尿病、冠心病也并未再发作，至2014年11月3日就诊时，服药超过900余剂，时过4年。吊悬之心，虽可暂放，药物改变体质之难，可见一斑。

值得提出的是，2013年10月8日该患者还在好大夫在线有如下言论，他说："术后服王老师开的中药已三年多，病情稳定，可谓起死回生。王老师看病态度好，病人趋之若鹜，一号难求，有多少病人看多少病人，从不把病人拒之门外。应该予以点赞。"

2017年5月初，该患者仍然到西安市中医院国医馆找我调治。看起来形态与常人无异，论其心态则远较常人为好。常言说"青山易改，本性难移"，症状易消，体质难变。

通过临床观察，我认为胃癌发展过程中表现出胃阴虚证型者极为少见，临床不足3%；

而寒热胶结者占十之七八；脾胃虚弱，痰浊内阻型约占胃癌的十分之一；湿阻中焦，气机不畅型，约占胃癌的十分之一。

知道这个,我们辨病就有了大的原则。

第三个案例,程某,男,49岁。吞咽困难,胃脘疼痛,呕吐20余天,确诊贲门胃底癌半月,不愿手术放化疗,2015年3月6日求诊。

消瘦乏力,面色无华,舌淡苔白厚,脉滑。辨证属寒热胶结,以寒为主。黄连汤化裁,辛开苦降,通上调下,药用:

姜半夏15g,红参15g,桂枝12g,干姜10g,黄连10g,黄芩10g,浙贝母12g,海螵蛸20g,壁虎12g,冬凌草30g,竹茹12g,大枣20g,炙甘草6g。

20剂后,其妻女来述,噎嗝缓解,饭增,症减,我再在上方的基础上加高良姜12g,栀子10g,30剂。

黄连汤和半夏泻心汤同属寒热并用之方,区别就在于有无疼痛。痞满者,气机滞涩,故用辛开苦降的黄连、干姜。疼痛者寒重,故用桂枝温通。

栀子(大者名越桃)、高良姜等份为散,名越桃散,出自《素问病机气宜保命集》"治下痢后腹痛不可忍者"。

·古方越桃散,专治寒热胶结之腹痛

我受王旭高"腹中寒热错杂而痛,古方越桃散最妙"(《柳选四家医案·环溪草堂医案》)的启发,临床上常用于恶性肿瘤寒热胶结的腹痛,这是寒热并用,辛开苦降的另一对药,适应范围较广,意在增强疗效。

·语音课评论问答:

学　员: 老师好!我学习您著的《中医抗癌临证新识》下篇(医术悟新)胃癌【案4】(220页),与我遇到的患者年龄、状态等都相仿。可否直接抄用您的方子再加茯苓、白术、柴胡和陈皮?同时使用安替可胶囊。是否还有更好的办法。谢谢老师!

王三虎: 有是证当用是药。

学　员: 老师,我是中医迷,从事银行工作,业余时间为亲戚朋友免费处方,也是你的粉丝,请教在癌症早期治疗中如何防止转移?转移是否遵循五行相生相克的路径?另外你出版的千金方书现在还买到吗?谢谢!

王三虎: 平衡阴阳,恢复脏腑经络的正常功能,就是预防肿瘤转移复

发的不二法门。《120首千金方研究》可以邮寄，断档书籍，特价。需要的话，可与我的助理王立岳联系，电话18700307427。

学　员：王老师您辛苦了！请问有的胃癌患者精心治疗半年或一年后，发现肿瘤仍在长大，是否方中除了您讲的方药外，还要加少量更强烈的药物，如干蟾皮、轻粉、雄黄，信石等抗癌药？以防癌瘤生长。

王三虎：可加蟾皮。但不是所有毒药就能解决问题。

学员谢谢老师的指教 想请问例子三何以看出是寒热胶结的呢？ 其次药用蛤蚧及冬凌草的思维是什么？多谢解答。

王三虎：你的问题有意义。寒热胶结是胃癌的基本病机，只要没有特别的诸如舌质紫暗，光红无苔等表现可断定为瘀血、阴虚者外，就可从辨病的角度按主要病机辨证。冬凌草和蛤蚧属辨病用药。

学　员：请问越桃散的剂量，用法，谢谢！

王三虎：栀子12g，高良姜12g，我一般用水煎服。

学　员：王老师您好！从西安面授到您的每一本著作，直到线上，一直追随您，使我受益匪浅，对老师的医德医术愈发钦佩！这次想请教一下，晚期胃癌患者顽固的上消化道慢性出血如何治疗，选用哪些中药效果比较好？聆听指教！

王三虎：柏叶汤。

经方诊疗胰腺癌传承实录

· 胰腺癌的发病率还将继续上升

胰腺癌是常见的胰腺肿瘤，其发病率在全球范围内呈逐渐升高的趋势，在欧、美、日增长了 2～4 倍，已成为世界第四或者第五大癌症死亡原因。近 20 年来，我国城市胰腺癌发病率也大幅度上升，居全身恶性肿瘤的第 8 位。

随着社会经济的发展、生活水平的上升，饮食结构向高脂肪、高蛋白、低纤维方向偏移和工业化过程带来的环境污染等问题的加剧，胰腺癌的发病率还将继续上升。

另一方面，胰腺癌早期容易侵犯周围组织器官和远处转移，加之早期无明显或特异性的症状和体征，缺乏简单而可靠的诊断方法，因此早期诊断十分困难。确诊时多属晚期，已失去根治性手术机会。生存 1 年者不到 10%，5 年生存率 <1%，是预后最差的恶性肿瘤之一。

当然，也正因为这个原因，西医手术、放化疗几乎都是无可奈何，那么给中医治疗胰腺癌提供了发挥作用的空间。

· 胰腺癌病因多样

从病因病机上来看，尽管恣食肥甘，大腹便便，糖尿病、胰腺炎、胃溃疡和胃切除、胆石症和胆囊切除、环境污染、遗传因素、精神压力等因素都与胰腺癌的发生有关。但也许令大多数人想不到的是，胰腺癌发生的第一危险因素却是吸烟，且吸烟的数量和死亡率呈正相关。

如果再加上咖啡和酒，那真是火上加油。若在此基础上恣食冰镇饮料、辛辣烧烤，以致寒热胶结、升降失常，津液与有毒物质积聚中焦，天长日久，胰腺癌就形成了。若湿热熏蒸，浸淫肝胆，胆汁不循常道，横溢肌肤，则急性发作。

所以，胰腺癌常常是以黄疸出现，是胰腺癌的早期表现。病程日久，或成结胸，弥漫三焦，气机严重滞涩，水液不能排泄，或损胃碍脾伤肾，阴阳俱亏，终至邪毒泛滥，正气衰败莫救。

· 胰腺癌的辨证论治

从辨病辨证论治的方面来看，尽管由于胰腺位置较深，胰腺癌早期缺乏特异性症状，但腹痛为主要症状者占 68%，上腹不适早期出现的概率占 28.6%，食欲不振占 23.6%，所以，早期的胰腺癌，病位在胃外之中焦，且"因寒故痛也"，这是中医的名言，寒热胶结，以寒为主。这就是胰腺癌早期的特征。所以表现的最多的不是胃癌的半夏泻心汤证，而是"腹中痛，欲呕吐"的黄连汤证。因为寒多，又不通则痛。

早期胰腺癌的另一种证型就是黄疸，开始出现黄疸者占胰腺癌早期的 21.1%，还可见到疼痛，仅次于上腹部疼痛的右胁肋疼痛，伴有上腹不适，食欲不振，口苦，尿黄，大便干结，舌苔黄厚，脉弦数。显然是茵陈蒿汤和大柴胡汤证。用茵陈蒿汤清热利湿退黄，大柴胡汤疏利枢机，保肝利胆，其中，白芍缓急止痛，枳实理气散结，人参之量略减，也就是由小柴胡汤的 3 两减为大柴胡汤的 2 两，突出了祛邪之力。临床上我们还再加上煅牡蛎软坚散结，符合张仲景的原意。

中期的胰腺癌有两个证型，一个就是柴胡桂枝干姜汤证，一个就是乌梅丸证。如果以腹泻为主的，就是乌梅丸证，北京的黄金昶教授有着丰富的经验。我如果碰到以腹泻为主的也用乌梅丸，符合我提出的"寒热胶结致癌论"。如果以腹痛，胁背疼痛，胃胀面黑，舌暗淡、苔白腻为主者，湿热未尽，阳气已伤，阴液亏损，肿块在右胁下以及上腹部可及，实际上，临床上往往能见到张仲景《伤寒论》中"胸胁满微结，小便不利，渴而不呕，但头汗出，往来寒热，心烦者，此为未解也，柴胡桂枝干姜汤主之"的方证。

实际上这是病邪胶固，早期向中期进展，湿热向寒湿转化的游移阶段。所以用柴胡推陈致新，调畅枢机，桂枝、干姜散寒通阳，栝楼根润燥生津，黄芩清热，煅牡蛎软坚散结，炙甘草补中益气。

晚期，黄疸不退，腹水难消，面黑形瘦，神疲乏力，这是三焦气化失司的表现，方用茵陈蒿汤和小柴胡汤、五苓散合方。如果病情进一步发展，舌苔花剥、镜面舌，甚至舌面布满裂纹，心烦失眠，利水药一点用没有的时候，就是猪苓汤证了。

· 案例论证

举一个例子吧，我1985年到南京上研究生时认识的第一个本科生，前几年通过网诊让我治疗过其他人的癌症。其后，他又为他的父亲求方。9个月以后我收到了他的微信，他说：

"王主任，您好！我是江苏某市中医院的盛医师，又要麻烦您了。我父亲去年8月份发现胰腺癌（颈体部），CA199 1282。在南京军区总院做了4次介入灌注后，CA199下降到600。介入医生建议放疗。12月19日，在南京八一医院放疗，做了伽马刀12次，放疗已结束。放疗前胰腺癌肿大小与初诊时基本不变，为3.2 cm×2.4cm。2017年1月3次CA199是CA494、CA280、CA630。2017年2月在江苏省中医院静脉化疗1次，肿块是4.3 cm×4.29cm，查CA199、CA308、CA476。5月份在南京军区总院行第六次介入，胰腺占位1.9 cm×1.1cm，周围界限清晰，CA199、CA530。6月13号在某市中医院查CA199、709.30。2017年9月16日您开的方子，只要有体力、胃口，一直间断服用。我在我们医院里转你的方子，一个月大约吃到15剂左右，介入化疗后胃口太差，白细胞太低时，吃不上中药。化疗一疗程6次已结束，暂时不化疗了。准备主要用中药调治，化疗药一用，体质就下降了。原方是：柴胡12g，黄芩12g，桂枝12g，干姜12g，黄连6g，红参12g，半夏18g，蛤蚧10g，冬凌草20g，枳实12g，厚朴12g，莪术12g，瓦楞子20g，代赭石12g，当归12g，白术12g，茯苓12g，炙甘草6g。每日1剂，水煎服。最近轻度贫血，晨起大多大便正常，白天间断有好几次腹中痛，痛即腹泻便稀，泻后不痛，舌苔、面色照片附后。请王主任高诊，谢谢！"

这是他给我的微信，基本上就是一个病案了，以第三者的方式描述更加准确。这个吃了这么长时间，应该说他作为医生、作为中医，对这个方子还是比较认可的。我们在临床上，尤其是在恶性肿瘤面前，不敢吹大话，不敢说一定把谁就治好，但是我们能做到药没有白吃。

·胰腺癌基本方——化结复胰汤

这个方子呢，是我治疗胰腺癌自拟的基本方——化结复胰汤。由柴胡桂枝干姜汤与半夏泻心汤合方加味而成。我是这样考虑的，胰腺位于肝胃之间，地处中焦，寒热刺激，已属常态，所以胰腺癌的基本病机是寒热胶结，肝胃不和、升降失常，痰气交阻，日久波及脾肾。

胰腺癌常常是以黄疸被发现，无痛性黄疸为胰头癌最突出的症状，占30%左右。黄疸呈持续性、进行性加深，也可有波动，但总的来说，中医简单地将黄疸分为阳黄和阴黄，而胰腺癌引起的黄疸往往是从阳黄向阴黄的转化过程，或兼而有之，时阳时阴，模棱两可。

所以我用柴胡桂枝干姜汤疏肝和胃，温阳化结为底方之一。又因为胰腺癌常常导致肝胃不和或者本身就是肝胃不和的结果，而以寒热胶结，升降失常为主要病机，故半夏泻心汤的辛开苦降非用不可。

蛤蚧、冬凌草是辨病用药，抗癌解毒，枳实、厚朴、莪术、瓦楞子理气消胀，消散痰气之交阻，化凝结之积聚，当归、白术、茯苓温养脾胃，以健中气。考虑到患者现在腹中隐痛，痛即腹泻便稀，泻后不痛，舌淡红，苔薄白，有齿痕，面色如常，乃寒邪较深，脾肾之阳受伤所致，加补骨脂15g，荜澄茄12g，散寒止痛，温补脾肾。

·语音课评论问答：

学　员：王老师，有个胰腺癌晚期患者，有腹水应该用何方药治疗，请给指教一下。

王三虎：参照保肝利水汤。

学　员：王老师，您好！我的一个胰腺癌患者用了您的消结复胰汤后，腹胀疼痛消失，食欲大增，您的医术让我倍感崇敬。现在患者服药一个多月了，近两周再次出现腹胀，串气，很是痛苦。对下一步的用药，请王师指点一二。

王三虎：加大腹皮30g。

学　员：尊敬的王老师您好！能问一下，您给这个患者所用的外用药是什么？谢谢您，感恩。

王三虎：大黄、芒硝、细辛、肉桂、冰片等研末，醋蜜调敷患处。

学　员：王教授您好！我有两个问题：①胰腺癌分为胰头胰尾轻重也不同，用方要注意什么？②胰腺癌转移到其他地方，如宫颈处，用药注意事项。

王三虎：这个我还考虑的较少。

经方诊疗大肠癌传承实录

·肠风、脏毒，都有直肠癌的影子

今天我们讲直肠癌。直肠癌在古代书籍中是见于"肠风"、"脏毒"两个病。作为"脏毒"和"肠风"共同的症状都是出血，只不过脏毒的血晦暗，肠风的血鲜明而已。实质上，古代不能诊断得那么准确。

直肠癌既有脏毒的内容，也有肠风的内容。肠风常常是痔疮，内痔造成的大便出血，当我们排除了内痔痔疮以外，确诊它是直肠癌的时候，这种情况也比较多。

·直肠癌是富贵病

如果说食道癌是贫穷病的话，那么直肠癌就是富贵病，因为食道癌的患者，他应该是吃得快、吃得粗、吃得糙、吃得烫，经常是狼吞虎咽，反复损伤食道，多见于贫苦地区的人们，尤其是男性。

而直肠癌多见于大城市经济发达地区，人们的食物结构改变了，食物越来越精细了，纤维少了不足以刺激肠道正常排便，毒素积聚大肠，所以在发达国家，在我国，直肠癌的发病率是逐年上升，尤其是大城市。

·早期直肠癌多为白头翁汤证

对于直肠癌的治疗，我们首先要看直肠癌的表现，出血、大便带血，大便有黏液，大便不畅，还有里急后重。

一般来说，直肠癌的初期多半是体质壮实，舌红苔黄厚，见于嗜食辛辣、烟酒导致的大肠湿热成毒，气机不畅、气血凝滞，从这个病机上讲，它就是白头翁汤证。

张仲景白头翁汤讲"热痢下重者，白头翁汤主之"就是这个意思。这个又牵扯到"热痢"是"疫毒痢"？还是传染性痢疾？还是细菌性痢疾？

当然，白头翁汤证应该包括了细菌性痢疾。

但是我们在临床上发现，直肠癌的初期表现就是白头翁汤证的表现，所以白头翁汤用白头翁、黄连、黄柏、秦皮清热燥湿解毒，就是直肠癌早期的代表方剂。

当然，这样一比较，古代的脏毒也就是这个意思。古代把肠风和脏毒并论，认为风邪入肠，与湿热相合，损伤大肠脉络而成。所以我借助古人治肠风的经验，用荆芥、防风治疗肠风，生地、牡丹皮、地榆、槐花凉血。

当然我还用刺猬皮作为直肠癌的辨证用药。椿皮、桑白皮清热燥湿，对直肠癌引起的肛门渗液、潮湿也是很有用的。

· 里急后重有妙招

尤其值得我们重点注意的是，对于里急后重的治疗，一方面，我们取芍药汤的芍药缓解挛急，芍药活血利阴，就是用芍药甘草汤。

另一个是香连化滞，木香、黄连来化滞气，还有枳实、槟榔，来化滞气。大家不要忘记，枳实也好、枳壳也好，它是治疗直肠癌的非常有效的药，是古人治疗肠风、脏毒常常用的药。

· 薤白，通大肠之气

还有一个药，可能被大家忽略了，就是薤白。

可能栝楼薤白汤名气太大了，所以我们只想到薤白是治疗冠心病、胸痹的，就忽略了薤白是通大肠之气的。

张仲景讲到四逆散加减法中有"下重者，加薤白"，可见薤白治疗里急后重是有历史渊源的，是不可取代的。

张仲景在讲四逆散原方的时候提到是以水五升，加薤白三升，煮取五升。历代注家，包括现在的专家教授，没有任何一个对本条提出疑问。

我提出疑问，因为薤白三升是绝对不可能的。

· 薤白三升变三两

横向比较，栝楼薤白白酒汤，薤白仅仅是半升，接着栝楼薤白半夏汤，薤白仅仅是三两，而我们用四逆散，量非常小，小到也就是几克，就不可能用三升薤白。

三升薤白是多大量？按现在考证算下来就要三百多克、四百克，所以是不可能的，而且，用我这个汤药加水的比例来看，只有五升水，三升薤白怎么煮？

再者，四逆散本来就是轻取，就和打仗一样，我派班长去对付就可以了，若要再派人去，也不可能就派将军，主次颠倒如此，根本上就不可能。

我认为，这里的薤白是三两，我们平常临床用十几克就够了。

· 要鼓励直肠癌患者做手术

那么在中期，我们选什么方子呢？或者说我们中医碰到的直肠癌，我一般很少不让患者做手术，甚至是鼓励患者能做手术先做手术。

因为大小便可是人体的主要排泄通道。所以农村老一辈的人都说，自己能送水火就不错了。言外之意就是自己只要管好大小便，不需要别人帮助。

把大小便用"水火"来形容，已经足够看出其紧迫性。《内经》也讲"小大不利治其标"，其他部位的肿瘤不用西医方法，个别病人我也愿意接受。

直肠癌的一般能做手术却不去做手术，我基本上不接受，因为一旦堵了，最后还是要做手术的。

· 湿热未尽，阴液已伤，燥湿相混

直肠癌之所以形成直肠癌，就是因为大肠热毒，湿热郁久，阴液受伤，阴虚与湿热并见，难分难解。

我们以前只说"湿热相合，如油入面，难分难解"，事实上，比湿热更难解的是湿热未尽，阴液已伤，燥湿相混，形成肿瘤，这才是恶性肿瘤之所以成为头号疑难杂症的原因。

· 恶性肿瘤常见花剥舌

直肠癌中期常常是花剥舌，这是燥湿相混非常典型的舌象。

以前因为没有燥湿相混的概念，所以学校老师讲花剥舌的时候，只看

到了舌苔剥脱、漏出红光的舌头的一面，即为脾阴虚，但是忽略了他没有剥脱的那一部分，那个一块一块、厚厚腻腻的舌苔就是湿的表现，所以虽然不能说花剥舌就一定就是恶性肿瘤，但是恶性肿瘤太常见花剥舌了。

· 直肠癌中期就用三物黄芩汤

手术以后怎么能防止直肠癌的复发，手术以后还有肛门坠胀、里急后重、大便性状的改变，臀、骶、会阴、肛门部的疼痛，怎么办呢？

我认为，还是要抓住燥湿相混这个基本病机。基本病机确立了，它就有了基本的方药，这个基本方剂就是三物黄芩汤。

三物黄芩汤是孙思邈《千金要方》的方子，宋代医家整理时把它放在《金匮要略》妇人篇，治疗产后病的。是我首先把三物黄芩汤作为直肠癌燥湿相混的代表方剂，应用多年，证明疗效确凿，选方精炼，用药准确。

· 一药四用是黄芩

黄芩作为方剂的君药，一药四用，黄芩既能清实热，也能清湿热，还能清虚热，更能清血热，所以它对于治疗直肠癌的大肠热毒、耗血伤阴、血热成毒、出血动血而言是非常难得的君药，再用生地凉血养阴，苦参燥湿解毒清热。三药合用，互相抵消副作用，相反相成。

· 直肠癌晚期可选黄土汤、白头翁加甘草阿胶汤

直肠癌的晚期，如果是以寒热胶结、阴阳两虚为主的话，我们用黄土汤，如果是以燥湿相混为主的话，我们用白头翁加甘草阿胶汤。

直肠癌晚期，多半是大便出血时间长，误认为是痔疮，后来贫血了，这才发现是直肠癌，这就是黄土汤证。

我们讲黄土汤证的时候，说是阳虚便血，这也是对寒热胶结这个病机认识以前的一种说法。

黄土汤仅仅是治阳虚的吗？仅仅是治疗虚寒的吗？黄土是治虚寒的，附子也是治虚寒的，但是生地、黄芩这两味药大家怎么能置若罔闻、视而不见呢？

古人治学有个方法叫孤证不立，说黄土汤就治寒热胶结只是一面之词，

有没有其他证据呢？我说有证据。

黄土汤这一条的上一条是"吐血者，柏叶汤主之"，下来才是"下血先便后血，此远血也，黄土汤主之"。如果光说先便后血，我们能只用黄土汤吗？也说明，黄土汤只是针对寒热胶结的病机。

也就是说，吐血是上消化道肿瘤的话，黄土汤的便血就是下消化道的肿瘤。张仲景条文排列的意义，难道这不是一个有力的证据吗？

·伤寒论的条文排列有意义

伤寒大家刘渡舟教授在《陕西中医》1980年创刊号的第一篇文章就是《伤寒论条文排列法的意义》，连载了两期，非常罕见，让人非常感动，非常激动，体会深刻，当然，他没有讲到《金匮要略》条文排列法的意义，这就是留给我们做的。

白头翁加甘草阿胶汤，出自《金匮要略·妇人产后病脉证并治》，原文是"产后下利虚极，白头翁加甘草阿胶汤主之"。

方取白头翁汤清热燥湿解毒，加甘草泻火补中，阿胶润燥通利大肠，是直肠癌晚期燥湿相混没有出血证的妙方，即使有出血，阿胶也具有止血作用。

所以我觉得进一步说明，我们学习张仲景的方子一定要前后贯通，《伤寒论》和《金匮要略》一起看。

·语音课评论问答：

学　员：王老师的课说得甚好！我想请教您，有的患者身体壮实，发现直肠癌时肿块已很大了，影响大便，此时宜先开刀再吃中药，还是只吃中药把大便通下来？请您指点！

王三虎：先手术。

学　员：老师打扰了，我家亲戚是一位老人，患膀胱癌，前段时间小便尿血，我用凉血止血通淋法，现小便已经无血尿，现由于还没讲到膀胱癌类，我已不好打扰老师，我根据他的舌象，脉向，舌苔薄白质淡稍带少许裂纹，左脉尺沉无力，右脉中取有力，我认为寒热都有，我用薏苡附子败酱汤和八正散加软坚散结类药，可否？感谢恩师指点！

王三虎：当归贝母苦参丸合小蓟饮子。

学　员：王老师好！今天才发现老师的线上讲课，讲了很多课了，课课精彩！马上订阅，说来也巧，我是第 1101 位订阅学生，与我身份证出生月、日同一数字。开课这么久了，不知能否跟上老师节奏？

王三虎：没问题，每节课不长，还可以反复听！

学　员：感谢王老师的讲解，请问老师薏苡附子败酱散的具体用量或用药比例，薏苡仁是用生的吗。

王三虎：我常用生薏仁 30g，制附子 12g，败酱草 30g。

学　员：王老师您好，您讲的这些有没有书？谢谢。

王三虎：以后将以《经方抗癌》成书。

学　员：王老师好！我这有大肠癌晚期的病人，男 50 岁，发烧 38℃，手、脚、脸都肿，大便不通多日，少腹胀甚，此刻用大黄附子汤加减，能否提供您的思路？

王三虎：信息量不够。

学　员：王老师您好！我心中一直有个疑问？比如大黄附子汤等方中的某些药如大黄与附子，没有附子的先煎煮与大黄的后下，那么我们究竟是严格按照经方的煎煮方法（没有先后而是）一起煎煮好呢？还是按照后世的有先有后煎煮法？谢谢！

王三虎：我按经方方法。

学　员：老师你好！癌的定义是什么？

王三虎：你说呢！

学　员：王老师您好！西医确诊的结肠息肉是早期结肠癌吗？

王三虎：不是。

学　员：王老师晚上好！请教您一个杂病病案：近期接诊一中年男性患者，乳糜尿 3 月。有糖尿病、高血压病史，因乳糜尿在三甲西医院住院治疗，中西药疗效欠佳。血糖、血压控制较好。刻症：乳糜尿严重时如冰冻的酸奶，排尿时刺痛有阻塞感；平时尿如鲜牛奶状，排尿无不适感，面色偏晦暗，尿次数偏多，偶有腰酸痛，运动或爬楼时，尿更混浊，纳可，眠可，大便可，舌体偏瘦，质偏暗，苔水滑，脉沉细略涩。请教授指导辨证处方。

王三虎： 虽可临证应对，但无成功经验。敬谢不敏！

学　员： 薏苡附子败酱散虽是仲圣名方，但后人少有人会用，今三虎老师以寒热，燥湿，风邪五大方面论其要妙，理法方药皆含其中令人叹为观止。

学　员： 王老师你好，感谢你的讲解，请问肠道息肉用什么中药治疗呢，肠道息肉与大肠癌有关联吗？

王三虎： 肠道息肉可参考大肠癌。乌梅、刺猬皮是辨病用药。

学　员： 老师我现正在学习您的理论知识，可否推荐一下你的书？方便听课。

王三虎：《中医抗癌临证新识》《中医抗癌进行时——随王三虎教授临证日记》《经方人生》《我的经方我的梦》等可参考。

学　员： 王老师好！我的一个直肠癌患者治之四年一直很好，后方中加用了乌梅30g，反而引起肿瘤暴长，不知道是何原理？另外癌症患者是否都不能吃鸡和海鲜？

王三虎： 肿瘤进展有阶段性，没有根据说是乌梅引起。也就是说，不用乌梅也可能长。鸡和海鲜少吃为妙。

学　员： 王老师好！黄土汤中的灶心黄土，您用何药物替代？

王三虎： 赤石脂。

学　员： 请问老师乌梅和刺猬皮的用量是多少？

王三虎： 乌梅12g，刺猬皮12g。

学　员： 请王老师简单地讲一下结肠息肉的中医治疗，这个病很常见。

王三虎： 我用三物黄芩汤加槐花、防风、木香、黄连、肉桂、当归、白芍、乌梅等。

经方诊疗小肠癌传承实录

· 小肠肿瘤误诊率高，需高度警惕

今天我们讲小肠癌，原发性小肠恶性肿瘤很少见，仅占全身恶性肿瘤的 0.4%，其中腺癌占 39.4%，恶性淋巴瘤占 25.6%。小肠腺癌最常发生于十二指肠，占全部小肠腺癌的 40% ～ 50%。

小肠肿瘤的诊断较为困难，目前缺乏较方便的、理想的检查手段。所以，小肠肿瘤的误诊率可达 65% ～ 80%。

对有下列临床表现者，医生要高度警惕小肠肿瘤的可能性：

下腹部或脐周肿块；

原因不明的或反复发作的不完全性小肠梗阻；

原因不明的多次消化道出血及贫血。

中医对小肠癌的文献资料很少，我的经验也不足，结合多年的点滴、续断观察和思考，谈谈我的浅见吧。

· 心与小肠相表里，心理因素的影响不可忽视

作为消化道的癌症，饮食不节，寒热杂进自然是常见的病因，但与食管的首当其冲和胃的无奈包容相比，小肠受到心理因素的影响更大。

因为心与小肠相表里，心理压力，睡眠不足，羡慕嫉妒恨、怨嗔急躁烦等不良心态的长期刺激才是小肠癌的最大病因。

而小肠的吸收消化功能，中医学认为已是脾所主，所以，思虑过度、劳倦过度也是小肠癌常见的病因。

心脾气机不畅，津液凝结为痰，天长日久，成团成块，进而影响其他脏腑，这就是小肠癌的病因病机。

所以从临床表现来看，十二指肠癌早期以上腹部胀痛为主要表现，因为十二指肠和胃相连，辨病辨证上相当接近，寒热胶结，升降失常为基本

病机，半夏泻心汤辛开苦降为主方。如果进一步发展影响到肝胆，出现黄疸等的时候，则予小柴胡汤、茵陈蒿汤合方治疗。

手术后的小肠癌表现出食欲不振，腹胀腹痛，大便不匀，神疲乏力，舌淡脉弱，则是脾气亏虚，运化失司，六君子汤的适应证。

如果以腹泻腹痛为主者，那就是要用乌梅丸。若腹痛剧烈，攻冲作痛，按之痛不可近，舟状腹、恶液质出现了，这个情况下一般是风邪入里，大建中汤的适应证。

大建中汤中间有花椒祛风止痛，我在多种场合，也在不同的患者身上用过大建中汤，效果明显，因为以往大家没有认识到这一种恶液质出现的腹部肿块、攻冲作痛是属于中医的什么病，也没有理解为什么大建中汤有花椒，所以大家很少用大建中汤，而我认为它就是治疗风邪入里、风寒凝结、腑气不通、正气亏虚，所以我用大建中汤效果明显。

肠梗阻、大便不通，是小承气汤、大承气汤、厚朴三物汤等《金匮要略·腹满寒疝宿食病脉证并治第十》中的适应证，这中间有一些方子都可以参照应用。

因为小肠主水液吸收，营养的吸收，所以经常出现水液不化的问题，水液不化影响到了心肺，出现了心烦失眠、口渴咳嗽，那就是猪苓汤的证了。

猪苓汤也是被大家忽略了，觉得好像就是一个简单的滋阴利水功能，实际上它的靶向器官就是小肠。

我举两个例子吧。

· 例子一

第一个，十二指肠癌，蒙某，男，71岁，柳州市退休教师。2007年7月16日以腹胀4月，呕吐2月，下肢浮肿1月求诊。

自述2007年4月2日某医院术后病理检查为十二指肠高分化腺癌，5月30日CT：肝肺转移，双侧胸腔积液，这才是重点。因不愿化疗，要求中医诊治。

刻诊：腹胀不解，呕吐清水，大便秘结，喜饮凉水，形体消瘦，面色无华，下肢浮肿，按之凹陷，舌红，苔薄，脉弦。

证属寒热胶结，气机升降失常。收住院，支持疗法。以中药为主用半夏泻心汤化裁：

姜半夏20g，黄连6g，黄芩12g，干姜10g，生姜9g，吴茱萸3g，红参12g，大枣10g，乌贼骨12g，浙贝母12g，黄芪30g，当归12g，茯苓30g，猪苓30g，白术15g。每日1剂，水煎服。并配合安替可胶囊。

2007年9月9日复诊，住院40天，病情好转，昨日呕吐、腹泻，舌红，苔薄，脉滑。我在上方的基础上减小剂量，姜半夏18g，黄连8g，黄芩12g，干姜10g，红参12g，大枣10g，炙甘草6g，竹茹12g，蒲公英20g，代赭石15g。3剂，每日1剂，水煎服。

2007年10月12日第11诊，服上方3剂，吐泻止，守方至今。近日头晕，走路不稳，嗜睡，舌红，苔薄，脉滑。证系少阳风火，肝肾亏虚。小柴胡汤加减：

柴胡10g，黄芩12g，半夏12g，党参12g，黄芪30g，天麻12g，枸杞子12g，菊花10g，白芍12g，栝楼皮15g，白蒺藜15g，3剂。

2008年1月15日第31诊，服用上方，基本症状消失，但身痒多日，虽加有祛风药，未效，仍胃脘不适，舌红，苔厚，脉滑。

证系血热生风，痰浊中阻，犀角地黄汤加减：水牛角30g，生地30g，牡丹皮12g，黄连8g，栀子12g，白鲜皮20g，蝉衣10g，防风10g，栝楼皮15g，枳实12g，竹茹12g，黄芩12g，苦参12g，甘草12g，4剂。

2008年4月9日第51诊，服上方约30剂后，接着就用了2007年9月9日方，现在胸腹部CT复查，胸水消失，胸膜肥厚粘连，肺、肝肿块消失。胃镜：残胃炎、吻合口炎。胃脘偶觉不适，走路不稳，头晕，舌红，苔黄，脉弦细。事半功倍，还须以恢复气机升降为法，寒热并用。仍以上方为基本方，酌加天麻、枸杞子等。

2008年12月17日第110诊，病情稳定，正常生活，坚持就诊，期间曾服上述凉血祛风止痒方20余剂。

近来腰椎间盘突出复发，脚麻，舌红，苔黄，脉弦。乃急则治其标，以补肝肾、壮筋骨为主，仍不离和降胃气，药用：杜仲12g，川断10g，龟板30g，骨碎补30g，威灵仙15g，白芍30g，炙甘草10g，半夏12g，黄连8g，红参12g，竹茹12g，厚朴15g，枳实15g，苏叶10g，4剂。

2009 年 11 月 11 日第 150 诊，上方两月后腰痛脚麻消失，改用原先的方剂，近日胃胀呃逆，大便不调，下肢浮肿，舌暗红，脉数。方随症转，改为旋覆花代赭石汤加味，配合农本方颗粒：

旋覆花 10g，代赭石 20g，半夏 12g，生姜 10g，红参 12g，黄连 8g，枳实 15g，白术 12g，厚朴 12g，竹茹 12g，茯苓 30g。24 剂。

2010 年 6 月 24 日第 163 诊，除身软困倦头晕外，别无不适。舌淡、脉弱乃年老脾肾两虚之象。六君子汤加味：

党参 12g，白术 10g，茯苓 10g，炙甘草 6g，半夏 12g，陈皮 10g，黄芪 30g，代赭石 20g，枳实 12g，天麻 12g，龟板 30g，枸杞子 12g，菟丝子 12g，冬凌草 30g。10 剂。

2015 年 4 月，在街上碰到该患者，笑言超过常人。

这个病，应该说是十二指肠癌术后肝肺转移明确诊断了的，没有化疗，我们取得了较好的效果，可见十二指肠癌的基本病机是寒热胶结、气机升降失常。

本案先后用半夏泻心汤、犀角地黄汤、旋覆代赭汤、六君子汤，也可以看出它和胃癌的病因病机还是小有区别的。

· 例子二

第二个病案，小肠系膜肿瘤术后复发，陆某，男，43 岁。2017 年 1 月 11 日因小肠系膜纤维组织细胞瘤术后 3 年复发就诊。

患者于 3 年前确诊小肠系膜肿瘤，先后行 3 次手术切除，没有行放化疗治疗，一直在到处寻找中药治疗，从患者带来的病历来看都是党参、黄芪、白花蛇舌草、半枝莲、茯苓、白术这一类健脾利湿、清热解毒的中药。

患者自觉症状没有改善，于 2016 年 12 月 31 日复查腹部 CT 提示：盆腔左前部见约 5.3×4.3×3.2cm，3.6×3×3cm 大小肿块，左上腹亦见多个结节影，增强扫描上述肿块明显强化，而边缘较清，部分病灶强化不均匀，符合"肠系膜纤维组织未分化细胞瘤"复发改变。

刻诊：消瘦，面色萎黄，脐周疼痛，眠差，易醒，会阴小便时疼痛，胃纳可，大便烂，一天两次，无口干口苦，舌红苔薄黄，关脉弦。

小肠肿瘤在临床上比较少见，该病人有小便时会阴疼痛，睡眠不安，舌红苔薄白，寸脉弦。辨病为脏毒，辨证为心火下移、水热结于小肠。

方药：猪苓汤加味，猪苓 10g，泽泻 10g，茯苓 10g，阿胶 6g，滑石 10g，荔枝核 10g，橘核 10g，香附 6g，木香 10g，炮山甲 3g（冲服），一日一剂。

2017 年 2 月 21 日复诊，患者诉睡眠改善，精神状态好转，复查 B 超提示肿瘤较前稍增大。刻诊：消瘦，面色萎黄，脐周已无疼痛，小便时会阴疼痛，胃纳可，大便可，自觉腹胀明显，无口干口苦，舌红苔黄腻，寸脉弦。

舌苔厚腻，应该是湿浊困于膜原的表现，又在上方加厚朴 15g，炒枳实 10g，槟榔 10g，三棱 10g，莪术 10g，海蛤壳 15g。

小肠肿瘤在临床上比较少见，该病人有小便时会阴疼痛，睡眠不安，舌红苔薄黄，寸脉弦。符合《伤寒论·少阴病脉证并治》："少阴病，下利六七日，咳而呕渴，心烦不得眠者，猪苓汤主之。"

中医有"心与小肠相表里"之说。患者因为工作力不从心，长期处于紧张状态，心热移于小肠，小肠所主的吸收功能受阻，变成痰饮与热相结，长此以往就形成了肿瘤。

·语音课评论问答：

学　员：请问王老师癌症病人除了忌生冷之外，还应该忌些什么？牛羊肉海鲜能不能吃？

王三虎：忌酒，牛肉无妨，海鲜少吃。

学　员：请问王老师，我看您的治癌处方，烈性的抗病毒药物不多，是否治癌只需辨证论治，不需多用抗肿瘤药和抑制病毒的药？

王三虎：中医抗肿瘤是在辨病条件下的辨证，烈性药要依据临床需要。当今我们接手的恶性肿瘤患者多半是放化疗这种大毒治疗之后，我们就不重蹈覆辙了。

学　员：请问非医学专业研究生毕业，中医基础有一点点，可以作为秘传弟子跟师学习王三虎大师中医抗癌吗？

王三虎：面试经方基础和悟性。

学　员：王老师，拜师后可以办一个能考医师的出师证吗？

王三虎：这个班不解决学历问题，考执业医师的资格有另外渠道。

经方诊疗肾上腺肿瘤传承实录

· 肾上腺虽小，肾上腺肿瘤却不一定小，大于 3cm 则多为恶性肿瘤

今天我们讲肾上腺肿瘤。肾上腺本身体积虽然很小，但它生长的肿瘤体积则差别很大，通常将直径 3cm 以下者称为小瘤，最小的还不到 1cm，大者可达 10 cm 到 30cm。肿瘤的形状可如豆粒、桃李、苹果、哈密瓜等等。肾上腺占位直径 >3cm 者，其性质为恶性的可能性为 43% ～ 100%，而直径 <3cm 者恶性的可能性较小。

· 疼痛并不是肾上腺肿瘤最主要的表现

肾上腺肿瘤最主要的表现并非是局部的疼痛，往往会表现出肾上腺素分泌过多所致的血压增高、脸色泛红等，即使有腹痛的，也无大便异常或者饮食受到影响之类的伴随症状。

· 肾上腺肿瘤的影像检查是必须的

临床上，肾上腺肿瘤的发现多是在体检中发现的，或者是全身其他部位的肿瘤在进行全身检查时候发现肾上腺有转移瘤的。一般来说会引起内分泌功能变异者称为功能性肿瘤，不引起内分泌功能改变者称为非功能性肿瘤。

肾上腺转移瘤多半是双侧的，原发恶性肿瘤包括乳癌、肺癌、肾细胞癌、黑色素细胞瘤和淋巴瘤等。影像检查是必须的，用以找到原发肿瘤和其他部位的转移瘤。

· 肾上腺是恶性肿瘤好转移部位

肾上腺转移瘤是各种恶性肿瘤的好发转移部位之一，肾上腺以外的原

发恶性肿瘤在肾上腺发现有转移者占 8% ～ 38%。CT 或超声引导下的细针活检对明确诊断有益。

我这里讲的肾上腺肿瘤，就是指的是影像学明确诊断的肾上腺占位，包括了良性的、恶性的以及转移瘤。

· 肾上腺肿瘤的病因

胎毒是肾上腺性征异常性肿瘤的根本病因，主要是生命之初的胎儿期，其母情绪阴郁，郁怒难申，化火成毒，与先天肾中的水火互结，积久爆发所致。

其他类型的肾上腺肿瘤，多见于青中年，既有肾虚精亏，相火妄动，肝郁化火，风从内生的外因，也有多种脏器的恶性肿瘤乘虚而入，风火毒瘀，痰水互结。

· 知柏地黄丸——肾上腺肿瘤的基本方

知柏地黄丸补肾阴、泻相火是治疗肾上腺肿瘤的基本方剂。我一般用的剂量是：

知母 12g，黄柏 12g，生地黄 30g，山药 15g，山茱萸 15g，茯苓 12g，泽泻 12g，牡丹皮 12g。

我经常取《千金方》万病积聚丸之意，在上方基础上加白蒺藜 30g 祛恶风、消肿瘤。

如果舌苔厚者，痰毒为患，加土贝母 15g，山慈菇 15g 化痰解毒；

舌质暗、舌体胖大者，为水湿不化，瘀血内停，加肾着汤，也就是干姜 12g，白术 12g，茯苓 30g，甘草 6g，化水湿、利腰脐间瘀血。

胎毒所致的肾上腺性征异常性肿瘤，加犀角地黄汤以及郁金、柴胡、黄芩、紫草、青黛、龙胆草、白芍、土茯苓等凉血解毒。

面生疖疮者，加金银花、连翘、白花蛇舌草清热解毒。

· 遗憾，终究功亏一篑

肾上腺肿瘤在临床上也是不多见的，尤其是恶性的、原发的，那么中西医治疗经验都很少，除了做手术以外确实存在一个探索阶段，我也有一些观察和经验，我就举一个例子吧。

2012 年春节前后，有个小男孩，3 岁的时候，家长发现外生殖器较大，且生长迅速，面生疖疮，多毛，形体壮硕，腹部尤甚，声音低沉、粗大如大人。

经过 CT 确诊肾上腺肿瘤，但是因为体积太大，难于手术。

我诊断为胎毒，以犀角地黄汤加郁金、柴胡、黄芩、紫草、青黛、龙胆草、白芍、土茯苓、金银花、连翘、白花蛇舌草、石膏、知母、黄柏等凉血解毒、清热消疮。

不用这些药不行啊，热毒这么甚，舌红苔黄厚，怎么办，所以这个就只能用清热解毒凉血的方法。用了 3 个月以后症状明显缓解，尤其是面生疖疮等症状，这个时候再到大医院就具备了手术的机会。

手术以后逐渐地恢复到正常儿童的形象，活泼可爱，聪明伶俐。仍坚持服此方 1 年余，各项检测满意，未见复发。

遗憾的是，尽管用药也并未中断，但是量还是小了一些了，因为长期这样用药也不是事。

但是，恶疾就是恶疾，根深蒂固，势积日久，终于冲破牢笼，两年后发现复发，中药也逐渐失效，爱莫能助，不幸夭折。

经方诊疗肾癌传承实录

肾癌是泌尿系统常见的恶性肿瘤，占肾实质恶性肿瘤的 80% 以上，占所有恶性肿瘤的 1% ～ 3%，而且发病率及死亡率呈逐渐上升的趋势。无痛性血尿，腰疼，腰部和上腹部肿块，为肾癌的三大主要症状。中医上属于血尿，腰痛，症瘕等范畴。

· 目前中医治疗肿瘤接触的往往是不能手术的，或手术后复发转移的患者

肾癌的治疗一般首选是手术，因为肾有两个，有一边得了癌症以后，尤其是还没突破肾脏本身的话，手术效果很好。

其次还可采用介入治疗，免疫治疗，局部放疗，全身化疗，激素疗法等。而中医中药也是非常重要的一种治疗方法。在讲肾癌的病因病机以前，我先说一个病案。作为患者，你给我信任，我给你担当。目前中医治疗肿瘤往往是不能手术的，手术以后复发转移的。我们在实际过程中也接触了一些以中医为主治疗的病例，这些病例往往是出于对医生的信任，才以中药为主治疗的。

我在 20 年前开始在西安第四军医大学的出诊时候，就有好多山西的患者过黄河到西安来找我看病，在我的《中医抗癌进行时》这几本书中都有充分的体现。秦晋一带水。从历史上看，秦国的医疗水平就高于晋国。医缓、医和就是秦国派著名医生。在我的《中医抗癌进行时》中也记载了好多都是从山西到西安来找我看病的患者。这样的患者群中必然有一些肿瘤患者。

· 一次单独用中药治疗肾癌的机会

其中多次来找我的王先生，他夫人得了肾肿瘤。西医确诊肾癌以后，我就说这个病可以先手术，即使手术了也要中药来治疗。因为疾病的产生

不是肿瘤本身切除了就能彻底治疗、防止复发转移的，还需要站在中医的角度，找出身体的不平衡，抓其病机之所在，以平为期，使脏腑、经络、气血、营卫功能恢复。

王先生坚决要求中医治疗，他的儿女也要求中医治疗，我也就有了单独用中药治疗肾癌的机会。这个病例到现在已经三年多了，患者恢复得很好。虽然没有再彻底检查究竟怎么样了，但是也没有复发转移，还像正常人一样工作。这是我先说的一个病例，这个病例就不细讲了，因为我也没有非常详细的资料，但确实是事实。

· 过度用脑，生活压力过大，甚至体力耗费过度，均是造成肾虚的因素

我们看看肾癌的病因病机，虽然中医的肾和现代医学的肾脏不能画等号，但在临床上治疗肿瘤时，我们发现：肾癌的发生和年老肾虚关系密切，这与肾癌多发生于 50 ～ 70 岁的临床实际是相符的。即使中年人也发生肾癌，也往往与造成肾虚的传统因素如房事不节等情况分不开。我们中医讲的房事不节是肾虚的重要因素，甚至是唯一因素，但这种说法实际上非常片面。我们一般人因房事不节造成的肾虚确实是不多见。

相反，在《内经》中明言，恐伤肾造成的肾虚是非常常见的。现代条件下的"恐"往往表现为对失业的恐惧，对将要丧失的名誉、地位的恐惧，才是造成肾虚的常见因素。《内经》强调"肾者，作强之官，伎巧出焉"。用脑过度的工作，生活压力过大，甚至体力耗费过度，均是造成肾虚的因素，也与肾癌的发生有关。明代的王肯堂在《证治准绳·杂病》中提到："肾气之劳，不止房事一端，如夜行劳甚，渡水跌仆，持重远行，极怒惊恐之类。"说明古代医家，尤其是王肯堂，其说法还是比较全面的。

肾虚首先是指的肾气虚、肾阳虚，也可以是肾阴虚、肾精虚。肾的阳气亏虚，水的运化就受到影响，元阳不足也容易感受寒邪。当水不运化成为湿浊，不能变为津液濡润脏腑的时候，肾本身也失去濡润，易造成燥湿相混的局面。在内因肾虚的基础上，水气不化，凝结成痰者有之；燥湿相混者有之；跌扑损血积聚者有之；寒湿外袭，随经深入者有之；所愿不遂，气机不畅者有之。

诸种因素相混，日久生变，寒凝血结，成积成块，发为本病。总的病机是本虚标实，燥湿相混。正如张景岳在《景岳全书·腰痛》中所谓："腰为肾之府。凡病腰痛者，多由真阴之不足，最宜以培补肾气为主，其有实邪而为腰痛者，亦不过十中之二三耳。"

· 肾癌的诊治要点和代表方剂

下面我们看看诊治要点、代表方剂。肾癌因为早期手术效果好，所以中医接触的患者多半是手术以后的，或者是手术以后引起肺转移、骨转移的这种情况。从我们对肾癌晚期患者的长期临床观察，我觉得还是以肾气阴两虚，燥湿相混为主要病机，八味肾气丸和栝楼瞿麦丸为基本方剂，八味肾气丸补泻并用，气阴双医，特别适用于肾癌这一种复杂的局面，而栝楼瞿麦丸中的天花粉和瞿麦是非常重要的治疗燥湿相混、水湿阴亏的经典对药。

山药助天花粉养阴，茯苓助瞿麦利水，两两相对。还有附子助肾气化，实际上两方重叠之处很多，加起来就有十味药，但已经有辨证论治的效果了，值得推荐。发生肺转移者，多属肾阴亏虚，以百合固金汤，知柏地黄汤治疗，以及我治疗肺癌的主方海白冬合汤为主方，发生骨转移者，多属阳虚寒凝，寒邪入骨。以肾气丸合麻黄附子细辛汤、阳和汤为主方，伴有气血不足的，我经常用独活寄生汤。如果刚确诊或者待确诊，以腰痛为主者，那就是用独活寄生汤，以血尿为主者，先用小蓟饮子，后用麦味地黄汤，以包块为主者，就要辨清痰血寒热，随证治之。

· 肾癌肺转移的两个病案

下面我举几个案例。第一个案例，肾癌肺转移。周先生，78岁，西安市人，2000年因肾癌行左肾切除手术，2001年3月，又发现肾癌肺转移。于2002年10月18日，在第四军医大学肿瘤研究所找我初诊。当时主要是咳嗽严重，痰中有血块，饮食、二便、睡眠均可，舌红苔薄有裂纹，脉细，有糖尿病史，证属肺肾阴虚，血络损伤。

自拟海白冬合汤加味：海浮石30g，白英30g，冬凌草30g，百合12g，沙参12g，麦冬12g，元参12g，旱莲草12g，女贞子12g，血见愁30g，川贝母 12g，藤梨根 30g，水牛角 20g，生地 30g，黄连 10g，人参 10g，土贝母 10g，白芍 12g，百部 12g，仙鹤草 30g，藕节 10g，猫爪草 15g，黄芪 30g，第一次开了 6 剂，每日一剂。这个患者坚持复诊近两年，基本上是在效不更方的基础上，以海白冬合汤加减，达到了带瘤生存的效果。

第二个例子，肾癌肺转移。赵先生，75 岁，西安市人。1999 年 4 月因肾癌行右肾切除术，术后病检确诊为肾透明细胞癌。经生物治疗、化疗数疗程，2000 年 12 月发现肺转移，胸膜下散在分布七八个 0.3cm×0.3cm 大小的圆形结节。后又进行生物治疗，并服灵芝系列药物。到 2003 年 7 月，CT 提示肿块数量增加。

2003 年 9 月 4 日在第四军医大学肿瘤研究所门诊部找我初诊，精神尚可，形体肥胖，口唇发紫，咳嗽痰黑，畏寒怕冷，后背隐隐作痛半年余。时乏力，舌淡苔薄有瘀点，脉沉。当时辨证为肺肾两虚，痰浊瘀血互阻。治法是温阳散寒，补益肺肾，活血化痰。处方：补骨脂 10g，肉桂 6g，人参 10g，熟地 15g，山茱萸 12g，白术 15g，云苓 15g，炙甘草 10g，蜂房 12g，山慈菇 15g，土贝母 15g，水蛭 10g，6 剂，每日一剂。

2003 年 11 月 7 日第六诊。他说服药后诸症减轻，也比以前有劲了。但是这两天背又有点疼，胃脘偶觉不适。舌淡红，苔薄，脉沉细。我当时写的是其寒象虽减，冬日外寒紧逼，当加强温中散寒之力。处方：补骨脂 10g，肉桂 6g，干姜 8g，淫羊藿 20g，人参 12g，熟地 15g，山茱萸 12g，白术 15g，茯苓 15g，炙甘草 10g，蜂房 12g，山慈菇 15g，土贝母 15g，水蛭 10g。6 剂。

· 我的方子解决了患者多年的疼痛

到 2004 年 10 月 6 日，上边这个方子已经服用了 13 个月，患者精神状态良好。他自己觉得就像正常人，但是不能停药，一停药就疼痛难忍，可谓一日不可离此君啊，仍然用上方。

到 2006 年 8 月 2 日，他说胃疼拘挛，凌晨明显。喜热饮，纳差，痰黏，舌淡苔薄，脉弱。我就在上方的基础上加干姜 10g，乌药 12g，白芍 30g，炙甘草 6g，穿山甲 10g。2006 年 11 月 11 日，再找我看，仍用上方，效不更方。

到 2013 年下半年，赵先生的女儿到门诊专门来跟我说，他父亲去世已经两三年了，但是他父亲在临终前再三嘱托一定要当面找到我，感谢我为他解除了多年的疼痛。癌症疼痛是临床颇感无奈的问题。我受"寒主凝涩，因寒故痛也"等中医名言的启发，以温阳散寒法治疗癌症疼痛，常能获得效果。

本案用温阳散寒法治疗癌症疼痛，应该说是比较好的一个病例。不仅疼痛基本得到了控制，肺转移也得到了有效的控制，生活质量好，我也得到患者的配合与赞赏！用了近三年时间的中药才将痼冷陈寒去其大半，可见寒邪之深重。减药两个月，出现了中焦虚寒之胃疼，不得不再加温药，足见寒邪不可轻视，抗癌消瘤绝不能以白花蛇舌草、半枝莲等药限住眼目。

我在近几年的临床实践中，外用中药抗癌止疼，也收到了明显的效果，也为我们进一步提高疗效，减轻癌症的疼痛开了另一个法门。

· 一例肾癌术后肺、肝转移的患者

第三个例子是肾癌术后肺、肝转移。黄女士，58 岁，广东珠海人，2011 年 6 月行右肾癌切除术，2 型糖尿病。2014 年 9 月 5 日发现肺转移。2015 年 8 月 28 日，CT 提示：双肺多发转移，最大结节 25 mm×31 mm×25mm，较一年前增大。2015 年 9 月 9 日，到柳州市中医院找我门诊。当时的症状是咳嗽一个月，乏力，失眠，进行性体重下降，时有短气，舌红，苔白，脉沉。

我辨病属肺痿，辨证燥湿相混，用的还是我治疗肺癌的基本方，海白冬合汤加减，处方用的是颗粒剂：海浮石 30g，白花蛇舌草 30g，麦冬 15g，百合 12g，杏仁 12g，栝楼 15g，党参 12g，桔梗 10g，甘草 10g，苦参 10g，百部 12g，矮地茶 30g，瓦楞子 30g，山药 15g。首乌藤 30g，茯神 20g，炒枣仁 12g。干姜 9g，细辛 3g，五味子 12g，琥珀 6g，黄连 6g，黄芪 30g，苍术 12g，玄参 12g，仙鹤草 40g，一天一剂冲服。

· 处方用药分析

这个方子为什么要用白花蛇舌草？因为这个颗粒中没有白英。在这个意义上，白花蛇舌草和白英都是清热解毒抗癌药。所以我用白花蛇舌草代替。值得提出的是这个人肯定有睡眠不好，失眠明显，所以是首乌藤、茯神、炒枣仁。睡不好觉身体就不能得到有效的修复，所以我在治疗失眠上还是用了些笔墨的。

黄连就是降糖的好药，也是治疗失眠的好药。而黄芪、山药、苍术、玄参是施今墨的著名的治疗糖尿病的对药。黄芪、山药降尿糖，苍术、玄参降血糖，我也经常用，也符合燥湿相混的基本病机。仙鹤草既能补气，又能止血，又能抗癌，一药三用。所以我用至40g。

到了2016年3月20日第四诊的时候，已经服上方130剂。她自述在10日以前CT复查，双肺结节2 mm×3 mm×13mm，精神形色良好，偶因感冒咳嗽，睡眠好，右肩背疼，右手不能上举过头，血糖正常。上方加姜黄12g，防风12g，60剂。同时我也给她开了西黄胶囊20盒，以及外贴的药止痛。总之，在临床实践中，我发现肾癌的恶性程度相对低，不管是西医还是中医治疗，效果都相对要好一些。中医因为有整体观念，所以对于治疗术后的转移，相对来说可能更有优势。

· 语音课评论问答：

学　员：胆管癌、胆囊癌为黑疸是十分确切的，请教王老师：肾癌是否也可归属于黑疸？

王三虎：肾癌的部分证型，属于脾湿肾燥者可见肾色上泛或外露而面黑者即黑疸。

学　员：王老师，水蛭入药是和群药同煎呢？还是研粉冲服呢？别的药还有不能同煎的么？都有什么特殊的用法吗？

王三虎：同煎。张仲景就是这样用的。

学　员：老师您好，您方中用土贝母，请问它与浙贝母功效有何区别呢？谢谢！

王三虎：土贝母清热解毒化痰，浙贝母化痰散结。

学　员：感谢老师！栝楼瞿麦丸何时用？有什么使用窍门吗？请多指教！

王三虎：栝楼瞿麦丸的指征是燥湿相混，渴而小便不利，舌苔花剥是特征。

学　员：请问老师，肾错构瘤，除血压高外其他情况均良好。患者不愿做手术，用什么方子治疗？

王三虎：只能辨证论治。

学　员：王老师，都说癌肿是阴毒，为什么您的方子里绝大多数是寒凉药，而疗效却很好呢？期待老师的答复。

王三虎：我的观点是寒热胶结致癌论，而不仅仅是寒毒。

学　员：王老师，小便黄多为有热，但是小便颜色与饮水量相关性很大，有些病人说喝水少就黄，喝水多就白……您怎么看待小便颜色的临床价值呢？

王三虎：既要看小便黄多热，也要看喝水多少。

经方诊疗输尿管癌传承实录

今天讲输尿管癌，输尿管癌的发病率比较低，与它的面积比较小有关系。我们中医对于癌症的认识都有一个过程，最早的除了明显的食道癌、乳腺癌，对于好多腹部肿瘤我们都称"症瘕积聚"。随着现代医学深入人心，我们对于不同的癌症在临床上也积累了一些经验。我们应该在西医诊断明确的情况下，建立、发展中医的理论体系，而不应该仅仅局限在扶正祛邪、以毒攻毒、活血化瘀、清热解毒等简单的治法上。

· 输尿管癌的致病因素

输尿管癌虽然发病率低，但是他和膀胱癌有许多相似之处，因为他们都与湿热下注影响到水液代谢有关。平素嗜食辛辣烟酒，湿热下注；或者是性情急躁，郁怒化火，日久生湿生热；或者是心情烦躁，劳心伤神，心火内生，热邪由心经下于小肠，也影响到了膀胱和输尿管。

尤其是吸烟、喝酒这两个因素对输尿管和膀胱（的影响）基本上是一致的，所以中医治疗输尿管癌也要看他症状是什么。

· 输尿管癌的不同症状及常用方剂

输尿管癌 60% 是以尿血为主症的，这个时候我们也要以小蓟饮子为基本方剂，以达到清热利湿、活血凉血止血、消肿的效果。

若患者以腰疼为主症的话，这个大约能占到输尿管癌的30%，常常伴有消瘦，淋巴结肿大，脊背疼痛，腹部包块，一般来说这些症状说明他是到了晚期。中医上用的六味地黄汤、独活寄生汤补肝肾、祛风寒、扶正气、止痹痛。

如果是以水肿、下肢肿、腹部肿胀为主，舌淡胖，我觉得在临床上这个就要考虑到三焦水道不利的问题。小柴胡汤就是疏利三焦的主方，小柴胡汤作为少阳经的主方，疏利三焦、通调水道功不可没。如果以腹水、下肢肿为主，我常常使用小柴胡汤和五苓散为主方。当然如果伴有肿块，就要加三棱、莪术、琥珀、血竭这些活血利水，软坚散结的药。

对于介于早期和晚期之间的中间阶段，或者手术以后的患者，我觉得应该还是以三焦水道不通，血水互结为主要病机。输尿管虽然在腹部，但是它还是偏于两侧，所以输尿管作为通利水道的机关，它就是中医上三焦的功能之一。那么结合到输尿管癌应该说它是血水互结的一种表现，它的主方应该是小柴胡汤合当归芍药散。

当归芍药散是张仲景治疗"妇人腹中诸疾痛"的一个很好的方子：当归、芍药治腹痛，川芎、泽泻、白术与茯苓。表面上看起来就是个常用药，但是它的作用不同寻常，为什么说"妇人腹中诸疾痛"，意思就是说多种疾病的疼痛。因为妇人以血为用，经常的疼痛多半是血水互结。输尿管癌也具备这种以腹痛为主、包块为主的特点，也具备当归芍药散证的特点。

· 甘草、干姜、茯苓、白术就能治腰疼

值得我们深思的是治腰疼、腰重的古方肾着汤，或者说甘姜苓术汤。大家不觉得奇怪吗，甘草干姜茯苓白术就能治腰疼？为什么？因为我们不能简单地认为茯苓、白术就有健脾利湿的作用，不要这样想。

就因为这种教材的模式，把活生生的中药简单化，才导致了我们思维的局限。茯苓是治疗肾癌、输尿管癌、膀胱癌的靶向药，尤其是输尿管癌。古籍中间记载茯苓能伐肾邪、利腰脐间血、泻膀胱等均是名言，在这个意义上和白术有许多相同、相须之处。就茯苓来说，《名医别录》提到它："止消渴，好唾，大腹淋沥，膈中痰水，水肿淋结，开胸府，调藏气，伐肾邪，长阴，益气力，保神守中。"

重要的是伐肾邪，因为在古人的历史条件下，肾、膀胱和输尿管我们很难分得清楚，所以这里的伐肾邪就有治疗肾与膀胱、输尿管血水互结的意思。《医学启源》中提到茯苓："除湿，利腰脐间血、和中益气为主，治溺黄或赤而不利。"

茯苓怎么能利腰脐间血呢？这就是血与水的关系，水不利则影响到血，血不利则化为水，所以在临床上血水互结非常常见。王好古说茯苓是泻膀胱、益脾胃、治肾积、奔豚，几乎就是明确地说茯苓是治疗泌尿系统的靶

向药。

白术在《名医别录》中也讲到它能利腰脐间血，逐皮间，风水结肿。古人的认识远超过我们现在的认识，大家都知道陈士铎说的治腰疼的话："腰疼也，用白术二三两，水煎服。一剂而痛减半，再剂而痛如失矣。夫腰疼乃肾经之症，人未有不信。肾虚者用熟地、山萸以补水未效也，用杜仲、破故纸以补火未效也，何以用白术一味而反能取效。不知白术最利腰脐。腰疼乃水湿之气浸入于肾宫，故用补剂，转足以助其邪气之盛，不若独用白术一味，无拘无束，直利腰脐之为得。"他这是强调白术治腰疼。

我们强调白术、茯苓同时治腰疼。当归芍药散中白术、茯苓就是利湿的，当归、川芎是养血活血的，还有泽泻也是利湿的，是所谓方有配伍之妙，药有独到之能。

·临床上取效的典型病例

我举一个病例，我们现在写病例也好，出书也好，人云亦云的东西就应该少一点，有话则长，无话则短。有新意的，有特殊的，对人有启迪的就应该写，不厌其细，不厌其详。而泛泛而谈的，我看能不说就不说了，就像我们肿瘤科的医生用这么多方子治疗了这么多肿瘤，有多少有效，整天写出来就没意思了。

我们举出来的例子往往是特殊的。比如说 2016 年除夕这一天，本来我要从西安回到合阳老家去，我 29 号才从外地回到西安，回到西安的时候已经凌晨一点了，也就是实际上已经到了除夕了，有两个病人非要早上找我看病。我只能在除夕的八点到天颐堂中医院看这两个病人。这两个病人到现在都非常好，还找我看。

最明显的张女士当时有 78 岁，西安市人，发烧 3 月，先冷后热高达 40 多度。入院后行左输尿管癌微创术后两月。术后发热，不冷，物理降温、消炎等高烧不退，发热达 39℃，于 2016 年除夕找我进行中医治疗。观其舌红苔少，脉弦数，我就辨证为三焦水道不利，阴虚血热，我用的是小柴胡汤合青蒿鳖甲汤。

处方：柴胡 20g，黄芩 12g，姜半夏 12g，生石膏 50g，知母 15g、红参 12g，生姜 15g，大枣 30g，甘草 12g，元参 15g，青蒿 15g，鳖甲 30g，生

地 30g，牡丹皮 12g，败酱草 60g，栀子 15g，白薇 20g。少阳、阳明合病，而且还有血分的病，实际上既有六经辨证也有卫气营血辨证。

因为在临床实际，癌症的发热就是这么复杂。我们只能以复杂对复杂，而不能以简单对复杂。当时我还是冒着很大的风险，药量也比较大。当前虽服药有呕吐，但热退明显，三天以后体温正常。2017 年 2 月 20 日、24 日各取 3 剂。3 月 3 日复诊，面黄、乏力、食可，切口处时有敲痛，无压痛。舌红少苔，脉弱。上方去石膏、知母、青蒿，减败酱草为 30g，加马鞭草 20g，益母草 30g，延胡索 15g，当归 12g，黄芪 30g，10 剂。张女士断断续续就在我们这里治疗。

自 2017 年 11 月初，张女士还在西安天颐堂中医院找我调治，精神状态良好，中医上有句话：调和阴阳，以平为期。

·理法方药以"理"为先，理通则方药随之

我们再细细分析一下，初诊以高热不退为主，不恶寒，故无太阳证。舌红苔少，脉弦数，是阳明、少阳证的依据。但从辨病来看，癌症的发现绝对已成年累月，何况病程日久，阴液耗伤都在必然之中，所以用小柴胡汤和白虎汤、青蒿鳖甲汤三方并用符合病情的复杂态势。加元参、白薇增强滋阴退热之力，去败酱草、栀子清湿热，利水道，乃是要"引达病所，给邪以出路"之意。理法方药以"理"为先，理通则方药随之。

复诊：热气退，石膏、知母、青蒿已无必要；减败酱草，恐苦寒伤胃；加马鞭草、益母草利水活血，也有引药到病所的意思；元胡止痛，当归、黄芪补气血，以支持久战之需要。输尿管就是三焦的直接体现，疏利三焦、通调水道就是小柴胡汤的主要功能之一，鳖甲、元参软坚滋阴，生地、牡丹皮凉血解毒，为什么还要用呢？以防"炉烟虽熄，灰中有火"。

·语音课评论问答：

学　员：听王老师的课就是舒服，病与证交待得清清楚楚，方与药讲得井井有条，方中有药，药中含理，理法方药一以贯通，法相庄严，真不愧仲景之高徒也！

学　员："水不利则影响到血，血不利则化为水。"这句话中血不利则化

为水不是瘀血吗？

王三虎：血不利则化为水和瘀血有区别。

学　员：王老师好！患者嗜烟酒辛辣 50 余年，刻下时尿血，不痛无甚感觉，西医没查出来什么问题，这可能是隐性癌症吗？除此之外还有什么病会若此？请您赐教！

王三虎：炎症、结石等都可能。但从目前看，不排除癌性血尿。

学　员：王老师你好，我有一位病人，血尿 10 年，B 超复查多次均正常，她就是睡眠不好 20 年，最近更加严重伴有口干口苦，吃龙胆泻肝丸有效，请问湿热能引起血尿吗？

王三虎：湿热入血，伤血动血，引起尿血。

学　员：王老师您好，您这篇文章中的案例是输尿管癌微创术后 2 月患者，请问从未进行过手术的膀胱癌输尿管癌患者应该怎样治疗呢？

王三虎：案例是手术后的，其余所讲的内容是针对输尿管癌的。

学　员：王老师你好！请问肿瘤必须手术吗？轻微头痛，大 3.6cm，无其他症状。

王三虎：能手术尽量手术。

经方诊疗膀胱癌传承实录

· 膀胱癌的基本知识

膀胱癌是泌尿系统最常见的肿瘤，多发生在 60 岁以上老人，男女比例大约是 4：1。早期膀胱癌可以没有明显的症状，一旦有症状，常见的是血尿，可见于 60% ～ 75% 的病例，其次是尿急、尿频、尿痛等膀胱刺激症，发生在膀胱三角区的肿瘤，也可出现梗阻性无尿。根据临床表现它属于中医的血尿、血淋、癃闭等范畴。对于浅表膀胱癌主要采用经尿道内窥镜切除术，电灼术以及膀胱内灌注卡介苗，严重者需根治性膀胱切除术。

由于本病复发率高，膀胱内灌注费时长，局部不适等副作用难以避免等原因，多数膀胱癌都能显示中医治疗的优势。

· 桃核承气汤治疗膀胱癌的特案

说一个我觉得有兴趣的，或者说有意思的病历。因为膀胱癌比较常见，预后也比较好，痛苦是痛苦一些，麻烦是麻烦一些，但是一般来说，给生命的影响还不算大。中医有多种方法都能减轻症状，延长生命。那么这几年因为经方热，我因为在微信群讲"我的经方我的梦"，所以也被中医界逐步地熟悉，那么客观上也要求我进一步研讨经方的治疗。

有一个柳州的初中女孩，她因为尿血查出膀胱癌。于 2015 年 12 月 31 日因少腹区尿道疼痛、尿频初诊。当时是面黑，额头甚。语音低微，舌淡红、舌尖赤，脉弱。

按照传统的方法和平时的经验，我辨证为脾肾两虚、心火下移。以六味地黄汤、导赤散加黄芪、党参、龟甲、海螵蛸等 17 味药与服。也不能说没有效果，但是，到了 2016 年 2 月 17 日第 7 诊的时候，体力增加，疼痛、尿频未能改善。虽膀胱灌注中间这种症状情有可原，舌脉还是一样的，但是我们作为中医也不能抱着消极思想，"本来就灌注了，应该出现这种症状，那有什么办法啊"，我一直在想吃了这么久的药，尿频尿痛没有改善，是不是我们在辨证上、辨病上有问题，用药上还有不对的地方。

因为一直按常规治疗，因为我马上要出国，所以压力比较大。我就重新辨证，根据患者额头黑，少腹拘急结硬，痛连尿道，抓住这个方证，辨为热结膀胱的蓄血证，与桃核承气汤原方：桂枝 30g，甘草 15g，芒硝 3g，大黄 6g，桃仁 15g，日一剂，水煎服。

没想到 2016 年 2 月 21 日来了，也就是第四诊，患者喜笑颜开，疼痛大减，小便次数由 30 分钟一次，延长至 1 小时一次，我记得最明显的是，此前，只要排号叫到她，肯定不在，为什么，小便去了。她说这次效果很好，小便一般一小时一次。我就效不更方，又用了 4 剂以后，患者说晚上一觉睡到天亮，我说经方之神奇，由此可见一斑。

这就是黄煌教授提到的方证，经方有多种学习方法，其中方证我觉得还是非常重要的。我就是抓住了她少腹急结，尿频尿痛（膀胱蓄血证），用桃核承气汤竟然起到了如此神奇的效果。

那么从此以后在门诊上给她用九味地黄汤、导赤散加黄芪、党参、龟板、海螵蛸等方剂，与桃核承气汤原方交替服用，一直在门诊看到 2017 年 6 月底，我从柳州退休，没有复发，身体逐步康复。

这个案例是超出了我平时对膀胱癌的认识，可见《内经》上说的对："言不可治者，未得其术也。"

这是特殊性的问题，普遍性的问题，我们还是从它的病因病机、基本方药讲起。

· 膀胱癌的病因病机

从病因、病机上看，湿热毒邪凝聚膀胱，血络损伤是膀胱癌的主要病机，那么湿热从哪里来呢？我想大约有如下几个方面：

嗜食辛辣烟酒是最重要的方面，日久天长，湿热内生，热聚成毒，下注膀胱，另外一个方面，素体湿盛，性情急躁，郁怒伤肝，日久化火，湿热相火循经下注膀胱。再一方面，诸事频仍，劳心伤神，心火内生，下移膀胱。

本病初期以实为主，以热为主，后期则复杂多变，一言难尽，但是湿热和阴虚应该是一对儿主要矛盾，也就是我讲的燥湿相混致癌论。

· 膀胱癌的分期辨证治疗

从证治上看，膀胱癌初期，膀胱内注射卡介苗期间以及尿血为主症，多系膀胱热毒，伤络动血证，治疗当遵"六腑以通为用，以通为补"之说，以清热利湿解毒，凉血止血活血为大法，方选小蓟饮子。

在尿血初止的情况下，我喜欢选用大黄、蒲黄、白茅根等凉血止血活血药，直走尿道，止血而无留瘀之弊。

在中后期，尤其点灼术以及放疗后，往往出现湿热未尽而阴液先伤，甚至互相影响，难分难解的燥湿相混证，当选经方，当归贝母苦参丸合蒲灰散加味。

以小便不利为主证则选择栝楼瞿麦丸，以少腹急结硬痛、面黑额甚为主证者属瘀血凝结膀胱，桃核承气汤最为合适。

到了腹腔、盆腔广泛转移或肝肺转移的时候，重在着眼全身，主以气血、脾胃以及肾气的调理，有一分胃气，就有一线生机；有一分肾气，就有一分根基。

· 膀胱癌验案三则

第一个例子，是早年的一个病例。王先生，54 岁，是我们家乡人。1997 年 4 月 2 日初诊，肉眼血尿 3 个月。对症治疗，逐渐加重，1997 年 3 月，在西京医院确诊膀胱移行细胞癌，建议手术治疗，由于经济困难，改求中医。

刻诊：形体瘦削，面色偏红，性情急躁。小便时有鲜血或血块，色红或紫，服消炎止血药，可有短暂效果，旋既复发。有吸烟史，大便干，口渴喜饮，舌红，苔薄黄，脉弦数。

在这里我要插一句话，中医的病因学分为内因、外因、不外因，喜怒忧思悲恐惊，其实还是比较粗糙的，比如说性情急躁，性格因素造成的这种内火从生，就被人忽略了。

人说青山易改本性难移，这种性情急躁的人他就容易有火热内生，还有羡慕嫉妒恨，怨嗔急躁烦，都是传统病因学上不能概括的，而这些恰恰就是产生内火，产生肿瘤的重要原因，尤其是吸烟史，吸烟对膀胱癌的影响很大。这个王先生，他恰恰就是这样，这两点他都沾上了。那么我当时的辨证属膀胱热毒，伤络动血。以清热凉血，抗癌止血为法，小蓟饮子化裁。

方用：大蓟、小蓟各30g，生地30g，木通6g，栀子12g，滑石15g，竹叶10g，甘草10g，半枝莲30g，生地榆30g，仙鹤草30g，蒲公英30g，白英30g，败酱草20g。每日1剂，水煎服，告诉他戒烟，忌吃辛辣刺激之物。

他带上这个方子，回家前后吃了60余剂，好在这个人性情比较开朗，抱着走到哪就说哪儿的话，到哪天黑了到哪歇，多活一天算一天的乐观态度。一年以后，B超复查，病灶缩小过半，后来他碰到我，跟我说，他如果稍微觉得不合适了，就把这个方子再吃几剂，就能取得明显的效果。

尽管我们治疗肿瘤的思路和方法多种多样，而专门的有针对性的抗肿瘤中药，我们觉得还是比较少。回顾这些早年的病案，不得不说，辨证论治还是中医抗癌的主要利器。

当然，辨病论治的长处在于全局把握，对不同疾病的特性有更多的了解，能够预测病情进展和预后，对基本证型、基本治法、主要方剂和特殊用药胸中有数。而辨证论治的长处在于，对于某个层面、某个阶段的主客观症状有显著效果。所以从长远来看，从肿瘤的实际来看，一定是辨病条件下的辨证论治。

第二个案例，膀胱癌术后，赵女士，72岁，广西柳州市人。2006年6月14日初诊，膀胱癌术后，放化疗后6年。患者于1999年9月病检，移行细胞乳头状膀胱癌，后行手术及放化疗。2005年6月，肿瘤复发，在7月的2号、9号，行膀胱灌注两次，她去门诊上找到我。老太太到门诊以后非常有意思，她不敢进来，她就在门口问我对面坐的学生，问道，你是王三虎吗？我看到了，因为我在正面坐。我开玩笑说，你看他像王三虎还是我像王三虎？因为实习生，那肯定年龄小，王三虎不可能那么小的年龄啊。她开玩笑，那你桌子上这个牌子是对着他的。我说，我难道不知道我叫王三虎吗？我有必要把牌子对着我吗？这是不打不成交啊，开玩笑是开玩笑，我问你有什么事？她说，膀胱灌注后，我的肚子疼得受不了，每晚上仅能睡两三个小时，尿急尿痛，小便不利，少腹拘胀，牵引腰部，她问：你能根治吗？我说：可以，你相信我。

四诊发现，舌红苔薄，有裂纹，脉弦数。我辨证为阴虚为本，膀胱湿热，瘀血阻滞。治法是养阴利湿清热，活血化瘀止痛。

方选当归贝母苦参丸和蒲灰散：当归 12g，浙贝母 12g，苦参 10g，蒲黄 12g，滑石 12g，乌贼骨 15g，地龙 12g，甘草 10g，白芍 30g，小蓟 30g，大黄 8g，栀子 10g，蒲公英 30g，虎杖 12g，琥珀 4g，3 剂，每日 1 剂，水煎服。

主方是当归贝母苦参丸。当归贝母苦参丸，张仲景说："妊娠小便难，饮食如故，当归贝母苦参丸主之。"张仲景在《金匮要略》中间采取的笔法是"详于变而略于常。"你比如说，小便难多了，为什么妊娠小便难用的是当归贝母苦参丸呢？张仲景举出的例子恰恰是，湿热阴虚并见，所以用苦参利湿热，贝母养阴，贝母和当归养阴润燥，药虽三味，效果良好。

以前有好多老师讲当归贝母苦参丸效果好，但是讲不出为什么，我们也不好用。当我们把握住了患者的基本病机，以方测证，以方测病机，得到了燥湿相混，阴虚湿热的这个基本问题的时候，我们就好用了，这个真是可以为同道探研。

第二个是蒲灰散，张仲景讲蒲灰散就是蒲黄、滑石，那么，蒲黄是治疗泌尿系统非常好的专药，这个和滑石相配，活血利湿，药虽两味，效果明显。

当然，我这里边加的是乌贼骨，是《千金方》的一个方子。孙思邈用的是乌贼骨烧灰喝，我们取他这个意思，采用煎服的方式。地龙就是治疗尿道疼痛的专药。芍药甘草缓解挛急，甘草也是治尿道疼痛的药。大黄、栀子、虎杖，通小便就是利大便，张仲景说"小便数者，大便必硬"。那么大便硬者小便往往是不利的，所以说互相影响，我是深入体会了张仲景的思想。

琥珀 4g，活血利水，镇静安神止痛，常常是我们的杀手锏，为什么这个老太太你用这么多药啊，没有办法，她带着半信半疑的态度找我，我不这样用能行吗？我不这样不行啊，所以相对来说这个方子就不少了。

她在用了 3 剂以后，到 2006 年 6 月 17 日，也是笑逐颜开，吃了一阵药以后，尿疼尿急、少腹拘急明显缓解，大便顺利，但是仍失眠。

我说那好吧，加夏枯草 30g，到 6 月 29 日第 5 诊，患者吃了这个以后睡眠也好了，而且止疼药也不用了，我就再用原方，因为考虑到她有血尿和视物不清，加了菊花 12g，藕节炭 12g。

到第 7 诊的时候，她说症状几本没有了，我就停药三个月。到了 2007 年 3 月 14 号，又出现尿急尿痛，牵引少腹，血尿成块，大便尚可，疼痛引起肛门外阴的疼痛。我看她的舌红，苔薄，脉弦细，我就在 2006 年 6 月 14 日方的基础上，也就是这个第一方，再用 3 剂，结果，还是取得了非常好的效果。

2007 年 8 月 15 日，第 12 诊，但是近几个月来还化疗了，但是膀胱肿块仍未消失，近来尿痛尿急，小便不利，少腹拘急胀痛又发作了，我仍然用第一次的方子。

这就又到了 2008 年 5 月 11 日第 13 诊，舌红，苔黄，有裂纹，脉弦数。我说 CT 提示膀胱癌复发。那么你去住院治疗，中药，还是用原方不变。

第三个例子也是膀胱癌术后，魏女士，53 岁，柳州市人。2010 年 4 月 24 日，以膀胱癌术后 1 月初诊，已行膀胱灌注 5 次。

刻诊：面黄，血尿，尿急、尿频、尿痛，偶见尿失禁，大便亦频，腰部不适，兼有咳嗽、纳差，乏力懒言，舌红，苔薄，脉滑，素有胃炎，乙状结肠息肉，右肾囊肿病史。

辨证属湿热下注膀胱，血中热毒未尽，上源不清，气阴已伤，方当清利湿热，凉血止血，益气养阴。

方用复方滑石散合当归贝母苦参丸加味，蒲黄 12g，滑石 10g，当归 10g，川贝母 10g，苦参 10g，生地 15g，竹叶 6g，栀子 10g，侧柏叶 15g，藕节 12g，白茅根 30g，蒲公英 30g，地榆 30g，红参 20g，黄芪 30g，川木通 3g。用的是颗粒剂，4 剂，每日一剂，分两次冲服。

复诊时因为头昏、噩梦，加天麻 10g，琥珀 5g，9 剂。

三诊，以腹胀、大便亦频，加马齿苋 10g，薤白 10g，厚朴 15g。5 剂。

四诊，大便硬，小腹痛，在初诊的基础上加大黄 6g，乌贼骨 12g，茜草 12g，琥珀 5g。这个方子吃了 5 剂。

2010 年 5 月 31 日第五诊，尿血止，尿酮减，眼睑肿，少腹拘急疼痛、灼热胀满，纳差，乏力，舌淡红，脉沉细。初诊方去藕节、白茅根、地榆，因为血尿止住了，加茯苓10g，白芍12g，甘草6g，元胡15g。

12剂后，第七诊，诸症均减，正气渐复，那么那就可减量，蒲黄10g，滑石10g，当归12g，川贝母5g，苦参10g，地龙10g，栀子12g，蒲公英30g，全栝楼20g，乌贼骨12g，茜草12g，琥珀6g，芍药20g，甘草10g，元胡15g，每日一剂，水煎服，分两次服。

这个病例的基本病机是血水互结，燥湿相混，所以用蒲黄滑石散活血利水，当归贝母苦参丸上治肺燥，下去湿浊为基本方。

若不能详查病机，套用成药，以毒攻毒或局限于道听途说的药理研究，我想去道甚远。

·语音课评论问答：

学　员： 老师好，患者膀胱癌全切，双侧输尿管造口。现已经肺、盆腔转移。肝血管瘤胆息肉。像这种情况先治疗转移还是统治？烦请老师明教，谢谢老师，给您添麻烦了。

王三虎： 根据主症决定。急则治其标，缓则治其本。不急不缓可标本同治。也就是治疗原发病和转移脏腑的主方并用。

学　员： 感谢王老师满满的干货分享！辨病下的辨证，辨证论治才是法宝，博学多识，游刃有余，实在令人佩服之至！请问老太太失眠为什么要加夏枯草30g？

王三虎： 夏枯草就是清肝泻火散郁结治失眠的好药，量大一些，散结镇静两全其美。

学　员： 辨证论治是中医的灵魂，专病专药是传承治病的经验，整体观念是治人的核心！

学　员： 老师新年好！请教老师，第二个病例中用的乌贼骨是什么用意？感恩老师。

王三虎： 补肝肾软坚散结。

学　员： 王老师好，当归贝母苦参丸中的贝母是用川贝好还是浙贝好，有什么讲究吗？

王三虎： 川贝母宣肺，开水之上源，合适。

经方诊疗前列腺癌传承实录

前列腺是男子的特有器官。前列腺的存在不单是少年的烦恼的根源，也是老年男性烦恼的根源。前列腺癌，是烦恼中的烦恼。

· 前列腺癌的中西医认识

在中医看来，前列腺癌基本上属于"癃闭"的范畴，因为它以"小便不利"为主要症状。

现在的前列腺癌多半是经过现代医学的确诊，才找中医看的。前列腺癌，确实有特殊性，他的特殊性就在于，相对来说恶性程度低，过度治疗的机会多。

前列腺癌的现代医学治疗一直存在争议，赞成者和反对者几乎各占一半，也就是说，动不动在前列腺癌的问题上就容易出现过度治疗。那么中医对前列腺癌的治疗，我想可能是更值得重视的一个方法，因为他几乎不存在过度治疗。

· 前列腺癌虽然发病率上升，但它的危害有局限性

就从这个最新的研究资料表明，我们国家的前列腺癌发病率也是逐步上升。到 2016 年它在男性患者癌症的第 7 位。发病率排在淋巴瘤、神经系统肿瘤和胰腺癌前边，但是从死亡率来看他排在第 10 位，那也就是说，胰腺癌远远地超过了它，淋巴瘤神经系统肿瘤死亡率都高于前列腺癌。

所以前列腺癌究竟怎么对待？我想中医作为肿瘤综合治疗的重要部分。中医最具有整体观念，中医的整体观念在肿瘤科表现得非常重要。在前列腺癌面前，我们更应该有中医的整体观念。

有好多平时没有发现肿瘤的人，死亡以后尸体解剖，发现 50 岁至 60 岁年龄组的潜伏的前列腺癌发病率为 10%，70 岁至 79 岁的发病的是 30%。可见前列腺癌的存在，它的危害是有一定的局限性，一部分前列腺癌也不

是造成患者痛苦和影响生命的原因。所以，对前列腺癌明确针对以后，究竟是用手术的办法还是用放疗的方法？我觉得手术的话，在一定程度上，我还是支持的，那么我觉得手术和放疗相结合是比较好的方法。

· 前列腺癌骨转移经方治疗案例

先说一个病例吧。2016 年 10 月 6 日，我在西安市千怡堂中医院接触了一个前列腺癌骨转移晚期的患者。这个患者有 60 来岁，是抬着来的，由于他起不来床，专门制了一个特殊的床车，所以他就在床上躺着，进不了诊室就在外面大车里看着。

当时患者是不管吃什么药，一吃就吐，二便失禁，口腔溃疡，舌苔厚，脉数。我说这就是寒热错杂，胃失和降，以半夏泻心汤为主，先让患者不吐，能吃饭。结果 3 剂药吃了以后，这个问题确实解决了。

但是由于种种原因，因为我也每个月只在西安工作 8 天，他的夫人特别重视，觉得 1 次开 3 天是对的，再长了以后她不放心，所以她就找了其他的人看了。

到了 2017 年 8 月 1 日，患者已经是第 3 次找我看了。这个时候就在床车上起不来，声音低沉，腹部肿胀，四肢浮肿，舌红，苔黄厚燥，脉沉。

我的诊断是阴虚水停，此为坏病，随证治之，以猪苓汤为主方。

猪苓 30g，泽泻 12g，阿胶 12g，滑石 15g，茯苓 30g，蒲黄 12g，半边莲 30g，白芍 50g，栀子 12g，天花粉 12g，瞿麦 30g，大腹皮 30g，4 剂。

四剂后效果特别明显，消肿的效果非常明显，所以就继续用原方，到了 8 月 7 日，第五次来，患者意识清醒，水肿明显消退，大便黏稠，我看到皮下有瘀斑，舌红少苔脉弦。

我说，正如叶天石所说："入血犹恐耗血动血，直须凉血散血。"所以这要配合犀角地黄汤的思路，其实就在猪苓汤的基础上加了水牛角，生地黄，大黄。结果这个患者，前前后后在我这里治疗了半年以上，病情得到了明显的缓解，也是非常难得的。

患者一次不要求开多少药，我只要在，他就愿意多来，所以对他的夫人我是印象深刻，也反映了这个前列腺癌晚期诸多的复杂局面，我们只要辨病辨证准确，用药无误，确实能减缓痛苦，延长生命。

· 前列腺癌的病因病机

就前列腺癌的病因来看，我个人觉得与吸烟关系大与喝酒关系大，与饮食辛辣刺激关系明显。

不良的生活方式导致湿热内生，湿热下注，下焦气机不利影响到了气血和水液的正常运行，造成血水互结。血水互结时间长了以后形成了痰浊、湿热，这样易伤阴。

湿热时间长了以后，日久伤阳，阳虚寒生，形成了寒热胶结的局面，有一部分人出现了湿热未尽，阴液易伤的局面。

由于前列腺癌是生殖系统的问题，所以在中医看来，为肾所主，是肾虚的一个方面，所以前列腺癌的发病与肝肾的关系密切，水不涵木。

肝肾亏虚，筋骨脆弱，就容易引起骨转移，因为肾主骨，肝主筋，中医讲最虚之处便是留邪之地。那么最后由于肿瘤面积的扩大，影响到大便，甚至影响到远处的器官，形成更多的转移，治疗起来就非常困难。

· 前列腺癌发展的各阶段的经方治疗

从这个经方来看，蒲灰散就是治疗前列腺癌的主方，在《金匮要略·消渴小便不利淋病脉证并治第十三》中提到："小便不利，蒲灰散主之。"这个小便不利实际上就是前列腺癌的症状。

我们以方测证，蒲灰就是蒲黄，蒲黄和滑石就是针对血水互结的基本病机。蒲黄这个药是泌尿道的一个靶向药，也可以说是膀胱肿瘤和前列腺癌的靶向药。

《神农本草经》中提到蒲黄的主治是："主心腹，膀胱寒热，利小便，止血，消瘀血。"还说它能"久服轻身益气力，延年，升仙"，古人说的膀胱应该是包括前列腺。

《本草汇言》指出"蒲黄，性凉而利，能洁膀胱之原，清小肠之气，故小便不通，前人所必用也"。而滑石的分利功能，分利邪气，分利血水，利水功能对于前列腺癌非常实用。

《神农本草经》中讲的滑石"主身热泄澼，女子乳难，癃闭。利小便，荡胃中积聚寒热，益精气"，明确提出了"癃闭"，滑石的利小便功能是针对癃闭，这个还是比较具体的指示。

那么"身热泄澼"泄泻的"泄"，"澼"应该是大便带有这种黏液，我想从肿瘤的角度讲，前列腺癌侵犯肠道也可以出现这个问题。

1. 前期以蒲黄滑石散为主

就是说，蒲黄滑石散主要用于在体检中发现了前列腺癌，患者也没多少症状，我想，抓住血水互结的基本病机，辨病用药就可以了。

2. 发展到伤阴则与当归贝母苦参丸合方

如果他发现的时候，这个肿块比较大，而且有口干，或者说舌上少津或者是还有大便的干结等。我认为这是疾病的进一步发展，在血水互结的基础上，伴有湿热未尽，阴液易伤的实际情况，也是我说的燥湿相混致癌论。这个时候蒲黄滑石散，蒲灰散和当归贝母苦参丸成为主方。

当归贝母苦参丸，张仲景用于"妊娠小便难，饮食如故"，实际上，当归、贝母的润燥，苦参的燥湿，非常适合这种湿热未尽，阴液易伤，燥湿相混的患者，以泌尿系统为主的癌症，所以是我把蒲灰散和当归贝母苦参丸合用，起到了非常好的效果。

何况我们用川贝母的话，他还有宣肺、开上窍、通下窍的作用，当归有润燥润肺、通便的作用。

实际上前列腺在直肠的前面，和直肠的关系密切，这块的问题经常是互相影响，小便的问题影响大便，大便的问题影响小便，所以当出现前列腺问题的时候，经常有大便的问题，主要是大便干结，不利，这个时候我们重用当归能够起到非常好的效果。

3. 发展到阴阳两虚则参考栝楼瞿麦丸加减

病程进一步发展，用温病学家的话讲叫作"湿盛则阳微"。也就是说，随着病情的进展，随着年老肾衰阳气不足，虚寒内生，湿热未尽，在这个时候，我们主方也要有所变化。

这个患者表现出的是怕冷，那他可能还口渴，按说阳虚，他就不应该出现这种口渴，但是他有口渴，实际上是一种阴阳两虚，寒热胶结的表现，病情比较复杂。

但是张仲景在《金匮要略》中也有非常好的方子，这实际上就是在蒲灰散前面的这一条，"小便不利者有水气，其人口渴，栝楼瞿麦丸主之"，由栝楼根、茯苓、山药、附子、瞿麦组成，栝楼根也叫天花粉，养阴润燥、止渴散结，是治疗前列腺癌的非常有针对性的药物。

如果说栝楼根是养阴润燥的话，瞿麦利小便，利水，二者润燥相对，取利去弊，加上茯苓利水，山药在补肾中有养阴的作用，还有附子一枚，温肾阳，温阳化气行水，这也是集寒热并用，润燥并用于一方的，张仲景治疗小便不利的名方，也是我们治疗前列腺癌非常有效的一个方剂。

在临床实际中对这种比较复杂的证型，我往往在栝楼瞿麦丸的基础上合用了通关丸。

通关丸是李东垣《兰室秘藏》上的一个方子，也叫滋肾通关丸，由知母、黄柏、肉桂组成，寒热并用，是我们平时治疗前列腺增生、小便不利的一个常用方剂。

在前列腺癌的晚期，常常是寒热胶结，燥湿相混，所以我用栝楼瞿麦丸和通关丸合能够取得一定的效果。

4. 出现骨转移则参考独活寄生汤加减

当然，如果出现前列腺癌最容易出现的骨转移，那就是我们已经讲过多次的独活寄生汤加自然铜、龟板、骨碎补也能起到减轻痛苦、延长生命的作用。

·语音课评论问答：

学　员： 请老师解释骨转移用独活寄生汤的病机、方证。

王三虎： 前列腺癌出现的骨转移，是我们以肝肾亏虚，气血不足，风寒入中，筋骨受损为基本病机的。故用独活寄生汤加自然铜、龟板、骨碎补，补肝肾壮筋骨益气血去风寒，能起到减轻痛苦，延长生命的作用。

学　员： 王老师您好！感谢您一直以来对我们的教诲和指导！请问前列腺癌转移患者刻下症状：消瘦神疲乏力，气喘汗出、汗出时轻微怕热。痰多黏稠、肌肉钻痛拒碰，皮肤湿冷，纳差、大便困难，舌淡苔腻，脉稍细数，中医该如何辨证施治。谢谢！

王三虎： 这是肺肾两虚，肾不纳气，人参蛤蚧散证。

经方诊疗阴茎癌传承实录

·阴茎癌的现状和症状表现

阴茎癌是一种少见的疾病。发病率约为 1/100000，占男性恶性肿瘤的 0.39%。患者 80% 以上有长期的包茎或包皮过长。

临床表现多种多样，有乳头状或溃疡状病变，或扁平状，凸起状病变，一般来说没有疼痛但多合并感染，早期仅表现为包皮下阴茎头瘙痒或烧灼感，或触摸到肿块。

包皮过长者，早期可见到阴茎头或包皮内板处小的丘疹、湿疹、疣或溃疡等。病变较大者则为菜花状肿块，多因伴有溃疡和感染而表面凹凸不平，覆有血性或脓性分泌物，有恶臭味。

30% ~ 60% 的患者就诊时有腹股沟淋巴结肿大，这种腹股沟淋巴结肿大有一半可能是转移，有一半是伴发炎症的结果。

·中医医家对阴茎癌的认识

中医对阴茎癌的认识较早，称为"肾岩""肾岩翻花""翻花下疳"等，对于其病因、病机、临床表现、治疗方法、预后判断都有比较正确的论述。

病因病机：

最早见于清代高秉钧《疡科心得集》，说得比较全面中肯："夫肾岩翻花者，俗名翻花下疳。此非由交合不洁、触染淫秽而生。由其人肝肾素亏，或又郁虑忧思，相火内灼，水不涵木，肝经血燥，而络脉空虚，久之损者愈损，阴精消涸，火邪郁结，遂遘疾于肝肾部分。"这是讲的病因，认为冰冻三尺非一日之寒，以肝肾素亏，郁怒化火，忧思过度为主。

临床表现：

下面他就讲了临床表现："初起马口之内，生肉一粒，如竖肉之状，坚硬而痒，即有脂水。延至一、二年，或五、六载时，觉疼痛应心，玉茎渐渐肿胀，其马口之竖肉处，翻花若榴子样，此肾岩已成也。渐至龟头破烂，凸出凹进，痛楚难胜，甚或鲜血流注，斯时必脾胃衰弱，饮食不思，即食亦无味，形神困惫；或血流至两三次，则玉茎尽为烂去；如精液不能灌输，即溘然而毙矣。"

治疗方法：

这本书就说了治疗方法，也是分初中晚期："此证初觉时，须用大补阴丸，或知柏八味，兼用八珍、十全大补之属。"

预后调摄：

接着这本书讲了从自身调护，以及预后，及其本证的危重程度，"其病者，再能怡养保摄，可以冀其久延岁月。若至成功后，百无一生，必非药力之所能为矣。此与舌疳、失营、乳岩为四大绝症，犹内科中有风、痨、臌、膈，不可不知"。也就是说他把舌癌、乳腺癌、阴茎癌、淋巴瘤称为外科四大绝症，这说明当时阴茎癌的发病率还未必是低，至少在外科病中还是比较常见的。

余听鸿对阴茎癌的认识：

余听鸿《外证医案汇编》也有不少探讨和验案，实际上已经从生理讲到治法方药了，非常具体。

从生理上余听鸿认为："肾为水之脏，膀胱为水之腑，茎为泄水之路，精之道也。脾为湿土，脾虚湿积，水蓄不能泄。肝主疏泄，茎为筋之宗，热壅不能泄。肾为胃之关，浊阴闭而不能泄。所以茎头、溺管、肾囊之证，先以利湿为先。"实际上就是讲了生理、病因、病症、病机以及治疗大法——"以利湿为先"。

接着，他说："譬如脾脏湿热者，五苓散等取术以健脾泄之。肝经湿热，龙胆泻肝等苦而泄之。肾经之湿，以通关滋肾知、柏、地黄等，兼养阴而泄之。"已经认识到了燥湿相混致癌的病机，所以他说以通关滋肾知母、黄柏、地黄等，兼养阴而泄之，很有见解。

·我治疗阴茎癌的经验

由于这个病少见，所以我的临床经验也算不上丰富，虽然也看过不少，但基本上都是在吸取前人经验的基础上，"观其脉证，知犯何逆，随证治之"。还没形成自己系统的观点或方法。

除了五苓散、归脾汤、知柏地黄汤以外，疮疡不愈合者，用仙方活命饮的机会也不少。

尤其是《金匮要略》栝楼瞿麦丸，我觉得用得比较顺手。天花粉养阴排脓消疮，瞿麦利尿排毒，附子温阳散寒，茯苓、山药健脾利湿，非常适合阴茎癌晚期湿热毒邪未尽，阳气亏虚已现，阴液不足明显的情况。

总之来说，思虑过度，劳倦伤脾，肾虚在先，恼怒伤肝，化火成毒，加之烟酒刺激，与湿热下注成毒、阴液暗伤关系密切。

阴茎癌涉及肝脾肾三脏，病机复杂，缠绵难愈。应该预防为主，养精蓄锐，开阔心胸，劳逸结合，预防为主，早期发现，综合治疗。

早期能手术者，预后较好，也要长期用药，防止复发、转移。晚期当辨病辨证相结合，减轻痛苦，延长生命为目标。

经方诊疗睾丸癌传承实录

· 睾丸癌的现状

睾丸癌较为常见，发病率是阴茎癌的 100 倍，占男性恶性肿瘤的 1%。睾丸癌中生殖细胞肿瘤占 90% ～ 95%，非生殖细胞肿瘤占 5% ～ 10%。生殖细胞肿瘤中以精原细胞瘤最常见，约占睾丸原发性肿瘤的 40% ～ 50%，胚胎性癌次之，约为 20% ～ 30%，再次为畸胎瘤，约为 10% 左右，其他细胞类型睾丸肿瘤少见。

发病年龄有 3 个高峰：婴儿期以卵黄囊瘤（婴儿型胚胎性瘤）为多；20 ～ 40 岁间可见各类型睾丸肿瘤，但仍以精原细胞瘤为多，70 岁以后主要为精原细胞瘤。

发病与遗传和后天因素均有关系，其中与隐睾关系最密切，隐睾发生肿瘤的机会比正常人大 10 ～ 14 倍，腹腔内隐睾比腹股沟更高。

· 睾丸癌的临床指征

常见症状为睾丸渐进的、无痛性的增大，并有沉重感，睾丸肿胀、变硬。精原细胞瘤肿大的睾丸往往保持睾丸的轮廓、质地一致，而畸胎瘤则呈结节性肿大，软硬不一致。

约有 10% 的患者因睾丸内出血或梗死而感觉疼痛，10% 的患者可能出现转移症状，如腹膜后淋巴转移肿块较大，压迫神经根出现背痛。肺部转移可出现咳嗽和呼吸困难，十二指肠转移可出现厌食、恶心和呕吐，骨转移可引起骨痛等。

儿童有睾丸肿块，同时有早熟症状，或成人同时有女性型乳房及性欲减退时应考虑睾丸间质细胞瘤。

·手术治疗是首选的治疗手段

睾丸摘除术是睾丸癌首先选择的方法。因为病理复杂，治疗方法差异大，预后也不相同。放疗化疗药应该根据病理分型实际情况来选择。

中医多半是在晚期的综合治疗中发挥作用，尤其是在预防复发转移以及脑转移、肺转移、骨转移中起到减轻症状，延长生命的作用。

·中医书籍对睾丸癌的记载

睾丸癌和中医"子痈""囊痈"的某些内容相关。《外科全生集》、《华佗神医秘传》、《疡科心得集》等书有零星记载。

病因上归之于气滞痰凝情志不畅，郁怒伤肝，肝失疏泄，肝郁气结，经脉不利，血瘀痰凝，发于肾子，延成硬块。

病机上多属湿热未尽，阴液已伤的燥湿相混证。《简明中医病证辞典》："慢性者多由肝肾阴亏，痰湿凝聚而成。症见睾丸肿大、有硬结、隐痛、阴囊不红不热、病程长达数月乃至数年……治宜滋补肝肾、化痰散结，方用滋阴除湿汤加小金丹，外用冲和膏。"

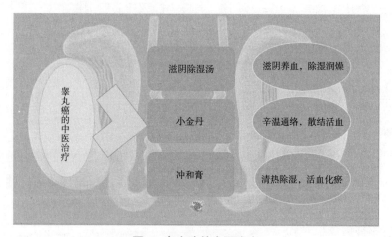

图 9　睾丸癌的中医治疗

滋阴除湿汤是传统的中药方剂，来源于《外科正宗·卷四》。由生地30g，元参 10g，丹参 15g，当归 10g，茯苓 10g，泽泻 10g，地肤子 10g，蛇床子 10g 组成。功能滋阴养血，除湿润燥。

小金丹出自清代王维德《外科症治全生集·卷四》"治一应流注、痰核瘰疬、乳岩、横痃、贴骨疽、蟮拱头等症"。现在仍用于多种恶性肿瘤。

冲和膏：紫荆皮、乳香、甘草、杭白芷、没药各等分。上为极细末。功能清热除湿，活血化瘀。主治痈疡之症，似溃非溃，介于半阴半阳者。外涂患处。

《疡科心得集》曰："此证由阴道亏，湿热不利所致，故除湿滋阴药不可缺。若溃后脓清或多，或敛迟者，须用十全大补加山萸、牡丹皮、泽泻以补益之。如虚而不补，少壮者多成痼疾，老弱者多致不起。"这都提示与肿瘤的不良预后有关了。

· 我处理睾丸癌术后的经验

由于睾丸癌的临床实际，一般都是手术、放疗、化疗，这些问题都解决不了的时候才找中医。

我在临床上碰到的睾丸癌多半都是精原细胞瘤的颅内、肺部、腹部转移者，作为综合治疗的一部分，在"观其脉证，知犯何逆，随证治之"的基础上，颅内转移者多用泽泻汤和半夏天麻白术汤；肺部转移者多用麦门冬汤、射干麻黄汤，肺肾两虚者用人参蛤蚧散；腹部转移者，用大建中汤、吴茱萸汤乃至温经汤、当归芍药散等不拘一格；骨转移则以独活寄生汤为主。

· 语音课评论问答：

学　员：王教授慢性睾丸炎和附睾结核日久能癌变吗？

王三虎：可能。

学　员：王老师您好！睾丸癌睾丸肿甚，此时如何用药？请老师指点一下。

王三虎：荔枝核、橘核、小茴香、海藻、昆布等。

经方诊疗外阴癌传承实录

· 外阴癌的现状

外阴癌发病率较低，约占妇科恶性肿瘤的 4%。常发生于绝经后 60 岁以上的妇女。外阴瘙痒是外阴癌最常见的症状，病史长，多在 5 ~ 10 年，最长者可达 20 年。

多是在外阴白斑、外阴硬化性萎缩性苔藓或外阴增生性营养障碍等皮肤病变基础上引起的。外阴结节则是外阴癌最常见的体征之一，先后出现的外阴部肿物呈结节、菜花、溃疡状等不同表现，典型的外阴癌局部病灶呈"火山口"状。

外阴溃疡及外阴肿物溃疡是外阴癌的常见症状。常因继发感染而伴有疼痛、分泌物增多及恶臭。

阴道不规则流血及血性白带是晚期的表现。排尿及排便受限，是尿道和直肠受侵犯的结果。

外阴癌的治疗以手术为主，其次是放疗、化疗及免疫治疗。

· 中医对外阴癌的认识

外阴癌中医称为"阴蚀"、"阴疮"、"阴蚀疮"等。

《金匮要略·妇人杂病脉证并治第二十二》就有本病证治："少阴脉滑而数者，阴中即生疮，阴中蚀疮烂者，狼牙汤洗之。"

《医宗金鉴·外科心法要诀》妇人阴疮："如阴户开而不闭，痒痛出水者，名为阴脱，由忧思太过所致。宜逍遥散或归脾汤俱加柴胡、栀子、白芍、牡丹皮服之；由产后得者，补中益气汤加五味子，醋炒白芍服之，外俱用荆芥、枳壳、诃子、文蛤，大剂煎汤熏洗。"集中描述了病因及临床表现，并指出了本病的诊疗方法。

· 我治疗外阴癌的经验

外阴癌，虽不影响性命，但缠绵难愈。盖情志不畅日久，湿热下注成毒，腐肉蚀筋，损津伤液。

当归贝母苦参丸合龙胆泻肝汤斟酌用之。外用可参考上述狼牙汤、荆芥、枳壳、诃子、文蛤，大剂煎汤等方法。

· 狼牙汤和蛇床子散是重要选方

特别的药物首先是狼牙，狼牙汤，一味成方，是最简练的经方之一。实际上就是仙鹤草。为蔷薇科植物龙芽草的地上部分。属于收敛止血药，主要药理作用有止血，抗肿瘤等。内服益气止血抗肿瘤。

蛇床子，也是一味成方的最简练经方之一。蛇床子是治疗外阴癌、宫颈癌、子宫内膜癌、睾丸癌等生殖器肿瘤必不可少的药物。

文献依据有二，其一，《神农本草经》曰："味辛、甘，平，无毒。主妇人阴中肿痛，男子阴痿湿痒，除痹气，利关节，癫痫，恶疮，温中，下气，令妇人子脏热，男子强阴。久服轻身，好颜色，令人有子。"

其二，《金匮要略·妇人杂病脉证并治第二十二》曰："妇人阴寒，温阴中坐药，蛇床子散主之。"古人言辞简洁，我们自当举一反三。

卢子繇曰："男子阴痿湿痒，妇人阴中肿痛，正厥阴隐僻之地，气闭不通所致。蛇床宣大风力，鼓舞生阳，则前阴疏泄窜疾自如，并可伸癫痫之气逆于脏，与关节之壅闭不开，真堪作把握阴阳之良剂也。"

邹澍《本经证疏》在理论上阐发了蛇床子祛风胜湿的治疗包括"恶疮"在内的机理，很有道理。

"六气惟湿最蹇滞，惟风最迅疾。蛇床子生阴湿地而得芬芳燥烈之性味，是为于湿中钟风化，能于湿中行风化，则向所谓湿者，已随风气鼓荡而化津、化液矣。男子之阴痿湿痒，妇人之阴中肿痛，何能不已耶？至于肌肉中湿化而痹气除，骨骼中湿化而关节利，肤腠中湿化而恶疮已，皆一以贯之，无事更求他义也。"

· 案例举例

病案举例：2004 年 7 月 8 日我在柳州市中医院上班，7 月 28 日就碰到了外阴癌 10 年，72 岁的韦老太太。

主诉：外阴胀辣痒痛 2 年。外阴溃烂，红肿硬痛，疮面涉及整个会阴乃至大腿根部。小便急，舌质红，有裂纹，苔黄腻，脉弦细。

辨证为肝肾阴虚、湿热下注，拟方如下：当归 10g，土贝母 10g，浙贝母 10g，苦参 15g，土茯苓 30g，生地黄 30g，黄芩 12g，乌梅 10g，玄参 12g，地肤子 30g，黄柏 12g，薏苡仁 40g，拳参 20g，水杨梅 30g，青黛 4g（水冲服），生姜 6g。每日 1 剂，水煎服。

此方服后减少渗出的效果明显，余症也见好转，该患者 2004 年 10 月 20 日已经是第 11 次就诊了，治疗过程中根据症状变化而药物有所加减，但始终不离当归贝母苦参丸这一主方。

患者前后就诊七八年，病情时轻时重，严重时症状惨不忍睹。深为癌毒之恶，病灶之深广，患者之坚持，为自己之无能而感慨系之，内疚不已。

· 语音课评论问答：

学　员：王老师您好，我是个无名的民间小中医，我十分感谢您，虽然我和您从未谋面，但是我对您十分的感激和敬佩。我以前都是给人看一些小毛病，因为家里人患癌症，中西医治疗乏效，才自己想办法来治疗，很多著名的专家的方法用了很多，效果一点没有，后来总算看到王老师的著作，用了全通汤和三物黄芩汤，患者的病情才有了大幅度好转，从那时候起只要是王老师的著作我都会想尽办法请回家仔细研读，后来用上面的方法和药方帮很多肺癌、肝癌、骨癌、胃癌的病人不同程度地解除了病痛，延长了生命。我替他们感恩王老师。而且也是王老师教会了我要牢记病人病苦，为病人考虑，想尽办法给人解除病痛。

王三虎：抗癌攻坚，医生人人有责！

学　员：谢谢王老师分享，如果有这样的患者，我会给患者治疗并观察疗效的，能给患者解除痛苦是我的人生目标。那请问如何能提前杜绝患者得外阴癌呢？像外阴白斑、外阴硬化性苔藓等能否有药物提前干预治疗呢？希望王老师能给予解答。谢谢！

王三虎：是应该提前治疗和干预。

学　员：王老师，您好，感谢您的分享，请问当归贝母苦参丸原方中的贝母是浙贝还是川贝？本例中浙贝与土贝母同用是否为您治疗外阴癌的经验用药？谢谢！

王三虎：土贝母是我的经验用药，也是辨病用药。清热解毒化痰。

学　员：本讲案例中正适合用蛇床子，为何不见用？此案若配合外洗法是否更佳？

王三虎：是啊，可惜当时还没认识到。

经方诊疗卵巢癌传承实录

· 中西医诊断

卵巢癌是妇科最常见的恶性肿瘤，它的发病率占妇女全身恶性肿瘤的 5%。而且，卵巢癌的发现非常晚，一旦发现或者确诊，65% ～ 70% 的人是属于晚期。为什么呢？

因为，现代医学对卵巢癌的诊断是以实际能看到的为依据的，而早已有的症状往往是忽略掉了。中医则相反，在卵巢癌的诊断方面，中医认为卵巢癌与风邪有关。风虽然看不到，摸不着，但风是存在的。而且中医认为风为百病之长，是恶性肿瘤发生发展的重要因素。早在《灵枢》就讲过"四时八风之客于经络之中，为瘤病者也"，是"风邪入里成瘤说"的经典论述。

· 卵巢癌的临床表现

卵巢癌与风邪入里的关系密切。我们都知道"风胜则痒"，尤其是剧烈的瘙痒，往往是胃癌、食道癌、白血病、肺癌、卵巢癌、前列腺癌等癌症的先兆症状。这些肿瘤切除以后，皮肤瘙痒一般可随之消除。当肿瘤再次复发时，可再次发生瘙痒。

卵巢癌的早期，还可以见不规则的阴道流血及异常分泌物。这个不规则就有风的特性。而且，多半还伴有消化道症状，比如说腹部隐痛、腹胀、纳差，以及不固定的不适感，这都是风邪入里、风性主动的一个表现。

· 中医病因病机

那么卵巢癌是怎么产生的呢？

从病因上看，中医认为，它多见于产后血虚，风邪入里。大家都知道，我们中国有一个坐月子的习惯，坐月子最关键的就是防风，为什么？产后百节空虚，最容易导致风邪的侵袭。现在社会随着西医的统治地位逐步加强，而中医传统的坐月子的习惯被现代人逐步忽略了。这也是卵巢癌高发的一个原因。

中医认为它是产后血虚，风邪入里，日久化热伤阴，这是一个过程。如果这个人她本来就素体肥胖，痰湿内生，湿热下注，就非常容易导致阴虚湿热相混、难分难解的这种局面。

当然，在这种情况下加之肝气郁结、所愿不遂、情绪不畅、羡慕嫉妒恨等，导致了气血津液的运行受阻，凝结成块，导致卵巢癌的发生。我们既然抓住了风邪入里、燥湿相混是造成卵巢癌的主要病因和病机，那么卵巢癌的治疗就是跃出水面了。

·《千金方》三物黄芩汤

我治疗卵巢癌，首先，是依据张仲景《金匮要略·妇人产后病脉证并治第二十一》三物黄芩汤合小柴胡汤治疗，根据是什么呢？根据就是，《千金方》三物黄芩汤是宋代医家发现，《金匮要略》在治疗妇科肿瘤方面还有欠缺，宋代医家把唐代孙思邈《千金方》的三物黄芩汤移到妇人产后病来讲述。虽然是附方，不是张仲景的原话，但是三物黄芩汤既然作为《金匮要略》的附方，同时也是《千金方》的方子，所以相对来说它也就是经方了。

《千金方》三物黄芩汤条文说，"治妇人在草蓐"，那也就是坐月子期间；"自发露得风"，明确提出了受风；"四肢苦烦热，头痛者，与小柴胡汤；头不痛但烦者，此汤主之"。这实际上就提出了卵巢癌的早早期，风邪入里、正邪交争，病位在三焦的时候，或者说以下焦为主的时候，就要用小柴胡汤疏利三焦、驱邪外出。如果进一步发展，由风邪化热、由热伤阴，阴虚和湿浊相混，才用到三物黄芩汤。

三物黄芩汤其实很简单，就是黄芩、苦参、干地黄，3味药，这个我在不同地方都讲过，因为我把它作为大肠癌的主方，当然它首先是卵巢癌的主方。

干地黄也就是我们现在所谓的生地，虽然量大，但它不是主药。三物黄芩汤中黄芩才是主药。黄芩，这味药一药多用，或者说一药四用，既能清实热，例如小柴胡汤等，又能清湿热，例如龙胆泻肝汤等，还能清虚热，还能清血热，这对于卵巢癌的血中热毒伤阴、湿邪留滞，还有虚热，都有一定的好处，所以它是君药。那么，苦参燥湿解毒抗癌，生地凉血滋阴，两两相对，抵消了副作用，增加了正作用，那就叫相反相成。所以，这3味药组成了一个方剂，配伍非常之严密，这就是药有组方之妙，你配到一起，它就超出了单味药的作用。

我刚才说的这一番话，如果用清代医家尤在泾的话讲，他可能说得比较明白。尤在泾是这样讲的，"此产后血虚风入而成热之证。地黄生血，苦参、黄芩除热也。若头痛者，风未全变为热，故宜柴胡解之"。

尤在泾这话实际上是强调了风的问题，就是当风邪入里还没全变热的时候，小柴胡汤解之，如果它都变热了，燥湿相混，那就用三物黄芩汤了。

· 红蓝花酒方

虽然是风邪入里，但是治疗上有阶段、有步骤，不完全一样。那么妇人以血为主，我们说了燥湿相混，说了风邪入里化热，必然影响到了血，所以还有一个方子。《金匮要略·妇人杂病脉证并治》讲到"妇人六十二种风，及腹中血气刺痛，红蓝花酒主之"，那实际上就是风邪导致的瘀血，用红花泡酒。

尤在泾是这样讲的："妇人经尽产后，风邪最易袭入腹中，与血气相搏而作刺痛。红蓝花苦辛温，活血止痛，得酒尤良，不更用风药者，血行而风自去耳。"那也就是说血行风自灭，它明显是风邪入里造成的瘀血。但是，当我们用活血化瘀红花的时候，可以不用风药，血行而风自去。

· 当归芍药散方

中医有一句关键的话，血不利则为水，血水互结是一个最常见的病机。张仲景在治疗妇人杂病的时候，有一个著名的方剂叫作当归芍药散，原文是，"妇人腹中诸疾痛，当归芍药散主之"。

为什么当归芍药散仅仅这几味药，当归、芍药、川芎、茯苓、白术、泽泻，这仅仅6味药，就具有这么广泛的作用。因为它既有当归、芍药、川芎活血，又有茯苓、白术、泽泻利水，是血水互结这一个病机的对良方。

所以，我们常用当归芍药散，我也有经验，当归芍药散治疗卵巢囊肿的报道，就是根据血水互结。我们对于方剂的解释往往是站在一定角度解释的，这种"血水互结""利水活血并用"的说法只是一种。

尤在泾的说法倒还真是符合我提出的"燥湿相混致癌论"。尤在泾讲，"妇人以血为主，而血以中气为主。中气者，土气也，土燥不能生物，土湿亦不能生物，芎、芍药滋其血，苓术泽泻治其湿。湿燥得宜，而土能生物，疾痛并蠲矣"，这个倒是符合燥湿和养阴并用的说法，这也就是经方的魅力。

因为它组方太精炼了，适用面广，可以从不同角度看它，那么这就是所谓仁者见仁智者见智，尤其是张仲景原文提出"妇人腹中诸疾痛，当归芍药散主之"，难道诸疾痛不包括卵巢癌吗？当然除卵巢癌还有好多妇科疾病、妇科肿瘤都可以用的。

· 三神煎

在治疗中，实际上我在用这些经方的基础上，还喜欢用三神煎。三神煎这个方子，出自《太平圣惠方》卷二十八，它是由桃仁、三棱、鳖甲组成，水酒煎成膏，早晚热酒冲服，它治疗什么呢？治疗"虚劳、癥瘕，结块不消者"，这是非常符合现在的说法的。本方桃仁活血，三棱利气，鳖甲软坚散结，是少腹肿瘤兼体质虚弱者的绝配。

值得提出的是，《太平圣惠方·治虚劳癥瘕诸方》，大家注意，宋代的《太平圣惠方》是我们久违了的好的方剂书籍。我们汉代有张仲景，唐代有孙思邈、王焘的《外台秘要》，宋代可是中国科技发展的最好时期。中国的古代的四大发明，除造纸术外，其他三个都是在宋代发明的，而宋代初期的《太平圣惠方》内容丰富，是我们值得深入研究的。你看，《太平圣惠方》光治疗癥瘕有多少方子。不但治疗癥瘕的方子多，也就是现在的肿块，它甚至已经分出治疗虚劳癥瘕，有些人体质很强壮，得了肿瘤了，有些人体质虚弱，得了肿瘤了。《太平圣惠方》一书，在治疗虚劳癥瘕的 11 个方剂中，有鳖甲的 9 个方剂，有三棱的 8 个方剂，有桃仁的 7 个方剂。所以，我们把三神煎作为卵巢癌或者说妇科肿瘤的基本方是有道理的，把鳖甲、三棱、桃仁叫作"三神"，并非浪得虚名啊！值得提出的是，方后注中点名

"忌苋菜、生冷者"多达 8 个方剂，就是 11 个方子中忌生冷的就有 8 个方剂，而剩余 3 方均为乌头、附子、硫磺等大热药，大热药好像没什么禁忌，可见，寒邪在癥瘕中发生发展的作用是不可小觑的。

·语音课评论问答：

学　员： 请问王老师，当归芍药散用酒和服，为什么用酒呢？在肿瘤治疗中此散可否用酒和服？

王三虎： 用就合服散剂，以行药力。因酒有助血行作用，肿瘤患者恐其促进新生血管行成，我很少用酒，而且让其忌酒。

学　员： 老师号，请问卵巢囊肿严重腹水用五苓散或真武汤，腹水不见减轻，是活血化瘀消癥瘕药没用的原因吗？

王三虎： 涉及面较广，不好臆断。

学　员： 王老师您好，谢谢您精彩讲授，请问当归芍药散，三物黄芩汤，三神煎您一般用量多少？红蓝花酒方指红花还是藏红花，谢谢，末学敬之！

王三虎： 当归 12g，白芍 12g，川芎 12g，泽泻 12g，白术 12g，茯苓 12g，生地 30g，黄芩 12g，苦参 12g，桃仁 12g，三棱 12g，鳖甲 30g。我是用红花，没用藏红花。

学　员： 谢谢王老师无私的分享，使我的治疗方法有所提高，请问如果方剂中加入附子、硫磺，附子、硫磺的剂量，谢谢。

王三虎： 附子，我一般用制附子 12g 起。生硫磺，1～3g 冲服。

学　员： 老师您好，卵巢癌既然是受风所致，能否加入去风药如藁本、独活之类的往外发散？

王三虎： 你问得正是问题所在。藁本不仅是治疗头痛的药，更是治疗妇科盆腔肿瘤的药。独活的化积散结作用，更是了得。

学　员： 王老师：此病论治若未见柴胡证，还加小柴胡汤否？

王三虎： 这是辨病位用药用方。卵巢位置正是手少阳三焦经和肝经所过，而小柴胡汤具调畅三焦气机，疏利肝胆之功。

学　员： 王老师，有的老师说在治肿瘤的药中附子、人参、乌梅三药应慎用，用之不当会使肿瘤速长。是否如此？用时当如何用药制约其副作用？谢谢！

王三虎：这种说法不准确，不足为凭。

学　员：王老师请问一下，您用当归芍药散合三物黄芩汤合三神煎，请把治卵巢癌的加减法告诉我们吧！

王三虎：气力不足，加人参 12g，黄芪 30g；腹痛加元胡 12g，乌药 12g；腹水加半边莲 30g，大腹皮 30g，益母草 15g。

学　员：王三虎教授您好！您能用中医的辨证论治治疗诸多恶性肿瘤，是一个很了不起的贡献！值得中西医界的同仁学习和推崇！我是一位 80 多岁的中医，在二十世纪七八十年代就用中医药治愈了一些食管肿瘤及胃部肿瘤等疾病，但因我是小县城的一个退了休的一小医生，因身微言轻而……我还要向您学习，向您致敬！

王三虎：向您学习！

学　员：能把所有的文字材料都发到我的邮箱，让我打印出来更好！

王三虎：以后成书。

学　员：王老师说升白细胞的都有哪些药？除穿山甲之外？

王三虎：还有茜草和地榆。当然，人参、阿胶更是有力。

学　员：王老师好！子宫癌伴流血，三神煎的桃仁是否可用？您在临床中对于伴有阴道流血的证型，多采取什么止血的药物？谢谢！

王三虎：对于出血期，则以止血而不留瘀为法，选藕节炭、仙鹤草等。

学　员：尊敬的王老师晚上好！复习您讲的宫颈癌篇，想给您提个建议，就是把宫颈癌这一篇章放到第一讲。这可以说明，不听您讲课，有个别人讲《金匮要略》都是在瞎说。甚至有的人讲鬼讲神。另外一个问题是前列腺癌、睾丸癌是否可用温经汤等治宫颈癌的方子？

王三虎：温经汤还是用于妇科癌症为妥。

学　员：王老师好！听了您的课受益匪浅。请教一下，体质的强弱对肿瘤的预后有什么影响？临床上有些病人没有症状但是肿瘤已经转移，或者自觉有力气但是白细胞很低，肿瘤继续生长！

王三虎：肿瘤问题复杂多变，不能一概而论。

经方诊疗宫颈癌与宫体癌传承实录

· 仲景文详于常而略于变

如果说卵巢癌与风邪的关系密切的话，宫颈癌和宫体癌，从总体上讲，与寒邪的关系更加密切。张仲景在《金匮要略·妇人杂病脉证并治》中，对于宫颈癌、宫体癌与寒邪的关系以及宫颈癌造成的一系列问题进行了详细地描述。在我没讲以前，这段话虽然讲的人多，但是不得要领，因为没站在宫颈癌、宫体癌，没站在癌症的角度看这一段话，自然如瞎子摸象。我说过，《伤寒论》是张仲景对当时发病率最高的疾病进行了详细全面地论述，即使是常见问题，他也是很详细地叙述的，不厌其详，不厌其繁。为什么？因为太常见了，需要教给大家实实在在的技术，所以《伤寒论》是详于常而略于变，太阳病篇就占到了全书的2/5，而太阴病、厥阴病、少阴病的篇幅就很少了。《金匮要略》之所以大家觉得不如《伤寒论》那么好学，《伤寒论》的条理性强，前后贯穿，而《金匮要略》是断断续续的。为什么呢？为什么叫《金匮要略》呢？"要"就是讲重要的，"略"就是略平常的。对一般的病，张仲景就不细讲了，那么他讲出来的就不是一般的疾病。

· 张仲景的临床观察非常细致，非常独特

在我的眼中，《金匮要略》好多篇章是讲恶性肿瘤的。因为恶性肿瘤在当时，知道的医家还比较少，所以张仲景讲起来也是不厌其繁，不厌其详。

比如说，《金匮要略·妇人杂病篇脉证并治第二十二》中，他说"妇人之病，因虚积冷结气，为诸经水断绝"，你看他强调了病因，虚、积冷、结气还是比较全面的，导致了闭经，这个还是小问题。他接下来讲，"至有历年"，经过了好多年，这个符合肿瘤的逐步地演变过程。说"至有历年，血寒积结胞门"，这就是宫颈癌！"寒伤经络，凝坚在上，呕吐涎唾，久成

肺痈"，有意思了，这个寒，血寒集结胞门，怎么成了寒伤经络，这怎能理解？怎么凝坚在上？用我的话讲，这就是肺转移，甚至是肝胃的转移，所以患者呕吐、涎唾，久成肺痈。这可是非常难得的见解，没有人把肺痈在这里解释得清楚，是我解释清楚了。因为张仲景讲肺痿肺痈咳嗽上气病，用我的话来说，肺痿就是肺癌。

我提出这个观点十几年来，没有异议。而肺痈，恰恰是肺癌伴发的胸部感染。所以你看，张仲景一讲到宫颈癌、宫体癌的时候，竟然提到久成肺痈，后边还有一句话，"形体损分"，那就是恶液质出现了，人体瘦弱了，这是肺转移。那么，"在中盘结，绕脐寒疝，或两胁疼痛，与脏相连"，这简直就是肝转移和腹部转移。你说，"在中盘结，绕脐寒疝"，那不就是腹部的转移嘛；"两胁疼痛，与脏相连"，那不是肝脾的转移嘛。"或结热中，痛在关元"，张仲景在有意无意中已经提出了寒邪日久化热，寒热胶结、痛在关元的说法。更主要的是，他连脉证都说出来了。紧接着，他说"脉数无疮"。

张仲景在《伤寒论》脉法篇就讲过，"数脉不时，则生恶疮"，你看现在，脉数，来了。脉数的时候无疮是什么原因？恶疮，你比如说乳腺癌，可以是恶疮，好多外科的肿瘤，就是恶疮，虽然它是看不到的，但它也是恶性肿瘤啊，所以张仲景说"脉数无疮"。但是，脉数无疮，你怎么知道它已经是肿瘤了，"肌若鱼鳞"。我讲大肠癌与肠痈的时候讲到，他提到薏苡附子败酱散的时候，第一节就提到甲错，你看这都是互相有联系的，肌肤甲错可就是肿瘤的一个表现啊。

更有意思的是，张仲景突然说"时著男子，非止女身"，你这不就是讲宫颈癌、宫体癌么，你怎么又说是"时著男子，非止女身"。照我的理解，它就是恶性肿瘤，张仲景在这里说的是宫颈癌、宫体癌，但是他顺便插一句话，这可不仅仅是妇女的病啊，受寒以后男子也可以出现前列腺癌。它的基本观点是一样的，基本病机几乎是一样的，所以张仲景说"时著男子，非止女身"。那也就是说，他讲的这段话，你要说他讲的是宫颈癌、宫体癌有道理，但是实际上看来主要是盆腔的恶性肿瘤，包括了男子的前列腺癌。

话题一转，再接着说妇女的病吧。

"在下未多，经候不匀"，就是月经量，有的人断经了，有的人量很大，月经前后不定期。"令阴掣痛，少腹恶寒，此皆带下，非有鬼神，久则羸瘦，脉虚多寒"。外阴掣痛、少腹恶寒，有的"或引腰脊"，有时候疼痛感已经蔓延到腰上了。"下根气街，气冲急痛，膝胫疼烦，奄忽眩冒，状如厥癫，或有忧惨，悲伤多嗔"，这段话说的是什么意思？让我看它就是盆腔恶性肿瘤的骨转移，所以"膝胫疼烦"，还有脑转移，所以她有"奄忽眩冒，状如厥癫"。当然这种病时间长了，有的人情绪忧郁，"悲伤多嗔"，看什么都不习惯，看什么都是瞪着眼看别人。

这就是说张仲景认识到了恶性肿瘤对患者心理的影响，实际上这也是不良的心理状态导致恶性肿瘤的一种反映。张仲景在这一段话的最后，竟然说"此皆带下，非有鬼神"啊，说这完全就是腰带以下的病，用我的话说这就是盆腔的肿瘤，根本不是鬼神造成的，这实际上是针对肿瘤的脑转移所说的。从这一段话已经看出张仲景的临床观察非常细致、非常独特。他这里已经提示了"寒热胶结致癌论"，那也就是说宫颈癌、宫体癌主要是受寒造成的。现在社会中为什么恶性肿瘤增加了，不能完全说是环境污染吧。我想现代妇女饮食生冷成为常态，超短裙、衣着单薄，在经期、产期、哺乳期不注意保护，受凉就是最重要的原因。寒邪入里，凝结气血，日久化热，寒热胶结，才是造成肿瘤的原因。

·经方治疗宫颈癌

那这就说到宫颈癌、宫体癌的治疗，具体应该怎么办呢？其实是一个最常用的方剂，温经汤。学中医的人温经汤都很熟悉，即使背诵不过这个方子，也知道那不就是治疗胞宫虚寒的嘛。对，完全对，老师也是这样讲的，问题是我们的这种理解是片面的，我们看看张仲景的原文就知道了。"问曰：妇人年五十所"，50岁的妇女，宫颈癌、宫体癌的发病率就偏高。"病下利数十日不止"，那么这个"病下利数十日不止"是什么？此点先不说。"暮即发热，少腹里急，腹满，手掌烦热，唇口干燥，何也？师曰：此病属带下。何以故"，为什么造成这种结果呢？"曾经半产，瘀血在少腹不去，何以知之？其证唇口干燥，故知之。当以《温经汤》主之"。

症状减轻，提到了瘀血是造成宫体癌的一个重要原因，是半产以后受寒。那么既然是受寒，他也没有说受寒啊，他反而说的是"暮即发热、手掌烦热、唇口干燥",为什么?因为我说了,他就是举变略常,"要略"就是举变略常啊,温经汤还需要我再细细说它的寒象吗?肯定不需要说了。而温经汤所针对的并不是简单的寒凝,而是寒凝化热、寒热胶结、气血凝结,所以它强调的是热,略去了寒并不等于没寒。这样一来,抓住了重点,给人以深刻的印象。

再就回头来说,"病下利数十日不止",它怎么说的是下利啊?这好像月经的闭经,月经量大,经期腹痛,带下,其实这个宫颈癌、宫体癌有好多妇女的症状主要还是大量的阴道排血,他怎么没说啊?他倒说的是下利,我想这实际上就是宫颈癌的直肠侵犯,出现了对直肠的刺激,所以老是想大便,有点脓血,有时候还没有什么,但是老是想大便,日数十行,这实际上已经到了宫颈癌的晚期,癌肿太大了,感染了,血供不上了,坏死了,所以发热,这样看来,温经汤就是针对寒热胶结的。

我们看看温经汤中吴茱萸、当归、川芎、人参、桂枝、生姜,这不存在问题,作为温经药物没有问题,但是我们看牡丹皮、麦冬,那不就是凉血滋阴的么。当然这样看来除了人参作为抗癌的主药以外,还是寒热胶结、以寒为主,所以温经汤就是治疗宫颈癌、宫体癌的主方。

在这个主方后边,我们还要提到张仲景还有许多方子是我们治疗妇科肿瘤、盆腔肿瘤的好方子。虽然他没有在妇人杂病篇讲,他在产后病篇讲,这就正如我前面举的例子,我们学张仲景,一定要看它的前后互略。他有时候前边讲了后边就略了,有时候后边讲了前边就略了,因为它是一本书,《金匮要略》和《伤寒论》都是一本书,还不要说《金匮要略》,我们把它连贯起来看,这个经方就学活了,这也是我们活学活用经方的一个重要的思路和方法。

张仲景《金匮要略·妇人产后病脉证并治》中提到"产后腹痛,烦满不得卧,枳实芍药散主之",就枳实和芍药两味药,非常精炼,枳实理气,芍药活血止痛,这是我们中医治疗腹痛的一个非常好的方子,甚至大柴胡汤就有这两味药。

说到这里,我就说张仲景书中的芍药,究竟是白芍还是赤芍?我认为张仲景书中的芍药主要指的是赤芍,为什么呢?因为赤芍是野生的芍药的根。而白芍是培植的,是人工栽培的芍药的根。所以,我个人觉得大部分张仲景的经方中用的芍药应该是赤芍。当然我们大家现在习惯了，桂枝汤类我们可以用白芍。我们常常是白芍、赤芍并用，这也是一个思路。白芍长于缓急止痛，赤芍长于活血化瘀，它们有不同点，但是这两个药都有共同点，活血止痛，缓解顽疾。所以在用枳实芍药散的时候，可以开成三味药，枳实 30g，白芍 20g，赤芍 20g。

我们有了温经汤寒热并用、扶正祛邪，甚至还有养阴、化痰，也蕴含了燥湿相混的病机思路，半夏、麦冬，那就是针对燥湿相混的，这是我说的温经汤。我们有了温经汤针对寒热胶结、燥湿相混，那么我们现在又有了枳实芍药散理气活血。在中医看来，我们的方子就比较健全了。我们治疗肿瘤，不能只看到肿瘤，要从中医的基本病机入手。这样，可以说就达到了不解解之、不了了之的效果。

那么事实上，张仲景还有好方子，所以张仲景在枳实芍药散后边紧接着讲"师曰：产后腹痛，法当以枳实芍药散。假令不愈者，此为腹中有干血着脐下，宜下瘀血汤主之"。你看，这个虽然说是产妇、产后，但是实际上，他这个方法，绝对不限于产后，而是产后造成的一系列病，没有生产过的妇女照样有用的必要。下瘀血汤，大黄、桃仁、蟅虫，就是大黄蟅虫丸的主药，这个是针对瘀血来说的。那瘀血的指征就是肌肤甲错啊，当然我们现在多了，舌上有瘀斑、脉涩、唇青、腹满，都是瘀血的指征，疼痛如针刺，都是瘀血的指征。

更重要的是，张仲景在《金匮要略·妇人产后病脉证并治》给我们提供了一个宫颈癌、宫体癌大肠转移的经方。张仲景原话说，"产后下利虚极，白头翁加甘草阿胶汤主之"，白头翁汤本来就是治疗大肠湿热成毒、阴伤，以湿热为主的，祛邪有余、扶正不足。在肿瘤这一类疾病面前，张仲景加了甘草补中益气，妙在加了阿胶养阴润燥，达到了润燥并济，针对了宫颈癌、宫体癌大肠转移燥湿相混、涉及面广的这一个特点。大家知道，阿胶是通利大肠的，所以在黄土汤中就用阿胶。白头翁加甘草阿胶汤在我看来，它就是宫颈癌、宫体癌晚期的一个方剂。即使它没有大肠转移，也适用于盆腔肿瘤晚期燥湿相混的局面。

·语音课评论问答：

学　员： 王老师您好，能不能将您临床实际治疗的经验用药分享给大家，和上几次一样的方证对应，以及对此病临床用药的独特见解，这样更便于大家提高，谢谢！

王三虎： 在我的专著《中医抗癌临证新识》第 2 版 265 页开始，有我治疗宫颈癌肺转移、骨转移、盆腔转移 5 个医案可参考。另外，365 医学网王三虎主页，有我最新宫颈癌骨转移病灶消失的案例，欢迎浏览点赞！

学　员： 老师，我有一患者，女，子宫内膜癌术后转移肝肺，现肝腹水，抽液。肠压迫性梗阻。西医拒手术，患者希望可以延长生命。求助！

王三虎： 我有自拟保肝利水汤可参考。

学　员： 王老师一讲，顿开茅塞！联系到肿瘤的临床，复杂的条文变得那么直白。好多貌似风马牛不相及的临床症状都串联在一起！听君一席话，胜读十年书！谢谢！

王三虎： 知音啊，多多益善！

学　员： 人参能用党参代替吗？

王三虎： 不能代替。

学　员： 尊敬的王老师您好，上次有个病历早期宫颈癌，我用了当归芍药散改汤加黄酒为引，病人出现了月经淋漓不断加重，带下，听完今天讲座，才知道卵巢癌和宫颈癌的病机是不同的，偏热偏寒不同，不知道我这样理解可以吗？王老师请分析一下。非常感恩王老师，幸好还有机会纠正。另外我在肿瘤上用阿胶有顾忌，可能是因为有几例病人用了上火的原因，请问王老师，用哪个牌子的阿胶质量比较放心？再次感恩王师。

王三虎： 你的理解是对的。至于阿胶，我觉得不必顾虑上火。一则是复方应用，二来阿胶的热性并不大。

学　员： 温经汤原文"病下利数十日不止"一句中的"下利"二字含义实指"下血"更符合原意。50 岁更年期之妇女，或寒或瘀于胞宫导致血不归经淋漓不尽，数十日不止者临床多见。

王三虎： 有道理！

学　员： 王老师好，能不能每次讲座后有一个详细文字案例，从舌脉到方证，要有当时病人的舌象更好，用药剂量，详解，能够让学生们一目了然，多谢王老师。

王三虎：尽力而为吧。

学　员：请问老师，肿瘤病在脉象、舌象上有没有什么特点？

王三虎：花剥舌就是典型的肿瘤舌，燥湿相混所致。张仲景曰："数脉不时，必生恶疮。"

学　员：王老师好，宫颈癌做过切除手术，复诊没有肿瘤，用什么经方防止复发，谢谢。

王三虎：看具体脉证。

学　员：老师，我现在一病人宫颈癌术后2年伴肺转移骨转转，现在胸痛明显，右侧肢体水肿，腹胀，今天我给了海白冬合汤合五苓散加减是否可以？一月前病人肠梗阻我给了大柴胡汤加减效果还行，梗阻解除后出院。今天是其儿媳妇过来找我给病人开的药，并未见到病人，前面所说症状是其儿媳妇叙述的。

王三虎：学以致用，可以。

经方诊疗白血病传承实录

·《血疑》电影，山口百惠，一代人的回忆，从此，我们谈癌色变

今天我们讲白血病。在 20 世纪 80 年代，电影《血疑》是山口百惠演的，就是讲白血病主人公的故事。谈癌色变可能就是从这个时候才广为蔓延的。那也就是说白血病就是癌症的代表，就是恶性肿瘤的代表。

· 虽非专业治癌症，但治疗白血病还是中医有优势

对我而言，作为一个中医抗肿瘤专业工作者，不仅仅是接触了大量的白血病患者，更重要的是，从我还没有开始专业治疗肿瘤时，就接触了白血病。1995 年的时候我还没有从事肿瘤专业，省卫生厅一个老乡领着我的另一个老乡找我，就是慢性粒细胞性白血病。说给找一个血液科的教授，看看这病咋治。我说这病中医治疗是长处，西医不是长处。虽然我当时没有专业治疗肿瘤，但是对于哪些是中医治疗的优势病种，哪些是劣势病种，我还是清楚的。所以我说这是适合中医治疗的病。他说那你给治，我说可以呀。

· 信心满满治血癌，只因从古籍中发现了特效药

为什么我敢这样信心满满地说，是因为在该病例以前，我发现了治疗白血病有效的中药。没有从事治疗肿瘤，怎么就发现了治疗白血病有效的中药呢？那是因为我读书看病写文章的习惯早已经形成了。我在读本草著作的时候，有意无意地发现，本草书中败酱草的记述非常特殊，特殊到哪里呢？它能化血为水，化脓血为水。我说了，学中医就是要坚信。如果你不相信，觉得这是唬人，是古人胡说八道。如果你坚信中医，就像我一样，就认为这个绝对不是空穴来风，绝对是有实践依据的，我想化血为水显然

是化病态的血，而不是正常的血。化脓血为水，脓，引起了我的重视。白血病，就是白细胞的疯狂生长，而脓液中就是由白细胞和细菌的尸体构成的，也就是说主要成分就是白细胞。那么它化脓血为水，显然和我们现在说的白细胞过多有密切的关系。不然怎么叫白血病呢？大量的白细胞充斥在血液中，那血液就不像那么红了吧。怎么能把这么多白细胞给杀死、化解，古人提出用败酱草。是在这种前提下，我才敢接手我这个老乡的。

· 败酱草、青黛、雄黄，无独有偶，都可化脓血为水

而且我还发现，不仅仅是败酱草，青黛也有化脓血为水的作用，而我们中医界肿瘤的先锋，中国中医科学院广安门医院，他们研究的叫青黄散，就是青黛、雄黄，来治疗白血病。这个雄黄也有化脓血为水的作用。无独有偶，孤证不立，一个证据可能不成立，这几个证据放在一起了，青黄散的作用被大家认可了，那么败酱散的作用，应该也是真实的。

· 第一次治白血病，略显青涩

有了这个君药我当然就有底了，我当时根据患者面色无华、神疲乏力，时感头晕、心悸，腰酸腿软、腹胀不适、食欲二便均可，舌质淡胖，苔薄少黄，脉细数无力。辨证为血中热毒，气血两亏，精髓匮乏。用的是清解热毒，益气血、补精髓的方法。

这是 1995 年 12 月 20 日初诊的处方：败酱草 30g，青黛 3g，蒲公英 15g，龙葵 20g，半枝莲 18g，白花蛇舌草 20g，甘草 12g，炙黄芪 20g，当归 12g，川芎 12g，白芍 15g，丹参 15g，熟地黄 12g，山茱萸 12g，枸杞子 12g，另服六神丸，每次 20 粒，每日三次。

患者找我看的时候白细胞是十九万三，第二诊的时候是 1 月 3 号，白细胞已经降到了十三万六。第四诊的时候是 1996 年 3 月 18 日，已经到了四万九。到了 1997 年 2 月 24 日第六诊的时候。白细胞已经降到了一万九。

他自己讲了平时除有牙痛、牙龈出血以外，没有不适，亦能参加家务及生产劳动，舌质红脉细数。我根据《内经》"病有久新，方有大小，有毒无毒，固宜常制矣，大毒治病，十去其六，常毒治病，十去其七。小毒治病，十去其八，无毒治病，十去其九。谷肉果菜，食养尽之，无使过也，

伤其正也"的原则，让他常服猪牛的脊椎骨炖汤，少食辛辣刺激之品，适当劳动，劳而不倦。方子也就小多了，我开的是败酱草 30g，蒲公英 30g，槐花 12g，生地 15g，牡丹皮 12g，连翘 15g，生地 20g，石膏 20g，炉烟虽熄以防灰中有火，继续用药。到 2001 年 5 月 20 日，他在近三年时间服用药物，我的方子一百多剂，未用其他药物，而且参加劳动，身体健康，这就是我当年青涩时期取得的一个有效病例，也给我以后从事肿瘤壮了胆，提供了基础。有好的开头，就带来了一系列左右逢源的结果。当然我们的知识面增加了，理论提高了，经验丰富了。

·九月婴儿难上难，家属坚信不得推

2017 年 2 月初，我在西安国医馆上班的时候，以前医院的一个同事，抱着她的第二胎小孩，九个月大找我看。我说怎么了？一看小孩肚子大，青筋暴露，啼哭不安，发热。她说这个小孩，发热一个月了，体温始终在 38℃ 以上，日夜哭闹不宁。我一看皮肤苍白，中度贫血，肝脾肿大。这就是因贫血发现的，三周以前骨髓穿刺活检，急性淋巴细胞性白血病，医院要求马上化疗。化疗的结果怎么样呢？结果不好说，预后不好。她自己想与其被化疗药毒死，不如找中医，何况和我们还比较熟悉。我说这么大的小孩，这个怎么吃药啊？！我真是连连摇头，实话相告，回天无力。但是这个同事，坚持让我开处方，说"你开，我有一办法叫他吃药，我们就信你"。我只得处方。

病历是这样写的，面黄无华，身热俱实，大腹胀满，青筋暴露，两胁下硬块，哭闹不安，舌淡，指纹红。

辨病就是虚劳中的急劳。辨证属风热邪毒，直犯少阳，入血入髓，肝脾受侵。治法宜疏理三焦，扶正祛邪，清热解毒，引邪外出。我用的是小柴胡汤疏理三焦，赤芍、连翘、金银花凉血解毒，青蒿 6g 引邪外出。

开这个方子，我已经远不是 20 年前的一种青涩的模样了，我们的辨证、选方、用药，已经更有条理，像模像样。

·福大命大造化大，血癌中医效更佳

尽管如此，我并没有多大的把握，但是谁能想到，2017 年 6 月 4 号，

距第一次找我看病已经四个月了，她把小孩抱来，我才想起这事。我看这小孩正常着呢，我说那你再没有吃其他的药？没有啊！我说这小孩能吃药吗？能啊！你开的药他可以吃。当然我们的小柴胡汤中有炙甘草，我当时还真没有用大枣，为什么呢？张仲景说过，胁下痞硬者，去大枣加牡蛎。虽然我没有加牡蛎，但是大枣还是去了，还是有点经方基础的。

没有用其他药，一直就用我这简简单单的小柴胡汤加味，尤其是青蒿的引邪外出，非常有深意。看这个小孩，完全正常，和同龄小孩相比，一点没有生长慢、瘦弱的表现，食欲二便如常，只不过肚子倒是不大了，青筋也不暴露了。额头上还有点青筋，舌红纹淡。唯一的就是说吃了药以后。有点腹泻，倒也不多，能接受。

我认为邪毒未尽，一定要防止灰中有火，死灰复燃。小小的孩子灌中药竟然不困难，真正是大难不死，上天有眼，要么就是我用药用准了，或者是兼而有之，所以才能取得如此好的效果。考虑到病情的顽固，我再加败酱草 6g，牡丹皮 3g，葛根 3g，小孩一岁多，6g 也不算少了，加葛根 3g，为什么？①他服药以后止泻，葛根有升阳止泻的作用，第二，也有透邪外出的作用。我在这个中间实际上逐步已经体会出来了白血病的病因病机。

· 白血病的辨病、辨证、病因、病机

说完这两个一前一后，一旧一新的病例，我们就系统地再看看白血病的辨病、辨证、选方、用药。

白血病相当于中医的急劳、虚劳、血证等范畴。急劳相当于急性白血病，出自《太平圣惠方·卷二十七》，"夫急劳者，是气血俱盛，积热在内，干于心肺，脏腑壅滞，热毒不除之所致也。其候，恒多躁热，颊赤头痛，烦渴口干，饮食无味，心神惊悸，睡卧不安，骨节酸疼，夜多盗汗，面色萎黄，形体羸瘦，毒热之气，传于脏腑，极难拯疗，故名急劳也"。

那么这个虚劳相当于慢性白血病，出自《金匮要略》。虽然不少医籍对急劳、虚劳、血证等有一定的描述和治疗经验，但无疑，在诊断上还缺乏特异性，所以我认为，在中医的病名尚不能概括白血病特征的前提下，应该直接采用白血病的病名和西医的诊断方法。我们采取西医的病名和诊断方法，并不能减少我们对白血病病因、病机、基本矛盾、病程和主要方药

的研究，不能以西医辨病，中医辨证，一言蔽之，这样太简单，太粗糙，就病因病机来说，白血病属于正虚邪实均以极致的疑难病症。

从病因上来看，先天不足，禀赋薄弱者有之，房事不节，殚精竭虑者有之。大病久病，重大变故，精神崩溃者更为多见。均可导致气血耗伤，精枯髓减，成为正虚内因中间的最主要部分。而嗜食辛辣厚味，嗜好烟酒，导致热毒内生，或者说感受外界邪毒，风邪伴随着热毒、寒毒，以及我们现在还不能概括的毒邪，直入血分，直入骨髓，诸因相合，酿成大患。所以，病机上，应该是精血先虚，热毒乘机入体，或者毒邪入髓，日久化热，成为一种伏毒，伏邪日久，感受外邪，内外相感，因实致虚，因虚致实，虚实夹杂，精气亏损，损阴伤阳，终致阴阳离决。那么这个病机、病因中间，我觉得其一，强调内因的虚，其二，强调外因的外邪由表入里直中骨髓的特点，强调邪热成毒这三个重点。

·医圣精力有限，我们仍需努力而不可懈怠

我们太忽略外邪的作用了，当时张仲景的论述及《难经》都有"伤寒有五"，伤寒就是一个广义的概念，而我们现在的伤寒研究，变成了《伤寒论》研究，这个显然是不够的，即使是《伤寒论》研究，我们对《伤寒论》中间提到的一些问题，也未必了解得深透。比如说，《伤寒论》第十一条："病人身大热，反欲得衣者，热在皮肤，寒在骨髓也，身大寒，反不欲近衣者，寒在皮肤，热在骨髓也。"

这一条，历代医家，重视不够，简单地讲，好像就是一个真寒假热，真热假寒，我觉得不一定，真寒假热，真热假寒，也不能简单地就从两句话来辨别，实质上，张仲景是讲骨髓一类疾病与外感有关，与伤寒有关，邪气直入骨髓的势必是少数。他的精力也有限，不可能在一本《伤寒杂病论》中把所有疾病讲完，所以，他重点论述的是常见的、多发的传染病的一些问题，而像热入骨髓、邪入骨髓这一类疾病留待后人研究，不然，他怎么把这一条放在前十一条呢？那也就是讲总论的时候，我讲的《伤寒论》是六经辨证，六经传变，这实际上还有直入骨髓，我就不讲了，以后会有人讲的。

· 伤寒偏打下虚人

要让我看来"冬伤于寒，春必病温"未必就与这一条没有关系，那就是说，邪毒进入人体较早，它没发作，第二，这是肾精亏虚的一个表证，不能积极地透邪外出。为什么它能进入骨髓呢？有一句话叫伤寒偏打下虚人，你正气强盛了，它进入不了，它是正虚之处便是留邪之地，是这个原因。另一种就是邪毒长驱直入，如果要说长驱直入的话，那么还有一个介于伏毒、长驱直入两者之间的一个证型，就是我刚才讲过的那个白血病小孩的病案，他虽然没有按六经传变，他可能一感冒就到了少阳病了。到少阳病阶段了就具有了邪毒入里的一个契机。在这个时候为什么我们取得效果，就是因为我们截断扭转了病势，我们考虑到了他可能已经有骨髓中的热毒了，但是他有发热，邪气有外出之机，所以我们在扶正祛邪、疏利三焦的基础上，加牡丹皮清热凉血、解毒，加青蒿引邪外出，这就是我们对白血病病因病机研究的新观点在临床上的成功运用。

· 白血病三大证型

我们把白血病分为三大证型，如果是初期的话，有发热，有往来寒热。这个时候病邪还没有完全入里，我们是以小柴胡汤加牡丹皮、青蒿为主，扶正祛邪，引邪外出。如果热毒入里了，以热毒为主的话，出血动血，白细胞非常高，舌红，用叶天士的话讲是"入血就恐耗血动血，直须凉血散血"，在这一种情况下，我们的青黄散，青黛、雄黄、败酱草，加上犀角地黄汤，就是一个应对之方，就是一对一的所谓靶向的意思。另一种证型，进展缓慢、邪毒日久、年老肾衰、精力亏损，白细胞不是高，而是走向了它的反面，叫作低增生性白血病，那么我们肯定就是大补精血、填精益髓、补肾壮骨、益气血、扶正气，这样一来，我们这个条理就清晰了。

如果从病程上来看，初期多半就是小柴胡汤证，中期多半就是犀角地黄汤合清黄散、败酱草证，在晚期呢？多半就是大补精血，是大补元煎的这一类补肝肾的药，以六味地黄汤或者杞菊地黄汤、大补元煎、当归补血汤为主。当然病情不是照我们说的表现，也可能我们一接手病情就比较晚，也可能一接手它就是一个热毒炽盛，这个只是我们在众多的病例观察的一种感觉，有待于进一步地深入。

就选方用药的经验来说，除了我刚才说的败酱草，我初期使用 30g，以后一般起点就是 60g，确实有降白细胞的作用。青黛是一个非常好的药，清肝、凉血、止血、燥湿、解毒，用至 3g ～ 6g，这些药吃的时间长了，它有腹泻的副作用，所以这个要密切观察。雄黄，如果要冲服的话，用量为 0.1g。类似的药，龙葵也是清热凉血、化血为水的药，这是我自己的体悟，用量为 30g，时间长了以后，它也有腹疼、腹泻等副作用，这个希望大家自己摸索。

对于低增生性白血病精血大亏证，我们应该用独参汤，人参大补元气，六味地黄汤补肾填精，当归补血汤补气血，因为精血互生。我常用人参为主药，人参大补元气，功力雄厚，是将帅级的药物，可力挽狂澜。

· 人参抗癌有药理研究为证

现代药理研究人参提取物的人参皂苷 Rh2 在体外能明显抑制人单幼粒细胞白血病 HL-60 瘤株，药理实验也证明，人参可增加外周血红细胞、白细胞和血红蛋白量，在外周血细胞减少或骨髓受到抑制时尤为明显。临床上应用人参制剂结合化疗和放疗治疗癌症，能使白细胞上升，而且还能增强淋巴细胞转化能力，改善症状，延长生存时间。当然我们临床上还用一些紫河车、鱼鳔、龟板等等，都是血肉有情之品，填精补血，在这个时候要考虑用一些黄芪、当归、龙眼肉等，补气生血、精血互化，取的就是气血同源的意思，尤其在这种大补精血的时候常常要注意配以 3g 左右的陈皮、砂仁，以防滋腻碍脾。而且又考虑到阴阳互根、阳生阴长的道理，酌情配合枸杞子、菟丝子、淫羊藿、鹿角胶等补肾助阳之品。

· 辨病用药，一段时间也需主动调换药

就辨病用药而言，我也根据现代药理研究成果，常选用一些具有抗白血病作用的药物，比如说苏木、半枝莲、天冬、鹿衔草。临床上结合症状及病机，如气滞疼痛用苏木，热毒用半枝莲，阴虚发热用天冬，肾虚或关节痛用鹿衔草。另外，有相同或相近药理作用的药物，用药一段时间以后，主动调换药，不仅能充分发挥不同药物的潜在作用而提高疗效，也能防止

长期服药患者耐药性的产生。中药如此众多，就是给我们提供的非常好的基础。

· 要站在医生的立场上看问题，病人的利益才是至高无上的，而不要强调中西医的区别

就在整个治疗过程来看，我经常说我们不要站在西医的观点、中医的观点，我们要站在医生的立场上看问题。我们不是一定要凸显中医疗效如何，我们目的都是治好病人，所以在白血病面前，当诊断确立以后，中医应该用博大的胸怀，我们的整体观念就是在这个时候体现的。一般来说，我主张先听西医的，某些类型的白血病，通过化疗能起到一定的作用。我们中医在这个阶段主要是配合化疗，减少化疗的副作用，提高疗效，我们的目的就达到了。非要单刀直入，非要单方面作战，不符合持久战的要求，不符合现代要求，病人的利益才是至高无上的。所以从一开始从事肿瘤专业的工作，我就有这种思想。

· 举个例子

我举一个例子说明我的观点。

魏先生，是我的老乡，他是 2003 年 5 月 8 号在西京医院骨穿诊断为"急性非淋巴细胞白血病"，简称 M 2a，当时双腹股沟可触及 1cm×1.5cm 大小的淋巴结，给予 DA 方案化疗，提示部分缓解。6 月份以后用 MA 方案继续治疗，6 月 30 日血常规是 2300，红细胞是 $1.70×10^{12}$/L，血小板是 618，血红蛋白是 54。2003 年 7 月 3 日找到我，根据他面色偏黄，头晕，困乏无力，胃部不适，口淡无味。舌淡苔少，脉弱。辨病属急痨，辨证乃血中热毒未尽，肝肾精血大亏，气阴不足。治则为养阴补肾，护肝填精，气血双补，兼清热毒。以六味地黄汤合当归黄芪汤化裁。这个方子，熟地黄 30g，山萸萸 15g，山药 18g，牡丹皮 10g，茯苓 10g，泽泻 10g，枸杞子 10g，当归 12g，黄芪（炙）40g，人参 12g，龙眼肉 12g，陈皮 6g，黄精 12g，冬虫夏草（另包）2g，墓头回 30g，青黛（后煎）5g，竹茹 12g，代赭石 15g，白及（另包）15g。

从这个方子大家就可以看出，我们讲的时候是条分缕析的，清清楚楚，

但在临床实际上常常是相互兼夹的，没有那么绝对，这就看你的辨证论治、抓主次的能力了。

这个方中提到的墓头回也是我们治疗白血病清热解毒的一个好药。还有冬虫夏草，因为冬虫夏草比较贵，其号称是在癌症的不同阶段都有抗肿瘤作用的，所以它比较贵，对于一些经济条件好的患者，他愿意用的话，我们主张炖汤服，一般来说一天 3g 到 6g，就是说完全指望冬虫夏草不现实，在辨证的基础上根据患者的不同经济状态、不同需求，我觉得也不失为好的方法。

·中西医结合，找出合适的角度，关键是适度，能把握住度才是高手

这个小伙子说，那我要不要再化疗，我基本观点就是，你的身体状况还比较好，配合你完成化疗，顺利地完成化疗就是一个标志，我们不要抢功啊。所以他听了我的话以后，基本上就是边做化疗边吃我的药。到了 2005 年 5 月 4 日，两年以后，患者高兴地述说，近一年来，他坚持服中药，已经停中药 2 个月了，前后经过 2 次骨穿，均为骨髓缓解象。这个小伙子已经治好了，现在已经治愈多年了，还经常给我介绍病人。

这就是我们中西医结合的效果，不是单独用中药的结果，因为形势发展了，我也不像初出茅庐刚治疗肿瘤，我现在觉得医生一定要有良好的心态，一定要站在病人的角度，使用中西医结合的方法，找出合适的角度，关键是适度，能把握住度才是高手。

·再举个例子

另一个病例，就是慢性粒细胞性白血病。

当时在柳州，患者是一位老年人，谢先生，2004 年 10 月 21 日初诊，他是以头痛、胸闷、乏力 3 个月为主诉，形体衰弱，精神欠佳，表情淡漠，皮肤松弛，皮肤黏膜上没有见出血点，也没有发热，体表淋巴结也没肿大，胸骨也没有压痛，肝脾也没有触及。白细胞 1200，血红蛋白 80，血小板 34，去医院检查是低增生性急性淋巴细胞白血病 L2。根据患者面色萎黄，头痛头晕，胸闷气短，疲软乏力，四肢不温，舌淡脉弱。辨证为精血大亏

证，以自拟方通补三升汤为主方。

在我个人的治疗经验中，我有大约七八个自拟方，其中通补三升汤就是我治疗低增生性白血病的有效处方。这个病人前后吃了我多年的药，一直到了 2006 年 10 月 28 日第 81 诊的时候，患者已经单独用我的中药治疗了近 2 年，病情稳定，生活质量好，只是耳朵聋，我是无能为力。

· 通补三升汤，化疗后的毒副作用就靠它

也就是说在这本书接近尾声的时候，我要给大家隆重地推出我自拟的通补三升汤。它不仅仅是治疗低增生性白血病，它主要是针对化疗以后的毒副作用，所谓通补就是补而治的意思，所谓三升就是升白细胞、升红细胞、升血小板。当然这个有点自卖自夸的意思，但是它的作用比较实在。

我的通补三升汤组成是：红参 10g，黄芪 40g，灵芝 10g，熟地黄 20g，山茱萸 15g，黄精 12g，鹿角胶 10g，穿山甲 10g，当归 12g，茜草 30g，鸡内金 12g。功能是益气养阴、补精血，它的主治是放、化疗后所致的气阴两虚、精血亏损，以神疲乏力、面色无华、头晕目眩、口干舌燥、腰膝酸软、皮下瘀斑、舌淡脉弱以及白细胞、红细胞、血小板下降为主症。还是正常的煎药服法。这个方子它以红参和熟地黄为君药气阴双补，黄芪、灵芝助红参益气，山茱萸、黄精助熟地黄养阴补血为臣药，鹿角胶、穿山甲血肉有情填精生血，当归、茜草养血活血为佐药，鸡内金护胃消食，使之补而不腻，运化得宜，共奏益气阴，补精血之功。

这个方子拟得比较早，红参也可以开生晒参，用量 10g 为起点，可以用至 15g～18g。灵芝是一个非常有效的抗癌药。当然我们过度地渲染一味药是不必要的，灵芝也仅仅是抗癌药中间以扶正为主的一个常用药，所以我们用 10g～12g，它对增进食欲、补助正气，效果不错。茜草，养血活血行血补血，它有升高白细胞作用。

这个方子在我们柳州市中医院肿瘤科用了十几年，其中还有柳州市科技局的课题，就是用我这个方子来观察，它对中晚期非小细胞性肺癌治疗的临床研究结果表明，通补三升汤在中晚期非小细胞肺癌化疗过程中减轻骨髓抑制、改善骨髓造血功能方面处于国内领先水平。这就是说，我们从另一个方面解释了通补三升汤配合化疗的实际作用。

　　王三虎经方抗癌进阶班学员陈贱平医师微信说道：王老师向您报告一个病例，并请您给予指导，患者女，62岁，2017年在江西省二附院诊断急性淋巴细胞白血病，未化疗，当时白细胞5万，于2017年1月7日带着南昌专家的处方让我抄方，至9月7日白细胞增多到10万9，此时患者决定要我开方了。她面色无华、神疲乏力，时感头晕、食欲二便均可，舌质淡胖，苔薄少黄，脉细数无力。

　　初诊选择了您线上讲座的处方：败酱草30g，青黛3g，公英15g，龙葵20g，半枝莲15g，白花蛇舌草20g，甘草10g，炙黄芪20g，当归12g，川芎10g，白芍15g，丹参15g，熟地黄12g，山茱萸30g，枸杞子12g。10月10日复查白细胞减少到9万4，加大败酱草为40g，11月18日减少到5万4，加淮山药10g，12月19日白细胞减少到4万9。

　　上次已经加了瓦楞子30g，牛膝30g。患者现精神可，已无不适，但右侧腹股沟有个淋巴结比原来更大了一些，另外颈部和左侧各有二个肿大的淋巴结没变化。2018年1月23号降到了3万7。2月27日复诊两颌下淋巴结继续肿大，腹股沟淋巴结稳定，今天加了浙贝15g、牡蛎10g，请王老师指导应该怎样加减药物。

　　我回复：再加鳖甲30g，煅牡蛎30g，加强软坚散结功效。

　　按语：我发现白血病的主要病机是血中热毒，以大剂量败酱草为主的自拟方，灵感来自于败酱草能"化脓血为水"，古人不欺我也，我也在本人的专著和中医在线个人订制课程《活用经方让你成为抗癌专家》中如实告诉读者和学生。中医的春天来了，万紫千红，何幸如之！与此同时，陈贱平医师还有一段话，一并托出。

　　王三虎经方抗癌进阶班学成归来首次体验：男，63岁肝癌并纵隔、肋骨转移，腹胀、胸痛、咳嗽、盗汗、口苦口干、心烦、舌质淡暗苔少，2017年11月21日初诊，首用柴胡桂枝干姜汤加味14剂，腹胀减、咳嗽盗汗止、胸痛依旧、日服吗啡二片，12月4日复诊，听了王三虎老师的讲座就加木防己汤7剂，2017年12月11日三诊，诉胸痛减半、吗啡仅服一片，效不更方，上方再进7剂。说明王老师的木防己汤治纵隔肿瘤的经验有效。2018年2月6日复查其他指标还稳定，但肋骨转移灶出现了病理性骨折，加了骨碎补、自然铜、土鳖虫，少量胸水加了葶苈子。

·语音课评论问答:

学　员: 讲得真好,深入浅出,再次认识了败酱草的作用。

学　员: 谢谢王老师的精彩讲解!白血病化疗结束后可以再用您讲的治疗原则调理吗?各项化验指标都已经正常了。总感觉乏力。

王三虎: 中医介入一定要早。

学　员: 王老师,白血病主要就这两个主方么?能详细说一下的方证应用症状、体征的着眼点,以及临床分期应用及加减。

王三虎: 课程中已经讲过了。如果需要更加详细的资料,可参考人民卫生出版社我的专著《中医抗癌临证新识》第2版。

学　员: 王老师您好,纯红再生障碍性贫血,也是白血病吗?也可以按这思路去用药吗?

王三虎: 有相同之处,可参照。

学　员: 王老师,败酱草应用尿毒症以解毒,您看有什么更好的看法。

王三虎: 这方面我知道的不多。

学　员: 再一次感受到了王老师独特的讲解魅力,王老师毕竟临床这么多年,在肿瘤病的治疗方面可谓是独树一帜,王老师能不能将每种肿瘤不同的中医临床证型和临床分经论治的宝贵经验也分享给大家,这样大家可以学习到王老师系统的辨证论治思维,谢谢!

王三虎: 谢谢,我们不谋而合,我就是这样做的。

学　员: 请问王老师,败酱草有很多种,如黄花败酱、白花败酱等,您用的哪一种?

王三虎: 两种都是正品。用时不必细分。

学　员: 请问老师两个问题:①白血病方中酌情可否加入白矾、皂矾、水牛角、牛黄?②出现巨脾当如何用药为宜?

王三虎: 水牛角经常用,其余三种我没经验。巨脾可用升降散。

学　员: 老师经方抗癌确属神奇!我们基层中医发展得的更慢,请问在基层应该怎么开展治疗呢?谢谢您!

王三虎: 经方,就是基层学得会、用得上、买得到的抗癌药。

学　员: 王老师,其他类型白血病,比如急性粒细胞白血病、急性单核细胞白血病等，治疗是一样的吗？

王三虎：同中有异，大同小异。

学　员：老师，多发性神经纤维瘤有治疗方法吗？

王三虎：有些经验。

学　员：王老师您好！对单纯的血小板、红细胞增高如何治疗？请赐教，感恩！

王三虎：清热解毒，凉血活血为基本法，败酱草、水牛角、青黛、牡丹皮、黄芩、元参等可选。

学　员：王老师，您好，请问通补三升汤煎煮法有什么特别的地方吗？比如先煎、另炖。还是就是一锅煮。

王三虎：这个是常规问题。红参先煎，炮山甲研末冲服或一起煎煮，鹿角胶烊化。

学　员：尊敬的王老师，雄黄能长期吃么？

王三虎：不能。

学　员：王老师您好！既然 3g 穿山甲有效，为还要用 10g 呢？

王三虎：有效和良效不同。有效是基础。

学　员：有的书上说，青黛不溶于水，到底怎么个用法更好。

王三虎：青黛这个药，应该冲服。

学　员：您好王老师！我是一个祖辈均行医多年，我也干中医 27 年了，今年 51 岁，近些年对中药抗癌、抗肿瘤临床也有些效验，但是还是经验较少，我总想拜您这样的大师级的高人为师，专门学习，透彻掌握一下中医抗癌，不知去哪里能专业学习呢？请赐教！再三感谢！

王三虎：我退休后开始招收秘传弟子。

学　员：王老师好！在我的临床中所遇的大多是中晚期白血病患者，大多是巨脾和高低烧不断，阴虚和邪热互呈，此刻若用人参、黄芪等药补助元气，会否助邪生热？祈教。

王三虎：白虎加人参汤就有大热，黄芪就是甘温除大热的主药。

学　员：王老师，临床上血小板低者多见，中药中有何妙药专治？三升汤升血小板效果如何？

王三虎：血小板是气血中的成分，填补气血，减少消耗才是正道。通补三升汤对血小板有一定作用。仙鹤草、茜草、地榆可酌情应用。

学　员：王老师好！我是中医的业余爱好者，退休后学点中医知识，没有临床上的东西。对于我来说，您讲的都很新鲜。伤寒论的第十一条太精彩了，但有问题。一是体表大热，骨髓寒、而有时不热不大热，有些热，也是骨髓寒吗？二是如何驱寒？如果脏器寒，而表热呢。

王三虎：这一节是选择提示，不是具体诊疗。领会其意，再依具体情况论。

经方诊疗恶性淋巴瘤传承实录

· 恶性淋巴瘤的发病现状

恶性淋巴瘤是原发于淋巴结或淋巴组织的恶性肿瘤，按病理和临床特点可分为霍奇金淋巴瘤和非霍奇金淋巴瘤。

本病可发生于任何年龄，但发病年龄高峰在 31 至 40 岁，其中非霍奇金淋巴瘤高峰略往前移。男女之比为 2：1 或 3：1。一般认为，可能和基因突变，以及病毒及其他病原体感染、放射线、化学药物，合并自身免疫病等有关。

在西方国家恶性淋巴瘤的发病率占整个恶性肿瘤的第八位，在我国恶性淋巴瘤占男性恶性肿瘤的第九位，女性占第 11 位。近年来，恶性淋巴瘤的发病率明显上升。

· 恶性淋巴瘤的病位及症状表现

临床以无痛性、进行性淋巴结肿大为主要表现。浅表淋巴结起病占多数，多见于霍奇金淋巴瘤，受累淋巴结以颈部为最多，其次是腋下，腹股沟，一般为无痛性，进行性肿大，中等硬度，早期可活动，晚期多发生粘连及多个肿大淋巴结融合成块，有些霍奇金淋巴瘤淋巴结肿大在某一时间可暂时停顿，甚至缩小。

深部淋巴结起病，以纵隔淋巴结为多见，肿大之淋巴结可压迫上腔静脉，引起上腔静脉综合征，也可压迫气管，食管，喉返神经而相应发生呼吸困难，吞咽困难和声音嘶哑等症状。

原发于腹膜后淋巴结的恶性淋巴瘤，以非霍奇金淋巴瘤为多见，可引起长期、不明原因的发热，给临床诊断造成困难。

首发于咽淋巴环的淋巴瘤，多见于非霍奇金淋巴瘤，且常伴随膈下侵犯，症状有咽痛、异物感、呼吸不畅和声音嘶哑等。

除淋巴组织以外，身体任何部位都可发病，其中以原发于胃肠最为常见，胃及高位小肠淋巴瘤可有上腹痛、呕吐等症状，小肠淋巴瘤好发于回盲部，常有慢性腹泻，也可发生脂肪泻，还可引起肠梗阻。

全身症状常有乏力，消瘦，食欲不振，盗汗及不规则发热。皮肤瘙痒是霍奇金淋巴瘤较为特异的表现，五分之一患者有严重瘙痒。十分之一至五分之一的霍奇金淋巴瘤患者有饮酒诱发的肿大淋巴结疼痛的病史。

· 恶性淋巴瘤的治疗策略

恶性淋巴瘤的治疗以综合治疗为基本策略，手术结合放化疗对恶性淋巴瘤有较高的治愈率或缓解率。

这种话在恶性肿瘤中间还是不常说的，能这样说也是提示我们：在恶性淋巴瘤面前应该明确放化疗配合手术的优势。

中医中药是不可或缺的治疗方法之一，尤其是在减毒增效、预防复发转移等方面功不可没。

· 中医对恶性淋巴瘤的认识

恶性淋巴瘤属于中医的"失荣""马刀侠瘿""恶核""痰核""石疽"等范畴。

失荣是发于颈部及耳之前后的岩肿，因其晚期气血亏乏，面容憔悴，形体消瘦，状如树木枝叶发枯，失去荣华而命名。包括恶性淋巴瘤在内，属古代外科四大绝症之一。

《素问·疏五过论篇第七十七》："凡未诊病者，必问尝贵后贱，虽不中邪，病从内生，名曰脱营。尝富后贫，名曰失精，五气留连，病有所并。医工诊之，不在脏腑，不变躯形，诊之而疑，不知病名，身体日减，气虚无精，病深无气，洒洒然时惊。病深者，以其外耗于卫，内夺于荣。"是对包括恶性淋巴瘤在内的恶性肿瘤病因的早期论述。强调了重大事件环境巨变（尝贵后贱、尝富后贫）造成的精神打击在发病中的重要意义。是七情之外的内因，非常符合本病的临床实际。

《外科正宗·失荣症第一百三十四》对本病的病因阐述的更加实际："失荣者，先得后失，始富终贫，亦有虽居富贵，其心或因六欲不遂，损伤中气，郁火相凝，隧痰失道，停结而成。其患多生肩之以上，初起微肿，皮色不变，日久渐大，坚硬如石，推之不移，按之不动；半载一年，方生阴痛，气血渐衰，形容瘦削，破烂紫斑，渗流血水。或肿泛如莲，秽气熏蒸，昼夜不歇，平生疙瘩，愈久愈大，越溃越坚，犯此俱为不治。"

《金匮要略·血痹虚劳病脉证并治第六》："人年五六十，其病脉大者，痹侠背行，若肠鸣、马刀侠瘿者，皆为劳得之。"其中马刀、侠瘿就与恶性淋巴瘤相似。马刀是腋下淋巴结肿大，侠瘿是颈部淋巴结肿大，主要强调病因是"劳"。压力过大，工作生活节奏太快，缺少睡眠，积劳成疾，是恶性淋巴瘤的是不内不外因。

《外科正宗》："伤寒发颐亦名汗毒。此因原受风寒，用药发散未尽，日久传化为热不散，以致项之前后结肿疼痛。"本病现代多以流行性腮腺炎释之。

因为伤寒发颐第四十，是紧接着阴疮论第三十九，其证治之复杂，位置的重要和单纯的流行性腮腺炎相比不可同日而语。同一本书"痄腮第八十九"才是流行性腮腺炎的证治，"痄腮乃风热、湿痰所生，有冬温后天时不正，感发传染者，多两腮肿痛，初发寒热"而伤寒发颐属于恶性淋巴瘤的可能更大，尤其是提示了风寒之邪入里成瘤的实例，是本病的外因。

《疡科心得集·辨失营马刀生死不同论》是中医古籍对恶性淋巴瘤病因病机、临床表现、预后判断及治疗调摄等方面系统深入全面的论述："夫失营马刀，一为不可治，一为可治，以患处部位相同而形又相似，故并而论之。失营者，由肝阳久郁，恼怒不发，营亏络枯，经道阻滞，如树木之失于荣华，枝枯皮焦故名也。"

"生于耳前后及项间，初起形如栗子，顶突根收，如虚痰痨瘤之状，按之石硬无情，推之不肯移动，如钉着肌肉者是也。不寒热，不觉痛，渐渐加大；后遂隐隐疼痛，痛着肌骨，渐渐溃破，但流血水无脓，渐渐口大内腐，形似湖石，凹进凸出，斯时痛甚彻心，胸闷烦躁，是精神不收，气不摄纳也；随有疮头放血如喷壶状，超时而止。体怯者，实时而毙；如气强血能来复者，亦可复安。若再放血，则不能久矣（亦有放三四次而毙者，余曾见过）。此证为四绝之一，难以治疗。若犯之者，宜戒七情，适心志；更以养血气、解郁结之药，常常服之，庶可绵延岁月，否则促之命期已。

其应用之方，如加味逍遥散、归脾汤、益气养营汤、补中益气汤、和营散坚丸等，酌而用之可也。"

"马刀由肝胆二经郁逆气火所结，亦生在颈项间，其形长而坚硬，按之有情，甚有连发累累，沿至胁下胸前者，亦恶证也。倘患者能使情怀舒畅，调养得宜，治之以疏肝散邪、和营软坚，则可于半载一年之内而获痊愈。设不能自爱，又或境遇不齐，证则有增无减，绵延日久，疮头破烂，脓血大溃，肿势愈坚，遂成损怯而毙者多矣。然究非若失营之不可治也。故合二证而论之，以明其生死不同如此。用药与瘰疬同。"

《疡科心得集》是把失营和马刀当作两者是不同的两个方面看的，认为两者有相似的，有不同的，其实在我看来，正好是霍奇金淋巴瘤和非霍奇金淋巴瘤二者在临床表现与预后上的不同点。这说明古今的看法是一致的。

· 临床治疗恶性淋巴瘤及淋巴结的处方经验

总之，恶性淋巴瘤内因七情，郁怒难平，精神刺激，重大事件，先得后失，始富终贫，亦有虽居富贵，其心或因六欲不遂，损伤中气，郁火相凝，加之外受风寒，与少阳相火搏结，寒热胶结，痰气交阻而成。日久弥漫三焦，正虚邪实，消耗殆尽而亡。患者能使情怀舒畅，调养得宜，治之以疏肝散邪、和营软坚，则可于一年半载之内而获痊愈。

论其证治，初期少阳经气不利，痰气交阻为主要证型，以小柴胡汤加土贝母、山慈菇、浙贝母、瓦楞子、猫爪草、夏枯草、白芍疏利少阳，化痰行气为主要方法。舌红明显者，上方加桑叶、牡丹皮泻少阳血分热邪。

舌红渐绛者，邪入血分之象，苔薄者，可与犀角地黄汤加味。苔厚者，加土贝母、山慈菇、浙贝母、瓦楞子、猫爪草、夏枯草、郁金、连翘、牡蛎等化痰解毒散结。严重者，穿山甲、蜈蚣、全蝎等虫类以毒攻毒药也是必要的。

纵隔淋巴结肿大可压迫上腔静脉，引起上腔静脉综合征，也可压迫气管、食管、喉返神经而相应发生呼吸困难、吞咽困难和声音嘶哑等症状。

我经常选用《金匮要略》的木防己汤确有效验，石膏用量80～120g，确有效验。至于后期，正虚邪实，毒邪泛滥，莫衷一是，则要"观其脉证，知犯何逆，随症治之"，书不尽言，医者自悟。颈部肿块坚硬如石，不热不红，渐肿渐大者也可选用《外科正宗·失荣症第一百三十四》和荣散坚丸："归身、熟地、茯神、香附、人参、白术、橘红各二两，贝母、南星、酸枣仁、远志、柏子仁、牡丹皮各一两，龙齿一对，煅。无龙齿，鹿角尖二两煅代之，芦荟、角沉各八钱，朱砂六钱，为衣。上为细末，炼蜜丸桐子大，每服八十丸，食后用合欢树根皮煎汤送下。"陈实功确有经验，谓"予立二方，曾治数人，虽不获痊愈，而不夭札速死者，诚缓命药也。"当然，他也很客观："患者若改往从新，淡薄甘命，其中有得愈者，十中一、二，否则难脱然也。"这是内服的方法。

·恶性淋巴瘤及淋巴结肿大的外用方法

因为我个人长期在三甲医院工作，很少有专门外用的方法，最近我也逐步理解到了外用药的重要性，但是对于恶性淋巴瘤怎么外用治疗还是经验不足，我希望在国医馆、诊所、基层工作的中医可以试试。

《外科正宗·失荣症第一百三十四》飞龙阿魏化坚膏记述：治失荣症及瘿瘤、乳岩、瘰疬、结毒，初起坚硬如石，皮色不红，日久渐大，或疼不疼，但未破者，俱用此贴。用蟾酥丸药末一料，加金头蜈蚣五条炙黄去头足研末，同入熬就，乾坤一气膏二十四两化开搅和，重汤内顿化；红缎摊贴，半月一换，轻者渐消，重者亦可停止，常贴保后无虞矣。

附：乾坤一气膏。《外科正宗·痞癖第六十四》曰："此膏专治痞疾，毋论新久立效。又治诸风瘫痪，湿痰流注，各样恶疮，百般怪症，男子夜梦遗精，妇人赤白带下；又男女精寒血冷、久无嗣息者并贴之。当归、白附子、赤芍、白芍、白芷、生地、熟地、穿山甲、鳖肉、巴豆仁、萆麻仁、三棱、蓬术、五灵脂、续断、肉桂、玄参各一两，乳香、没药各一两二钱，麝香三钱，真阿魏二两，切薄片听用。"

"上咀片，用香油五斤，存下四味，余皆入油浸，春三、夏五、秋七、冬十期毕，桑柴火熬至药枯，细绢滤清；每净油一斤，入飞丹十二两，将油入锅内，下丹，槐枝搅搂，其膏候成，端下锅来，用木盆坐稳，渐下阿魏片，泛化已尽，方下乳、没、麝香，再搅匀，乘热倾入瓷罐内，分三处盛之。临用汤中顿化，痞病红缎摊贴，余病绫绢俱可摊之，有肿者对患贴之。"

看来古人对于恶性肿瘤、恶疮、乳腺肿瘤、恶性淋巴瘤、甲状腺癌等，用外用的飞龙阿魏化坚膏还是应该引起我们中医临床工作者的重视。

这么多年来我们中医丢掉了一些宝贝，比如说中医外科学、伤科学的好多内容，好在有文献记载，我们可以借用、学习、尝试。在中医临床实际中，我们往往是配合放化疗。

·案例一

莫先生，男，37 岁。2007 年 4 月 12 日初诊，非霍奇金淋巴瘤 1 年半化疗后。失眠，声如洪钟，舌边尖红，苔薄，脉弦。复查未见复发转移，病属失荣，证系血中热毒未尽。

以犀角地黄汤为主，凉血泄热，土贝母、半夏、夏枯草、猫爪草、玄参、生牡蛎、鳖甲化痰散结以防余痰结滞，柴胡、黄芩解郁清热。

方用：水牛角 30g，生地黄 30g，牡丹皮 12g，赤芍 12g，土贝母 15g，半夏 15g，夏枯草 30g，猫爪草 15g，玄参 12g，生牡蛎 30g，鳖甲 30g，柴胡 12g，黄芩 12g。15 剂，水煎服。此病此法此方，我在临床中多次使用，本无讲解之必要。

2016 年 1 月 23 日，莫先生领其子找我来看颈淋巴结肿大，主动拿出当年病历。告诉我，此方服百余剂后，火热下撤。其后，略觉不适，则服上方数剂，即觉舒畅，至今未见复发。观其舌，淡红而中有裂纹。属实热体质，火热虽息，灰中有火，阴液已伤。仍服上方。

·案例二

蓝某，男，26 岁，学生，广西柳州市人。是我早期在柳州看的病人，也是坚持得最好的病人。因皮肤斑疹 1 个月于 2005 年 11 月 14 日来柳州市中医院肿瘤科门诊就诊。

患者自诉 14 个月前发现颈部有一无痛性肿块，于柳州市肿瘤医院诊断为霍奇金淋巴瘤（淋巴细胞为主型Ⅳ期），并进行系统放化疗。1 月前皮肤出现斑疹，在外院皮肤科治疗未效。

现症见：身体肥胖，肢体粗壮，面红，四肢皮肤散在红色斑疹，无痛痒，乏力，气喘，口干，舌红苔厚脉沉数。

查体：颈部可触及肿大的淋巴结，胸部 CT 纵隔淋巴结肿大。

诊断：霍奇金淋巴瘤放化疗后。

中医诊断：失荣。

辨证：实热体质，放化疗后，热盛入血，血热成毒。

治法：凉血清热解毒。

方药：犀角地黄汤加减。

水牛角 30g，生地 30g，牡丹皮 12g，赤芍 12g，夏枯草 15g，连翘 15g，生石膏 30g，知母 12g，败酱草 30g，地榆 30g，茜草 30g，龟板 15g，鳖甲 30g，紫草 15g。4 剂，水煎服，每日 1 剂。

复诊自述皮肤斑疹消退大半，后适当加减，坚持 1 月后皮肤斑疹完全消退。2006 年 4 月 27 日，第 11 诊，体重减轻，无明显不适，复查胸部 CT 未见明显异常，胸部纵隔淋巴结肿大已经没有了，可见效果还是比较明显的。舌红苔根厚脉弦。血中热毒虽减，痰浊成为主要矛盾，上方减败酱草、地榆、茜草、龟甲，加半夏 15g，土茯苓 20g，拳参 12g，15 剂，水煎服，每日 1 剂。

2006 年 8 月 12 日，第 20 诊，无明显不适，气色好，浅表淋巴结未触及。舌淡红苔薄脉细。患者热毒渐退，气虚渐显，当益气健脾、化痰散结为法。

药用：党参 15g，白术 12g，茯苓 12g，炙甘草 6g，土贝母 15g，浙贝 15g，元参 15g，丹参 30g，鳖甲 30g，生牡蛎 30g，15 剂，水煎服，每日 1 剂。

2006 年 11 月 23 日，第 24 诊，中药治疗已 1 年，复查胸部 CT，颅脑磁共振均未见异常。自觉无明显不适，面赤，唇舌色红，舌红脉数。实热体质，犹恐血中热毒未尽，灰中有火。仍以 2006 年 4 月 27 日方减土茯苓，继续凉血清热解毒治疗。15 剂，水煎服，每日 1 剂。

2010 年 2 月 25 日，第 43 诊，患者服药 4 年余，效果稳定，期间多次复查未见复发及转移迹象，仍以上方加减，间断服药，巩固疗效。其后几年，忙于工作，未见复发，没有不适，总是过一两个月叫他爸找我，找原方取药，直到我离开柳州市中医院。

·案例三

黄某，男，43 岁，广西来宾市人。因右颈部肿块 2 年在柳州市中医院诊断为非霍奇金淋巴瘤，行化疗后于 2005 年 3 月 10 日以头晕、步态不稳就诊。

刻诊：面色偏黄虚浮，行走不能成直线，步态不稳，头晕，记忆力减退，舌淡红，脉滑。

诊断：非霍奇金淋巴瘤化疗后。

中医诊断：眩晕。证属肾精亏虚，肝风内动，气血不足，痰浊成毒，上蒙清窍。

治法：补肾填精，平肝息风，化痰解毒开窍，兼补气血。

处方：六味地黄汤加减。

药用：熟地 30g，山萸萸 15g，牡丹皮 10g，泽泻 10g，茯苓 10g，桑葚 15g，天麻 12g，龟甲 12g，防风 10g，蜈蚣 2 条，全蝎 6g，蛤蚧 5g，白僵蚕 10g，白芍 15g，石菖蒲 10g，远志 6g，红参 8g，炙黄芪 40g，当归 12g，炙甘草 10g，4 剂，水煎服。

2005 年 7 月 21 日，第 9 诊，共服上方 50 余剂，自诉眩晕减轻，体力明显好转，但走田埂时有晃动不稳感，腰痛，乏力，舌红苔黄，脉弦。肝肾亏虚依然，且有化热之势，当补肝肾，清热祛风。

药用：天麻 12g，菊花 12g，白芍 20g，桑葚 20g，龟甲 12g，山萸萸 20g，牡丹皮 12g，钩藤 15g，元参 15g，夏枯草 30g，生地 30g，黄芩 12g，生龙骨 30g，生牡蛎 30g，炙黄芪 30g，红参 6g，当归 12g。10 剂，水煎服，每日 1 剂。

2006 年 7 月 26 日，第 23 诊，坚持每月来诊，服上方 10 ～ 15 剂。

刻诊：形体可，面黄，背欲靠，走路不稳，喉干，舌淡胖，苔花剥，脉细。阴虚为主，痰湿为次，仍以补肝肾祛风为主，兼养阴化痰，润燥兼施。

药用：天麻 12g，白芍 12g，桑葚 12g，熟地 30g，杜仲 12g，菊花 10g，鳖甲 30g，龟甲 12g，猫爪草 15g，生牡蛎 30g，防风 6g，黄芪 30g，当归 12g，川芎 12g，夏枯草 30g，生地 20g，沙参 12g，麦冬 12g，天花粉

15g，茯苓 30g，猪苓 20g。10 剂，水煎服，每日 1 剂。

2007 年 7 月 18 日，第 34 诊，上述症状均减轻，其间多次复查，除胆固醇略高、轻度脂肪肝外，未见其他异常。偶有畏寒，晚间背痛，阴损及阳，上方加淫羊藿 15g，菟丝子 12g，肉桂 6g，附片 6g，10 剂。后续由于多种原因，患者应诊稀少。2015 年 4 月，在两兄弟搀扶来就诊，大势已去，爱莫能助。

· 案例四

杨某，女，36 岁，工人，广西三江县人。因咳嗽、低烧、消瘦 1 年于 2005 年 5 月在广西医科大学一附院诊断为霍奇金淋巴瘤，化疗 9 个疗程，放疗 2 次。化疗第四次开始与放疗前后效果不明显。

2005 年 11 月 24 日来我科就诊，就诊时见面黄，咳嗽，痰黄，乏力，气喘，咽痛连胸，闭经，口干眠差，饮食可，二便可，舌暗红、苔黄腻、脉弦数。

西医诊断：霍奇金淋巴瘤。

中医诊断：咳嗽。

辨证：少阳经气不利，肝气犯肺则咳嗽，咽痛连胸，口干、脉弦均为少阳经受邪之象。当清解少阳，止咳化痰。

药用：柴胡 12g，黄芩 12g，半夏 18g，胆南星 8g，夏枯草 30g，土贝母 20g，山慈菇 15g，三棱 12g，莪术 12g，穿山甲 12g，鳖甲 30g，生牡蛎 30g，全栝楼 20g，桔梗 10g，牛蒡子 12g，甘草 10g，八月札 10g，红参 10g，3 剂。

2006 年 5 月 19 日第 8 诊，服上方 20 余剂，胸痛减轻，仍有咳嗽气喘，兼胸闷喉痒，口干，舌苔白厚偏黄有齿痕，舌质偏红脉弱。病情日久，肺肾两虚，痰浊壅肺，治法当补肺肾，化痰浊。

药用三子养亲汤加味：苏子 12g，莱菔子 12g，白芥子 12g，射干 12g，麦冬 12g，天冬 12g，桔梗 10g，百合 12g，甘草 10g，元参 12g，山茱萸 12g，熟地黄 20g，栝楼壳 15g，红参 12g，蛤蚧 0.5 对，杏仁 15g，苍术 10g，淫羊藿 15g，黄柏 10g，薏苡仁 30g，土茯苓 30g，麻黄 8g，生石膏 30g，4 剂。

2006年6月25日第15诊，服上方后咳喘基本消失，仍有胸闷痛，手麻，舌苔厚脉沉。痰浊痹阻心胸，当以豁痰通阳为法，方用栝楼薤白半夏汤加味：栝楼20g，薤白10g，土贝母15g，半夏20g，薏苡仁30g，苍术12g，枳实15g，厚朴15g，海浮石30g，胆南星8g，浙贝12g，茯苓30g，4剂。

2006年9月17日，第18诊，期间化疗1疗程，胸痛减轻，胸口痒，易疲劳，舌边痛，舌红少苔，脉细。气阴两虚之象渐显。

药用：沙参12g，麦冬12g，石斛12g，鳖甲30g，全栝楼30g，半夏12g，丹参30g，赤芍15g，黄精12g，元参12g，山楂12g，红参10g，黄芪30g，天花粉15g。10剂，水煎服，每日1剂。

2007年6月3日，第34诊，间断服上方50余剂。期间曾患风热感冒，用桑菊饮加味治疗后痊愈。复查彩超示：腹股沟多发肿大淋巴结。病人胸痛症状明显减轻，体力恢复，无气喘，舌红苔薄，脉弦。

辨证为少阳经受邪，痰浊凝结成核。当清解少阳，化痰散结为法，小柴胡汤加味：柴胡10g，黄芩12g，半夏12g，连翘20g，夏枯草30g，元参12g，猫爪草15g，浙贝12g，全蝎6g，蜈蚣2条，红参6g，生地20g，牡丹皮12g，赤芍12g，海浮石30g，生牡蛎30g，土贝母15g，山慈姑15g，甘草6g，5剂。

2009年7月31日，第38诊，病人自诉4月行腹股沟淋巴结活检示：反应性增生。坚持服用上方至今，期间复查未见复发及转移迹象。

· 语音课评论问答：

学　员：王老师好，我想问一下淋巴瘤如何快速消除肿块？谢谢！

王三虎：效果的快慢与辨病、辨证、治法、方药的准确性有关，淋巴瘤也不例外！

学　员：老师好！我接诊的病人中有几位都是性格很好无抑郁病史，但都是吃大餐，整天鱼肉不断且食欲很好，无痰。请问这种疾病与饮食有关吗？恶性肿瘤是否都要忌鸡鹅鱼虾和一切发物？

王三虎：膏粱之变，足生大疔。说的就是这个情况。对发物，不能一刀切。正常饮食可矣。

经方诊疗骨髓异常增生症传承实录

· 骨髓增生不良综合征和骨髓异常增生综合征

骨髓增生不良综合征是一组获得性、克隆性的白血病前期疾病，其特征为无效造血和造血功能不良。本病多发生于老年人，也可在化疗和放疗造成骨髓损伤后发生。病情发展缓慢，逐渐引起危及生命的全血细胞减少，或演化成急性髓性白血病。一般而言，如果患者有孤立性贫血，缺乏慢性出血或溶血的确切证据时，就要怀疑本病。本病症状轻微，有贫血引起的临床表现，淋巴结肿大和脾肿大少见。属于中医虚劳范畴。多系年老肾衰，骨枯髓减，精不化血。我临床常用杞根补羸饮加味。

杞根补羸饮，出自《千金翼方·卷十二·养性》："有人频遭重病，虚羸不可平复，以此方补之甚效。"方名是《120首千金方研究》所拟。"生枸杞根，细切一大斗，一水一大石，煮取六斗五升澄清。白羊骨一具。右二味合之，微火煮取五大升，温酒服之，五日令尽。不是小小补益。一方单用枸杞根。慎生冷酢滑油腻七日"。

历史长河，不绝如缕。但和且行且珍惜相反，实际是渐行渐远，乃至"相忘于江湖"，这就是中医的真实写照。枸杞根就是其例。《神农本草经·上品》："枸杞，味苦寒。主五内邪气，热中，消渴，周痹。久服，坚筋骨，轻身不老。一名杞根，一名地骨，一名枸忌，一名地辅。生平泽。"看看，枸杞，虽然全身都入药，但杞根在先。

可惜，我们看重了杞子的鲜红可口，盯着地骨皮的味浓厚实，却忘记了，所说的根不光是根皮，扔掉根本，说买椟还珠似乎有点过激，说浪费资源也因言辞太轻并不恰如其分。我遍查方药书籍，从未见到关于用皮弃骨的理由。这也就是地骨皮的现代应用远远少于《神农本草经》所论的重要原因。把根丢了，可以说是本末倒置。现在看来，枸杞根就是补肾壮骨的灵药。孙思邈写这个方子时不但顾不得起个名字，而且一反常态，几乎是重复用了广告词，"以此方补之甚效""不是小小补益"，就说明了一切。

羊骨，现在来源很广。也颇受医家的冷眼。事实上，《本草纲目》的1894 种药物中，羊骨就分四种。分别是："头骨主治风眩瘦疾，小儿惊痫"；"脊骨主治虚劳寒中羸瘦。补肾虚，通督脉，治腰痛下痢"；"尾骨主治益肾明目，补下焦虚冷"；"胫骨主治虚冷劳，肾虚不能摄精，白浊。除湿热，健腰脚，固牙齿"，本方用白羊骨一具颇得全气。二味成方，补肝肾，益精血，食疗之佳品也。我在本方基础上加熟地 30g，龟板胶 30g（烊化），当归 30g，川芎 15g，制首乌 15g，菟丝子 15g，党参 20g，黄芪 50g，炙甘草12g，名为加味杞根补羸饮，作为治疗骨髓增生不良综合征主方。

骨髓异常增生综合征通常分为三类，真性红细胞增多症、原发性血小板增多症、特发性骨髓纤维化。

真性红细胞增多症虽然不同年龄都可发生，但平均年龄大约 60 岁，可以说是老年病。临床特征是静脉血红细胞压积升高，有时可发生动脉或静脉血栓，还有头痛、头晕、多血症，乏力，热水澡后瘙痒和红斑性肢痛病（微动脉栓塞造成的间歇性指 / 趾端疼痛）。

这种病中医辨证属于风热成毒，入血动血，血热血瘀，当以犀角地黄汤（水牛角 30g，生地黄 30g，牡丹皮 12g，赤芍 30g）凉血活血为主方，加连翘 30g，薄荷 15g，升麻 30g，蒺藜 30g，青黛 6g（冲），龙葵 30g，败酱草 30g，凉血祛风，黄芩 12g，黄柏 12g，黄连 10g，知母 12g 泻火解毒，地骨皮 30g，青蒿 20g，透血中热邪，甘草 12g，解毒护中。也可采取周期性放血的方法。适应证是血液黏稠，舌下静脉迂曲，皮肤甲错，皮肤瘙痒，或面色黧黑，或舌上瘀斑。我的方法是用三棱针刺破舌下静脉，每次出血10 到 20 毫升，每周 2 到 3 次。

原发性血小板增多症是一种罕见的骨髓增生性疾病，好发于 50 岁后，年发病率 3/100000。特征是血小板计数持续升高，尤其是无其他潜在继发疾病时高于 600×10^9/L。临床症状很少，多是体检中发现。

典型的症状表现为头痛，视觉模糊，短暂性缺血发作甚至休克以及心肌梗死。这是由动脉血栓所导致。炎症和指端动脉栓塞能引起红斑性肢痛，表现为趾端疼痛红肿，遇热减轻遇寒加重。静脉血栓形成相对少见，可发生在肝、肠系膜静脉等，偶见出血。脾肿大者约占一半。这种病中医辨证属于热毒入血，血热血瘀，当以犀角地黄汤（水牛角 30g，生地黄 30g，牡丹皮 12g，赤芍 30g）凉血活血为主方，加紫草 15g，龙葵 30g，败酱草 30g，大青叶 30g，凉血解毒，水蛭 10g，桃仁 12g，大黄 6g，活血化瘀，甘草 12g，解毒护中。

特发性骨髓纤维化也是老年病，平均发病年龄 60 岁。临床上见到疲劳，体重减轻，盗汗，伴有脾肿大。有时以出血、黄疸、急性尿酸盐关节病就诊。髓外造血可表现为腹水或胸水，脑或脊髓受压症状以及肺、胃肠道、泌尿生殖道肿块。肝内静脉栓塞可出现门脉高压症。本病中医辨证属于脾不统血，肾虚髓枯，血瘀络阻，当依不同情况选用人参归脾汤、济生肾气丸、大黄䗪虫丸等灵活运用。

经方诊疗乳腺癌传承实录

· 病案 1

大约在 2003 年，我有一个西安的博士朋友，给我介绍了一个病人。这个博士是中医温病学刘兴旺博士。

他当时在南京中医学院读博士时候，我们两个还不认识，他就是因为在上博士期间，看了我给伤寒大家陈亦人教授写的《伤寒论求是》的书评，中间有一句话，"市场疲软，此书何以不疲软？"记住了我，到西安以后，我们认识了，或有交往，因为他对我有所了解，所以他就给我介绍了一个乳腺癌的年龄较大的患者。

患者确诊乳腺癌以后，当时大小是小鸡蛋那么大，她的儿女都是各有所成，有一定社会地位的人，老太太也是一个大家闺秀出身，非常有气质。

老太太虽然不知道她这个病，老头也不知道，但是他们的子女决定用中医治疗，经过刘博士的推荐，就坚定地选择了我。我们在中医临床上，尤其是在肿瘤临床上，常常是有这种情况，你给我信任，我给你担当。

因为我每个月要到柳州，在西安停留七天，所以这个老太太，每个月到我家里去一次，我一次开药的剂量可以服用一个月，基本上是以我的二贝母汤为主方，患者病情稳定，身体持续好转。

大约经过两年左右，肿块缩小到一个指甲盖大小，经过一定的治疗以后就是一个指甲盖大小，一个斑痕。这个老太太非常高兴，到八九十岁的时候，在家里因为其老年的原因拒绝进入医院，要在家里安详地走。

· 病案 2

第二个病例，也是一个老太太，她是找我看的时候，已经是 1999 年，乳腺癌切除术以后三个月。结果，局部又出现了大小不等的肿块，大的有黑头大小，小的有米粒大小。

1999 年 11 月 26 日她开始找我看，结合她当时化疗刚刚结束，面红、右上臂及右胸前肿胀。乳房手术处有八九个节点，舌暗苔厚，脉沉，白细胞偏低。

我当时开的方子是这样的：夏枯草 12g，仙鹤草 30g，水蛭 10g，元参 12g，天花粉 15g，麦冬 12g，天冬 12g，女贞子 15g，山慈菇 12g，丹参 20g，赤芍 15g，益母草 12g，穿山甲 10g。

到 2000 年 10 月 26 日的时候，乳房部的结节至少减少了三四个。到 2001 年 11 月 8 日再看的时候，由于患者睡眠差、恶心，我在柴胡龙牡汤的基础上稍加调理。

到了 2003 年 12 月 4 日，那这个老人家断断续续地找我看病已经有四年了！非常有风度。

我的研究生王兴，在《中医抗癌进行时 ———— 随王三虎教授临证日记》中间写到："2003 年 12 月 4 日，病离四年身心欢，医生很有成就感。"

因为这个老太太很有风度，她说是刚从日本回来，去参加东京举行的第 26 届国际步行者大会，大会三天期间，五点起床，从十点开始要走十公里，还要参加各种活动，根本看不出她是一个带瘤生存者。而且，她的伤口已经愈合。

这次她说 2002 年下半年，还到过英国、德国、法国、荷兰、意大利等九国，这是第二个病例。

· 病案 3

第三个乳腺癌的病例，实际上就是我们村的一个老乡，她是四五十岁的时候，乳腺癌肺转移，找到我以后，用我的二贝母汤，患者在西京医院治疗了多年，也提供处方制成的二贝母胶囊，肺部转移的病灶消失。

这个病例，效果是明显的，当然也得益于她本人的性格开朗，没思想负担！

大约在 2007 年左右，她的疾病又复发了。肺部的情况又复发了，患者心急一咳嗽发现痰中带血。家里人也就急了，找我时我正好刚到柳州，还有 20 天才能回西安。所以他们就急了。这一问，那就住院吧，虽然这个时候再住院化疗，最终就是身体状况每况愈下，最后还是因为这个病走了，这是第三个病例。

· 病案 4

第四个病例是广州番禺区中心医院的一位医师，在 3 月 11 号跟我进修的时候，写的一个日记，这个老太太 65 岁，四年前因为乳腺癌，经过手术和化疗，2016 年 3 月，发现右下肺结节，大小为 2.3×2.0cm，考虑肺转移。

那么她到 2016 年 7 月 26 日开始在我那里看病，我还是用我的乳腺癌的基本方，二贝母汤加减。

这个方子组成为：土贝母 15g，浙贝母 15g，山慈菇 12g，栝楼皮 12g，连翘 15g，青皮 12g，甘草 10g，郁金 12g，路路通 12g，鹿茸 10g，姜黄 12g，海浮石 30g，炮山甲 10g，我第一次给她开了 14 剂。

到 2017 年 2 月 26 日，此后已经是第十诊了。考虑到她有皮肤瘙痒，我在这基础上再加了地肤子 12g，马齿苋 30g，土茯苓 12g，还是一次开 14 剂。

那么到了写日记这一天，2017 年 3 月 11 日，胸部 CT 检查结果提示，肺部的肿块最大的是 2.5×2.0cm，也就是说经过这么近一年时间，治疗了七八个月，肿块增加了 0.2cm，两毫米。

本来她在做 CT 以前，她还有压力，就做好住院的准备，结果 CT 一做，她反而倒不住院，不化疗，要继续在门诊治疗。经过八个月的治疗，病情基本控制。实现了带瘤生存的目的，取得了初步的胜利。

· 乳腺癌的现状

说起乳腺癌，大家都知道，它是仅次于肺癌的第二大恶性肿瘤。值得我们宽慰的是，乳腺癌的恶性程度比较低，与肺癌等其他癌症相比，带瘤生存的概率比较大，更值得我们中国人骄傲的是，乳腺癌在中国妇女中的发病率比欧美国家的比例要小得多。

我的印象中，中国人乳腺癌的发病率是欧美国家的 1/10。尽管如此，乳腺癌的病人数量还是很大的。那么中医怎么治疗乳腺癌？为什么中国人乳腺癌的发病率这么低？我想可能有多种原因。

其中最值得信赖的是因为中国有中医，理气散结、疏肝解郁是中医的拿手戏，任何中医都懂这一套。

所以中国人在没有得乳腺癌以前，经过了这些疏肝理气、解郁散结的治疗，减少了乳腺癌的发病率。更重要的是乳腺癌也是中医发现较早的疾病之一。

中医发现的癌症哪些是最早呢？我想最早应该是食道癌。在《扁鹊仓公列传》有过记载，为什么呀？咽不下去了，症状太明显了，所以发现得就比较早。

其次是胃癌，在张仲景在《金匮要略》中说道："胃反呕吐者，大半夏汤主之。"胃癌叫胃反。这也是因为幽门梗阻，下不去了，当然诊断就相对容易。

那么值得我们骄傲的是，癌症这个"癌"字，癌这个汉字，病字旁底下三个口，是一个品字，底下一个山字。这个字是一个新字，作为汉字它也不过才一百多年时间。而一百多年以前，并没有这个字。

那也就是说乳腺癌是我们直观能看到的，表面黑硬、凹凸不平，就像岩石一样。所以在宋代，中医就发现了乳腺癌，当时叫"岩石"的"岩"，乳岩。就是到了 100 年前，这个词传入中国以后，我们才创造了带病字框的癌症的癌字。

· 乳腺癌的病因病机

那也就是说，中医对乳腺癌的认识也有 1000 年了。那么乳腺癌从中医来看，它的病因病机还属于肝气郁结，痰气交阻，影响气血运行为基本病机。

当然我们现在看来与情绪抑郁有关，也与所愿不遂有关，就是有些人他是讲不出来，不喜欢发泄，有些人是心高气大、追求过高，好多女强人就是这一种。所愿不遂，过度劳累。

那么说到它的基本病机，必然牵扯到脏腑，与肝经、胃经关系密切，自然能成团成块。有瘀血的因素，有痰气交阻、痰热成毒的因素。我们还要考虑到日久化热，因为病情的发展时间比较长，所以在痰热成毒、日久化热的过程中，也不排除有些病人感受风寒。

这些感受风寒的病人呢，往往有以疼痛为主。而以热毒为主的病人，往往以肿块、乳房的红肿为主，甚至常常是既有寒又有热。对于强调寒邪的乳腺癌的中医还是比较少。

我当初也没有太重视寒邪。理气、化痰，活血、解毒，散结、通络，没讲到寒邪。但是到柳州以后，患者老反映她的疼痛，乳腺癌局部的疼痛解决不了。在问诊的过程中，她说我用热水冲澡，疼痛就有所减轻，一语惊醒梦中人，我一下子忽然醒悟，我们忽略了寒邪。

因为乳腺癌的人群基数大，带瘤生存的机会多，所以我们在抗癌俱乐部，在我们的患者群中，乳腺癌占有很大的一个基数。

·语音课评论问答：

学　员：尊敬的王教授，我有一病人患乳腺癌 4 期，当时有腋下淋巴结转移及胸椎转移，经过放化疗后，病情稳定一般情况良好，目前应用来曲唑及曲妥珠单抗治疗，中间服过一段中药治疗，以益气养血疏肝气为主，一月前因天热停用。想请问教授，这个病人是否需要继续用中药治疗？理法方药应该如何选择？预后如何？

王三虎：继续吃药。二贝母汤、独活寄生汤、泽泻汤合方。

学　员：先生分析病机很透彻，与肝经关系密切。然而，看先生用药，为什么不用既有疏肝解郁又能推陈致新的柴胡呢？

王三虎：古人多用青皮。当然，用柴胡也有道理。

学　员：王老师，新年好！请问乳腺癌晚期局部溃烂久不收口有什么好的外用药配合治疗？

王三虎：可用五倍子、地榆、大黄等打粉外撒患处。

学　员：王老师，第二个病历面红，右上肢及右胸前肿胀，乳房多结节，舌暗苔厚脉沉，像是痰瘀交阻，但从老师的用药上有大量的润燥滋阴药：元参、天花粉、麦冬、天冬、女贞子，请问老师如何考虑？

王三虎：这个主要是临场观察，看病看病，直觉很重要。文字记载及舌象不一定全面。

学　员：王老师您好，乳腺癌病机是肝气郁结痰瘀凝结，在您的医案中，没有舒肝的药，如柴胡、郁金之类的，是没有必要吗？

王三虎：古人的经验是青皮，我用了。

学　员： 请问王老师，二贝母汤也可以用于乳腺增生，乳房的多发囊肿吧？一般服用多久会有彩超上的改变？谢谢！

王三虎： 可以。一般 3 个月。

学　员： 王老师，有一个乳腺癌，二期，手术完全切除，化疗后效果很好，无肿瘤发现，患者想用中药的调理，诊断时舌体瘦淡红，有齿痕，舌苔淡白水滑，舌边有三个明显的淡紫色瘀点，脉细沉弱，心脉和肺脉细沉数。大便有点干，半夜易醒，面色暗黄无色，每天有一口黄色痰带血丝，有糖尿病，可以用二贝母汤调理吗？我开的方剂为：二贝母加桃仁，川芎，郁金，治疗办法：开郁散结，活血化瘀。这些有糖尿病的禁忌吗？谢谢指导！

王三虎： 可再加苓桂术甘汤。

经方诊疗骨肿瘤传承实录

本来按计划肉瘤、骨肉瘤，还是想按以前的模式讲，但是由于我个人对这一类病经验还不足，用经方的机会也不多，不成体系，所以就不滥竽充数了。我今天拿出两个实实在在的医案，和大家共勉吧。

· 造釉细胞瘤术后

许老太，63岁。2016年6月5日初诊，主诉，右胫骨造釉细胞瘤术后2月余，右下肢水肿，隐痛，右膝关节疼痛，腰痛，偶咳，白黏痰，胸闷，气喘，便秘腹泻不定，耳鸣耳聋，视物不清，舌红淡胖，苔白，脉数。证属肝肾亏虚，风寒入中，癌毒蚀骨，血水不利。法当补肝肾，壮筋骨，祛风寒，活血利水。方选独活寄生汤加味。

独活12g，桑寄生12g，秦艽12g，菊花12g，骨碎补12g，知母12g，黄芩12g，龟甲15g，牛膝30g，杜仲12g，紫菀12g，冬花12g，栝楼30g，防己12g，黄芪30g，地骨皮12g，土鳖虫10g，自然铜30g，水蛭12g，泽兰15g，猪苓15g，车前草12g，平盖灵芝6g。25剂，每日1剂，水煎服。

其儿媳通过微信告诉我，患者服药后大便溏，乃至腹泻，我回答这是排毒的一种反应，药方中没有促大便排出的药，嘱咐患者继续用药。2016年6月18日到21日，这4天时间我因在柳州举办《王三虎经方抗癌讲习班》，每天连续讲授8小时，没时间上网和接电话。结果21日晚看到心情急躁、措辞严厉的短信："老太太每日腹泻多次，食欲受到影响，你若不及时回信，后果自负。"我当即解释缘由，并建议尽快住院治疗。

2016年7月3日复诊，言右下肢水肿减轻，但服药腹泻，停药后又肿，耳鸣减轻，头晕，牙痛，右膝、踝关节疼痛，口干多饮舌淡胖，苔白，脉滑。药已对症，因还有10剂药未服，乃于上方加葛根30g，黄连3g，20剂。家属问可否先取几剂，我说不行，只能听我的。她说害怕服药后又腹泻。我恍然大悟，似曾相识，就开玩笑地指着她说："威胁我的人是你，就是你。"她说，停药后另找别人诊病，腹泻倒是再也没有，但腿又肿的不行，所以才来看你，想来你大人有大量。我说，这样的话，我还真得另开处方。

车前草 30g，怀牛膝 15g，独活 12g，茯苓 15g，猪苓 18g，葛根 30g，苍术 12g，桑寄生 12g，防风 12g，细辛 3g，山楂 12g，生麦芽 12g，黄连 6g，桂枝 15g，徐长卿 20g。7 剂。

按语：服药后腹泻，对于我这个十几年南来北往，双城工作的医生来说，太常见了。首先，我发现，栀子、白芍、石膏用量大的话容易引起腹泻，《伤寒论》81 条："凡用栀子汤，病人旧微溏者，不可与服之。" 280 条："太阴为病，脉弱，其人续自便利，设当行大黄芍药者，宜减之，以其人胃气弱，易动故也。"而麻子仁丸治疗的便秘，虽明言"胃强脾弱"，但因无泻胃之药而差强人意。所以，我反其道而行之，常用这几味药达到治疗便秘的目的，有腹泻倾向者就特别留意。我女儿王欢说她自从听了我这样的论述，有意无意用了我的思路和方法，所管的病人中几乎没有苦恼于便秘者。

其次，《伤寒论》278 条："至七八日，虽暴烦下利日十余行，必自止，以脾家实，腐秽当去故也。"也使我茅塞顿开，不然怎么也解释不了明明没有通便药却腹泻如注，原来是脾气回复，运行有力，排毒外出。

第三，也就是 2016 年 7 月 9 日，我看到《孔氏医案》（山东科学技术出版社 1988 年第 1 版）有"经络之风，提之可从皮毛出，脏腑之风驱之可从大便出"之语，方才知道本案服药腹泻是风从大便出的表现。

当医生要宠辱不惊，但受宠不惊易而受辱不惊难。患者及其家属的不当言论，我们除了冷静对待，尽量解释，别无选择。

· 软骨母细胞瘤案

林某，男，15 岁，广西来宾市人。2005 年 8 月 13 日初诊，右肩关节疼痛 1 年余，右肱骨头软骨母细胞瘤复发第二次手术后 1 月。患者于 2004 年 9 月在广西壮族自治区人民医院确诊右肱骨头软骨母细胞瘤，2004 年 11 月手术切除，2005 年 7 月复发，即行第二次手术。刻诊：面黄，右肩手术切口处肿痛，自觉右肩有热感，饮食可，二便调，睡中易醒，舌尖红，脉细。

中医诊断：骨瘤。

辨证：血中热毒入骨，内因为肝肾不足。

治法：凉血清热解毒，补益肝肾壮骨。

方选犀角地黄汤加味：水牛角 20g，生地 30g，牡丹皮 10g，赤芍 10g，虎杖 10g，竹叶 6g，当归 12g，自然铜 20g，骨碎补 15g，熟地 20g，龟甲 12g，续断 15g，杜仲 10g，姜黄 15g，桑枝 20g，土鳖虫 10g。30 剂，每日 1 剂，水煎服。

2006 年 2 月 19 日第 6 诊，服药平顺，后以上方略有增减，再服药 100 剂。自觉乏力，右肩疼痛，2006 年 1 月 23 日 X 片复查有可疑点，舌红苔黄，脉弦细。热毒深藏，气虚已现，酌情加补气及引经药，方用：水牛角 20g，生地 20g，牡丹皮 10g，赤芍 12g，姜黄 12g，桑枝 30g，土鳖虫 10g，自然铜 30g，骨碎补 20g，当归 12g，炙黄芪 30g，乌贼骨 12g，防风 10g，羌活 10g。20 剂，每日 1 剂，水煎服。

2007 年 4 月 21 日第 16 诊。坚持每月来诊，方药大同小异。2007 年 2 月 6 日在广西壮族自治区人民医院 X 片复查："原右肱骨上端软骨母细胞瘤术后，局部所植骨片未见有坏死现象，生长良好，未见有病灶复发迹象。"刻诊：无明显不适，舌尖红，苔薄黄，脉弦。2006 年 2 月 19 日方继续服用 30 剂，每日 1 剂，水煎服。

2007 年 6 月 10 日第 17 诊。病史同前，背生疖疮，舌红，苔薄，脉滑。上方加黄连 4g，黄芩 12g。20 剂，每日 1 剂，水煎服。

按语：软骨母细胞瘤是比较少见的恶性疾病，术后容易复发。该患者在复发并行第二次手术后求中医诊治。关键是抓住了"血中热毒入骨，内因肝肾不足"的病机，以犀角地黄汤凉血清热解毒，自然铜、骨碎补、熟地、龟甲、续断、杜仲等补肝肾壮骨，姜黄、桑枝、土鳖虫引药达病所。又善于守方，符合恶性肿瘤热毒入骨的实际。坚持用药近 2 年，达到了防止复发，生长新骨的目的。

·语音课评论问答：

学　员：王老师医案叙述详略得当，辨证处方，引经据典，分析犀利，对于经方时方验方把握分寸老道，语言风趣，引人入胜，52 讲学完，收益颇丰，虽然基层对于肿瘤治疗相对很少，但也启迪开窍，对于活用方药，诊疾看病，使我受益匪浅，感谢王老师无私的奉献。

学　员：王老师好！我好奇，第一例65岁老太造釉细胞瘤的辨证阶段是怎样确定她肝肾阴虚的？骨属肾无疑。肾司二便也无争议。怎样抓出来她肝木也亏虚呢？单凭乙癸同源，还是有别的门道？我没看懂，很好奇。请老师点拨，预致谢意！谢谢您！

王三虎：视物不清就是肝虚。

学　员：王教授您好！很荣幸赶上了您的经方抗癌。您学识渊博，在这52讲里，您用深入浅出的方式传授经方抗癌的精华，对我来说真是醍醐灌顶！我运用您传授的知识已先后治疗过肺癌、脑瘤、甲状腺结节，均取得了令患者及其家属满意的疗效，这一切都是以您线上班和您著述里《王三虎抗癌经验》《我的经方我的梦》《中医抗癌临证新识》《经方人生》《临证传奇》《肿瘤专家论坛》《120首千金方研究》《经方各科临床新用与探索》的理论知识为指导的结果。在此感谢王教授您的无私的奉献！由于工作关系，我两次错过了来西安拜见您的机会，盼未来有机会了却我的心愿！深信在您的光照之下，我一定能够在经方抗癌的道路上从容不迫地面对一切难题！！

王三虎：知音难觅，必成大器！

活用经方，让你成为抗癌专家，这52节课，就算讲完了。谢谢大家的捧场，谢谢大家的积极讨论。谢谢中医在线工作人员努力认真的工作。让我们共同努力，为在抗癌领域作出中医应有的贡献。

本书文字内容来自中医在线——王三虎教授经方抗癌音频订阅课！
扫面下方二维码，即可在线收听原版课程！

跋

　　我虽然学经方、用经方、发扬经方多年，但都是不自觉的。2015 年初应北京市中医医院张苍主任等邀请在微信群讲课时，我说讲什么呀？他们说"讲经方"，我才理顺头绪，一周一次，一口气讲了十一讲《我的经方我的梦》，接着就由西安交大出版社出版成书，现在正在出第二版。其后，中国中医药出版社出版了我的《经方人生》，同样是供不应求，多次印刷。回想起来，如果把经方从我人生经历中抹去，那真是"乏善可陈"了。而用经方抗癌，绝对是顺其自然的结果，因为经方就在那里。面对错综复杂的抗癌战争，除了经方这个现成的锐利武器，我们还有多少选择？

　　2016 年上半年，中医在线将我在柳州所讲的"经方抗癌学习班"全程录像放在网上，阅读者众多。2017 年 6 月开始，根据时代要求，需要命题作文，短小精炼，语音文字同时传播《活用经方——让你成为抗癌专家》的 52 讲订阅线上课程渐次与同仁见面，也很受欢迎。2017 年 12 月 30 日中华中医药学会中医馆联盟、大家中医联合评选"2017 中医临床家十大好书好课"榜单揭晓，王三虎主讲《活用经方让你成为抗癌专家——王三虎经方抗癌线上班（音频）》榜上有名。2019 年 12 月 7 日，《中医抗癌系列课程》被北京中医药学会评为第五批中医药传承精品课程。现在我在中医在线名师榜中稳居前几名，下面数字似乎有点大，但绝对没有个人夸大之处，学员数量 31461563，收藏数量 1934164，播放时长 19058 小时，播放次数 64108。尤其是《活用经方让你成为抗癌专家》课后 752 个问答，内容广泛，畅所欲言，精选其中 268 条，就成为《经方抗癌》一书的亮点。

在抗癌这场持久战中，经方不是万能的，但没有经方却是万万不能的。

就像我们中医能在这场席卷全球的新冠肺炎抗战中挺身而出，成就非凡一样，我相信，中医抗癌、经方抗癌大有可为！

感谢中医在线王三虎教授经方抗癌音频订阅课课程组的文字整理和插图，感谢为本书作序的几位专家学者。

王三虎

2020 年 4 月 24 日与西安过半斋